ヒトの動き百話

~スポーツの視点からリハビリテーションの視点まで~

小田　伸午・市橋　則明編著

CHI
市村出版

編著者

小田　伸午　関西大学人間健康学部　教授
市橋　則明　京都大学大学院医学研究科人間健康科学系専攻　理学療法学　教授

執筆者

小田研究室

青山　宏樹（あおやま　ひろき）
荒木　真徳（あらき　まさのり）
安藤　創一（あんどう　そういち）
生田　泰志（いくた　やすし）
岡本　英也（おかもと　ひでや）
片山　　拓（かたやま　たく）
亀谷　亮輔（かめたに　りょうすけ）
来田　宣幸（きだ　のりゆき）
國部　雅大（こくぶ　まさひろ）
桜場　厚浩（さくらば　あつひろ）
進矢　正宏（しんや　まさひろ）
鈴木茉莉緒（すずき　まりお）
藤井　慶輔（ふじい　けいすけ）
藤井　進也（ふじい　しんや）
松田　有司（まつだ　ゆうじ）
山下　大地（やました　だいち）
山田　陽介（やまだ　ようすけ）
山本　真史（やまもと　しんじ）
横山　慶一（よこやま　けいいち）

市橋研究室

建内　宏重（たてうち　ひろしげ）助教
池添　冬芽（いけぞえ　とめ）講師
井上　拓也（いのうえ　たくや）
太田　　恵（おおた　めぐみ）
大畑　光司（おおはた　こうじ）講師
小栢　進也（おがや　しんや）
佐久間　香（さくま　かおる）
曽田　直樹（そだ　なおき）
竹岡　　亨（たけおか　とおる）
田中　武一（たなか　ぶいち）
塚越　　累（つかごし　るい）
永井　宏達（ながい　こうたつ）
西村　　純（にしむら　じゅん）
福元　喜啓（ふくもと　よしひろ）
宮坂　淳介（みやさか　じゅんすけ）
山田　　実（やまだ　みのる）
和田　　治（わだ　おさむ）

ヒトの動き百話〜スポーツの視点からリハビリテーションの視点まで〜

はじめに

　あれから8年が経った．好評を頂いた「脳百話」に続いて，「ヒトの動き百話」を刊行することになった．脳百話を書きあげたときの喜びは今も記憶に新しい．研究の傍らサイエンスライティングに挑戦する楽しさは，その苦労を上回って余りあるものであった．それ以来，次は「ヒトの動き百話」を書いてみたい，という思いが膨らんでいた．

　編者小田の研究室は運動制御研究室である．スポーツに関心が強いので，スポーツ科学研究室と名乗ることもある．毎年，研究室に入ってくる大学院生の心の奥底には，自分が体験してきたスポーツや音楽活動のなかで感じてきた面白さ，不思議さがある．この研究の原点ともいえる思いを中心に据えて，本人も周囲も研究活動を推進していく．このことがいつのまにか小田研究室のモットーになって，代々引き継がれていった．博士課程の先輩たちが，学部生の卒論研究や修士1年生に対していつも問いかける言葉がある．「何を研究したいの」，「何でその研究がしたいの」．この「自分の中の研究の原点」は，普段の個人的研究コミュニケーションでも，研究室全体で行う研究ミーティングや学会発表練習会においても，いつでもどこでも研究推進の原動力となった．真実は自分の中にある．それを科学という手段で表す．科学が真実ではなく，自分の感性，主観のなかに真実があって，それを誰にでもわかる普遍的，明示的な形で表す営みがとてつもなく楽しいことなのだと，それぞれが気づいていった．

　運動制御・スポーツ科学研究室である小田研究室が，京都大学大学院医学研究科の理学療法学講座の市橋則明研究室とご縁を得ることになった．2年半前のことである．2つの研究室の合同研究会の間を取り持ってくれた，当時院生で，現在カナダで歩行研究に従事している進矢正宏君（本百話の執筆にも名を連ねている）から，研究会の興奮と活気の様子が届いた．

　『今から振り返ろうとしても，勉強会をしていなかったころが想像できない．それくらい自然な集まりだったと思う．人間・環境学研究科のスポーツ科学の小田研と，医学研究科の理学療法学の市橋研から，異分野との交流を通じて研究の幅を広げようと，月に一度集まって合同勉強会をしていた．筋生理学，神経生理学からバイオメカニクス，認知心理学に至るまで，多岐にわたるテーマを月ごとにそれぞれが持ち寄り，まだ世に出ていない，時には本実験も始まってもいないようなデータを見せ合い，それぞれの立場から遠慮なくコメントを出していた．ヒトの運動を支配している法則を追求する過程で，その実験技術がリハビリの評価に使えるかもしれないと分かった時，あるいは高齢者の治すべきだと考えていた異常な動作と一流スポーツアスリートの動作との間に共通するものを見出した時，それは日常の研究室内のゼミでは得られない

興奮をもたらしてくれた．勉強会は午後6時半からスタートで8時までの予定で行われていたが，議論が白熱して9時近くになることもあった．忙しい中を参加していただいていた小田先生・市橋先生には申し訳ないと（少しだけ）感じつつ，思いつくままに自由なディスカッションを楽しんでいた．そのあと近所の中華料理屋に入って10時，11時まで研究の話が続くことがあったのだから，相当に楽しんでいたのだろう．さまざまなテーマが入り乱れる浮遊感と，それでいて妙な統一感がある．読者の方々も本書の百話の中から，そんな不思議な楽しさを少しでも感じていただけたなら光栄の限りである』

　スポーツ科学と理学療法学に関わる人間に共通して備わっている感性，それは，ヒトの動きに対するあくなき興味であった．たがいがそれぞれの執筆内容を見て，そのことに改めて気がついた．見開き2ページの中に，何を盛りつけ，どう料理するか．フルコース料理メニューのように書こうと誓い合った．最初の数行のイントロを，日常生活や，スポーツにおける身体や身体動作の不思議から始める．自分の中の原点である．イントロ，それはフルコースの料理で言えば，前菜だ．食べる人の目を楽しませ，食欲を引き出し，後に続くメインへの期待感を盛り上げる．前菜の次は，スープ．メインの論文知見を紹介する前に，イントロに掲げた内容は学術的にはどういえるか，科学的知識のエッセンスを学術スープに煮込んでいく．さあ，いよいよメインディシュの番だ．お魚でも，お肉でもいい．イントロで書き起こした興味に関連する論文知見を噛み砕いて1，2編紹介する．最後の段落は，デザートの時間．科学の世界の面白さを探索していた読者は，気がついたら，日常や現実の世界に戻っている．筆者の小粋なウイットやユーモアの心遣いが，またこのレストランに来たくなるかどうかの最後のポイントでもある．見開き2ページの制約の中で，読み切りフルコースの作成にあたり，執筆者の院生諸君は苦労したと思う．その労をねぎらう意味でも，彼らの自分の研究の原点を世の中に問う意味でも，脳百話と同様に，百話の末尾に執筆担当者の名前を付記した．どこからでも，気にいったところからお読みいただきたい．浮遊感と統一感の食べ歩きを楽しんでいただければと思っている．

　ヒトの体の動きの研究は，実に楽しい．研究してみないと分からないことが沢山潜んでいる．スポーツコーチング現場やリハビリテーションの臨床現場にとって有益な栄養素も豊富に含まれている．何を面白いと感じているか，それがなぜ面白いのか，という「自分の中の真実」についてはいっさい編者の手を加えなかったことは言うまでもない．料理人の喜びは，レストランに来て料理を食べていただいた方々の反応で決まる．100のメニューの味に星がいくつ着くか．その評価は，読者の皆様の舌にゆだねられている．

　スポーツからリハビリまでのヒトの動き百話のレストラン．このレストランを立ち上げる企画のいいだし人でもある市村　近氏に心より感謝申し上げる次第である．

　平成22年12月

編著者　小田　伸午・市橋　則明

目　次

ヒトの動き百話～スポーツの視点からリハビリテーションの視点まで～

はじめに …………………………………………………………………………… 1

[O] 運動の制御・スポーツ科学編　　小田 伸午研究室

- O-01　打つべきか否か　バッターの迷い ベンチの迷い ………………… 2
- O-02　スポーツ選手における眼と手の反応の早さ ………………………… 4
- O-03　眼球運動は手の到達運動をガイドする ……………………………… 6
- O-04　癖を見抜け　なくて七癖あって四十八癖 …………………………… 8
- O-05　運動中に"周りは見えなくなる"のか？ …………………………… 10
- O-06　ミスと成功を分けるもの …………………………………………… 12
- O-07　あなたの"利き目"はどこを見るかで変わりうる ………………… 14
- O-08　両方の目を逆方向に動かす難しさ ………………………………… 16
- O-09　優れた状況判断を下す目使い ……………………………………… 18
- O-10　口ではいえないが体は知っている ………………………………… 20
- O-11　身体活動を測る～主観・客観のずれ，客観測定間のずれ～ …… 22
- O-12　手を伸ばし物をつかむ ……………………………………………… 24
- O-13　変化に動じないために ……………………………………………… 26
- O-14　「内」に目を向けるか，「外」に目を向けるか？ ………………… 28
- O-15　ボールに気持ちを込める～意識の置き所～ ……………………… 30
- O-16　鍛えれば変わる神経のネットワーク ……………………………… 32
- O-17　動いて覚えろ ………………………………………………………… 34
- O-18　変わらないために変わり続ける身体 ……………………………… 36
- O-19　腕の動きより姿勢調節が先 ………………………………………… 38
- O-20　びっくりする話 ……………………………………………………… 40
- O-21　身体バランスの崩れによる素早い反応 …………………………… 42
- O-22　外からではわからない動き ………………………………………… 44
- O-23　ムチのようにしなる身体の動き …………………………………… 46
- O-24　コーチングに不可欠なデータの活用 ……………………………… 48
- O-25　泳ぐのは僕だ ………………………………………………………… 50
- O-26　競泳の勝敗は泳ぎで決まるって本当？！ ………………………… 52
- O-27　浮いている時に体にかかっているいろいろな力 ………………… 54
- O-28　セカセカ泳ぐか，スイースイーと泳ぐか ………………………… 56
- O-29　無駄なく手をかく …………………………………………………… 58
- O-30　世界最速ドラマーの筋活動 ………………………………………… 60

0-31	眼で聴く音楽 ……………………………………………………	62
0-32	身体という楽器 ……………………………………………………	64
0-33	身体の動きでリズムを感じる ……………………………………	66
0-34	右手と左手はバラバラに動かせるか？ …………………………	68
0-35	歩行のためのパターン発生器 ……………………………………	70
0-36	呼吸のリズムと動きのリズム，切っても切れない関係 ………	72
0-37	落し穴に落ちたとき ………………………………………………	74
0-38	しなやかに歩いてみませんか ……………………………………	76
0-39	妊婦の歩き方はアヒルに似ている？？ …………………………	78
0-40	高齢者の歩き方は効率的！？ ……………………………………	80
0-41	カバンと歩行 ………………………………………………………	82
0-42	歩行速度を比べる …………………………………………………	84
0-43	下肢のプロポーション ……………………………………………	86
0-44	なぜ陸上のトラックは左回りなの？ ……………………………	88
0-45	ピッチとストライド ………………………………………………	90
0-46	脚全体の一つ先を行く，骨盤の動き ……………………………	92
0-47	長距離走，パフォーマンス向上のキー！？ 〜筋線維と腱の効率的な動き〜 …………………………………	94
0-48	地面を強く蹴った方が速く走れる！？ 〜スプリンターの膝と足首の動き〜 ……………………………	96
0-49	脚を速く動かしたら一流短距離選手になれるか？ ……………	98
0-50	なぜ速く走るときは腕を振るの？ ………………………………	100

[Ⅰ] 姿勢制御・筋科学編　　市橋 則明研究室

- Ⅰ-01　解剖学書に書かれている筋の作用は本当に正しい？ ……………… 104
- Ⅰ-02　関節深層筋は何をしているのか？ ……………………………… 106
- Ⅰ-03　縁の下の力持ち〜骨盤底筋群の構造と役割〜 …………………… 108
- Ⅰ-04　奥深い筋肉〜ローカル筋システムとグローバル筋システム〜 …… 110
- Ⅰ-05　注目を集める大腰筋〜大腰筋の機能は万能？〜 ………………… 112
- Ⅰ-06　なぜ筋バランスが重要なのか？ ……………………………… 114
- Ⅰ-07　思うように力が発揮できない〜筋力発揮時の同時筋活動〜 ……… 116
- Ⅰ-08　意外なところに力がはいってしまう
　　　　〜脳卒中後遺症者の病的共同運動〜 ………………………… 118
- Ⅰ-09　まずは体幹の固定が大事！ …………………………………… 120
- Ⅰ-10　筋力発揮はスピード勝負？ …………………………………… 122
- Ⅰ-11　筋力をつけたい〜その前に…〜 ……………………………… 124
- Ⅰ-12　関節を思いやろう〜関節にかかる負荷〜 ……………………… 126
- Ⅰ-13　肩甲帯の知られざる重要性
　　　　〜上肢運動を可能にする土台としての役割〜 ………………… 128
- Ⅰ-14　人体最大の可動域をもつ肩関節とその安定化機構 ……………… 130
- Ⅰ-15　脊柱の動きにおける機能的リンケージ ………………………… 132
- Ⅰ-16　猫背の落とし穴〜脊柱回旋に対する体幹アライメントの影響〜 … 134
- Ⅰ-17　良い姿勢をとり続けることは良いこと？ ……………………… 136
- Ⅰ-18　姿勢は口ほどにものをいう〜腰痛になりやすい姿勢とは？〜 …… 138
- Ⅰ-19　ヒトの姿勢の老化について〜変わるものと変わらないもの〜 …… 140
- Ⅰ-20　曲がると困るのは腰？それとも背中？ ………………………… 142
- Ⅰ-21　止まっているエスカレーターで転ぶのはなぜか？ ……………… 144
- Ⅰ-22　できると思っていたのにできない！？
　　　　〜またげると思ったハードルがまたげない〜 ………………… 146
- Ⅰ-23　ブランコはなぜこげるのか？
　　　　〜理屈は知らなくても体は動く〜 …………………………… 148
- Ⅰ-24　実は安定していない　歩行周期 ……………………………… 150
- Ⅰ-25　デコボコ道でも頭の位置は安定している！ …………………… 152
- Ⅰ-26　障害物　見るのは2歩前まで ………………………………… 154
- Ⅰ-27　『歩行＋α』は転倒のリスクを反映する ……………………… 156
- Ⅰ-28　足首のパワーをつけても速く歩けない高齢者 ………………… 158

I-29	自然な歩行〜お手本はマサイ族！？〜	160
I-30	「歩く」と「走る」はどこで切り替わる？	162
I-31	ハイハイで世界観が変わる赤ちゃん	164
I-32	低強度でトレーニングするなら超ゆっくり！	166
I-33	筋肉の質に対するアンチエイジング	168
I-34	振動刺激でカラダが鍛えられる？	170
I-35	固有感覚は運動で改善するのか？	172
I-36	バランス能力は遺伝的なもの？ 環境因子によるもの？	174
I-37	いかにバランスを崩せるか！それがバランスの決め手	176
I-38	高齢者が苦手なバランスと得意なバランス	178
I-39	転倒を防ぐ「とっさの1歩」	180
I-40	筋力をつけると転びにくくなる？	182
I-41	加齢とともに運動がイメージしにくくなる	184
I-42	腕が痛い　イメージもしにくい	186
I-43	できないことをできるようにする〜繰り返すことの重要性〜	188
I-44	寝る子は育つ〜睡眠依存性運動学習〜	190
I-45	年をとれば筋肉痛は遅れて出る？	192
I-46	疲労の原因は乳酸？	194
I-47	前十字靭帯損傷〜予防への道〜	196
I-48	足関節捻挫〜予防への道〜	198
I-49	ハムストリングスの肉離れ，なぜ大腿二頭筋に生じやすいのか？	200
I-50	運動により尿漏れの予防と治療は可能か？	202
	索引	204

[O] 運動の制御・スポーツ科学編

Oda Lab.
小田　伸午研究室

O-01

打つべきか否か
バッターの迷い ベンチの迷い

　ボールが投手の手元を離れてホームプレート上を通過するまでわずか0.5秒．文字通り，"あっ"という短い間にも，野球には多くのドラマが詰まっている．週刊誌の連載マンガでは，たった1球の出来事で1話となる場合もある．これまでの苦しい練習シーンや試合展開のふり返り，駆け引きなどが頭の中を一気に流れて…，となるのだろうが，実際の場面では少なくとも，インコースかアウトコースか，ストレートかカーブか，打つか打たないかなどを判断しなければならない．野球ではストライクゾーンからはずれる投球には"見逃す"，すなわち"スイングしない"ことで打者に有利となる．野球の打撃のように，"打つ"か"打たない"かという選択をする運動をGo/Nogo課題と呼ぶ．Go/Nogo課題は選択反応課題の一種であるが，「反応しないこと」を選択するのであるから"Nogo反応"というのは少々特別な判断といってよいだろう．

　判断は，その素早さと正確さによって評価される．判断の素早さは，反応時間という客観的なデータを用いて示され，認知や運動に関わる中枢神経系の情報処理の早さの指標とされる．野球選手を対象として，反応時間を測定した研究(1)によると，図に示したように単純反応課題では競技レベルの差はみられなかったが，Go/Nogo課題では競技レベルが高いほど，反応時間が早くなることが分かった．さらに，プロ選手では単純反応時間とGo/Nogo課題の反応時間との間に非常に高い相関があり，技量レベルの高い野球選手では，素早く打つか打たないかの判断ができる可能性を示している．

　打つか打たないかの判断は，投球のコース（ストライク・ボール）以外にも様々な要因が絡んでいる．例えば，ボールカウント．0ストライク3ボールのケースを考えてみよう．もしボール球を見逃せば，四球となり，出塁することができる．かといって，投手もストライクを取りたいであろうから，ヒットにしやすい甘いボールが来るかも知れない．何とも悩ましい状況である．2005年のプロ野球全試合全打席のデータを使ったカウント別の打撃成績(2)をみると，0ストライク3ボールからヒッティングにいった場合の打率は.407，長打率は.854であり，見逃した場合も含めた出塁率は.937であった．さて，このデータをどう解釈しようか．全てのカウントでの平均は，打率.268，長打率.412，出塁率.330である．打率，長打率ともにノースリーの方が遙かに上回っており，打たなきゃ損のような気もする．一方，もしも見逃して，1ストライク3ボールになった場合を考えると，打率.363，長打率.611，出塁率.699となる．ワンスリーになっても7割の確率で出塁することができる．ノースリーから打ったとしても，ヒットになる確率が高々4割程度ということを考えれば，1球見逃すこともよい手だといえよう．

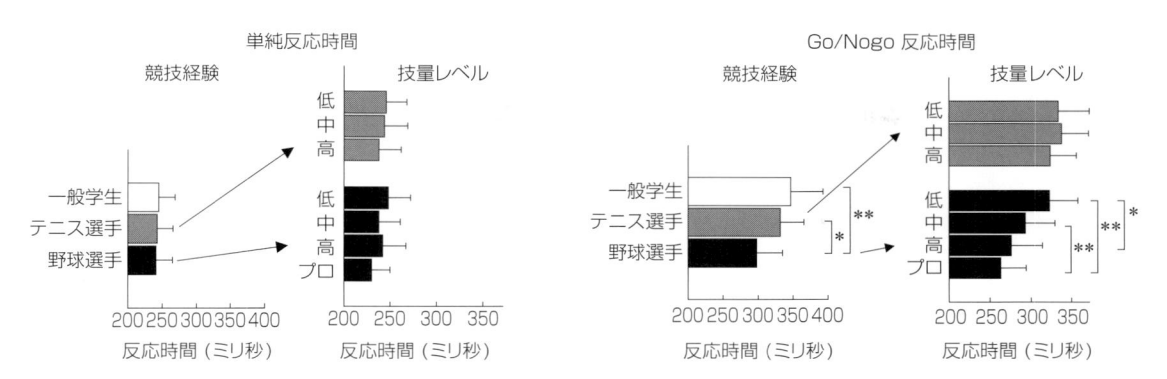

図：単純反応時間では競技種目，レベルに違いは見られなかったが，Go/Nogo課題では，競技レベルが高くなるにつれて，反応時間が早い値であった．
(Kida N et al. Intensive baseball practice improves the Go/Nogo reaction time, but not the simple reaction time. Brain Res Cogn Brain Res, 22: 257-264, 2005.を改変引用)

　次は無死走者1塁のケースである．この場面では，バントで走者を確実に2塁へ送った方が良いのだろうか，それとも，ヒッティングで一気呵成にたたみかけた方が良いのだろうか．2005年から2007年までの夏の甲子園，4大会分の記録をまとめた興味深いデータがある（3）．無死1塁という状況のうち，68.9％の場面でバントを仕掛けていた．そして，バントしたケースのうち，得点できたのは38％であった．なかなか高い確率である．しかし，強攻策であるヒッティングであっても，得点ができた確率は38％と全く同じであった．高校野球の場合，強攻策を選択するということは，その選手の打撃能力がかなり可能性もあり，一概にはいえないかも知れないが，送りバントでも強攻策でも得点の可能性はそれほど変わらなさそうである．

　野球という競技は，監督も選手と同じユニホームを着て試合に臨む．当たり前のように感じるが，実は監督と選手が全く同じ姿をする競技は非常に珍しい．監督も選手と共に戦うチームの一員であり，選手だけでなく，監督も一瞬一瞬の状況に応じた判断力が要求される．その点にも，野球の面白さがあるのだろう．

[来田　宣幸]

■参考図書
Jアルバート，Jベネット．メジャーリーグの数理科学（上）（下）．シュプリンガー・フェアラーク東京，2004．
■引用文献
(1) Kida N et al. Intensive baseball practice improves the Go/Nogo reaction time, but not the simple reaction time. Brain Res Cogn Brain Res, 22: 257-264, 2005.
(2) 加藤英明，山崎尚志．野球人の錯覚．東洋経済新報社，2008．
(3) 川村　卓，中村　計．甲子園戦法．朝日新聞社，2007．

スポーツ選手における眼と手の反応の早さ

　百話あるヒトの動きの中でも，今回は最も速い部類の動きに注目してみよう．その1つにあげられるのが実は眼球運動である．眼球運動にはさまざまな種類がある（O-08バーゼンスの項参照）が，その中でも最も速いのは，サッケード眼球運動（Saccadic eye movement）であり，その速さはピーク時で毎秒約700°以上にもなる．

　眼球運動を司っている脳の部位は，主に中脳の上丘（Superior colliculus），および前頭眼野（Frontal eye field）や補足眼野（Supplemental eye field）であるといわれており，眼球運動は反射的な経路と随意的な経路によって駆動されると考えられている（図1）．視野の周辺部に何か光が現れたとき，そちらのほうについ目を向けてしまった，という経験をした方もいるだろう．このような，光が点灯した方向と同じ方向に素早く目を向ける眼球運動をプロサッケードといい，反射的に駆動されることの多い眼球運動である．一方で光の点灯方向と逆方向への素早い眼球運動をアンチサッケードといい，より随意的に駆動される眼球運動である．反射的な眼球運動では上丘が，随意的な眼球運動を行う際には前頭眼野や補足眼野が活動しており，眼球運動に関わる神経経路は複数存在するといわれている．

　さて，スポーツ選手は動体視力が良いといわれているが，スポーツ選手の眼球運動の反応はどれくらい速いのだろうか．卓球選手を対象に眼球運動を行わせたところ，プロサッケードでは差は見られなかったが，アンチサッケードでは卓球選手のほうが一般成人に比べて反応時間が短かった（1）．このことから，素早い目の動きが必要とされる球技選手は随意的に眼球運動を素早く動かす能力が高い可能性が示唆されている．また，クレー射撃の選手は眼球を静止させる能力が高く，サッケード反応時間も早く，さらにサッケード反応時間がトレーニングにより早くなった一例も示している（2）．これらの研究は，スポーツ選手の眼球運動特性がトレーニングによって向上する可能性を示している．

　では，目と手の反応をあわせた場合の反応時間に関してはどうだろうか．2つの反応を合わせて行う時には，それぞれの反応を単独で行う時よりも反応時間が長くなる「干渉効果」が起こる（3）．著者らは，周辺視野の視覚刺激に対して，プロサッケードとキー押し反応をそれぞれ単独で行う（Single）条件と，両反応をあわせて行う（Dual）条件での各動作の反応時間を測定し，大学バレーボール選手と一般大学生との間で比較を行った．その結果，サッケード反応時間は両グループともにSingle-Dual条件間で差は見られなかった（図2A）．一方，両グループに共通して，キー押し反応時間がSingle条件よりもDual条件で長くなり，その遅延の大きさは一般大学生に比べバレーボール選手で小さかった（図2B）．これは，手指の運動指令が眼球運動指令による干渉を受けた可能性を示唆しており，またこの干渉の程度は，バレーボールな

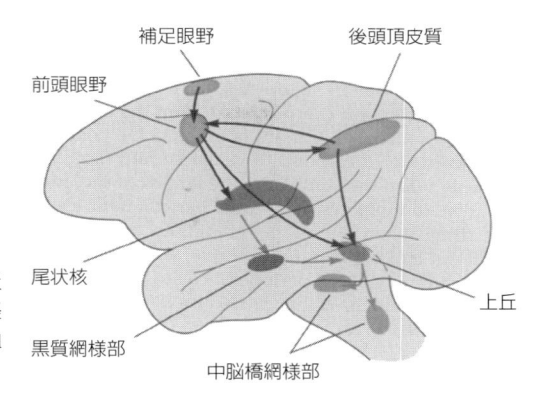

図1：眼球運動における神経経路の図．上丘を通る経路と，前頭眼野・補足眼野を通る経路がある．(Kandel ER et al. Principles of neural science: Fourth Edition. p793, 2000.を改変引用)

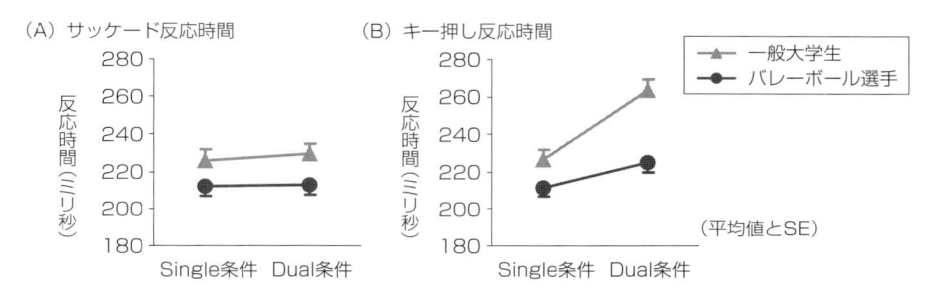

図2：眼と手の干渉作用．バレーボール選手ではDualタスクにおけるキー押し反応時間の遅延量が小さくなった．
(Kokubu M et al. Interference effects between saccadic and key-press reaction times of volleyball players and nonathletes. Percept Mot Skills, 103: 709-716, 2006.を改変引用)

どの球技経験を積むことで小さくなる可能性を示した（4）．眼球運動と手の運動を司る部位には共通した部分があるといわれており，球技経験を積むことで，より干渉の起こりにくい神経経路を用いることができるようになるのではないかと推察される．

一方，スポーツにおいて，ハードウェアとしての眼球運動の特性自体にはあまり差はないのではないかという意見もある．つまり，眼球運動により得られる視覚情報はそれぞれのスポーツに特有の状況において有用であるに過ぎない，という考え方であり，これに関しては議論が分かれるところである．眼球運動特性のトレーナビリティーに関しては，今後スポーツの世界で解決されるべき研究課題となるであろう．

[國部　雅大]

■引用文献
(1) Lenoir M et al. Are better eye movements an advantage in ball games? A study of prosaccadic and antisaccadic eye movements. Percept Mot Skills, 91: 546-552, 2000.
(2) Di Russo F et al. Fixation stability and saccadic latency in élite shooters. Vision Res, 43: 1837-1845, 2003.
(3) Pashler H et al. Saccadic eye movements and dual-task interference. Q J Exp Psychol A, 46: 51-82, 1993.
(4) Kokubu M et al. Interference effects between saccadic and key-press reaction times of volleyball players and nonathletes. Percept Mot Skills, 103: 709-716, 2006.

O-03

眼球運動は手の到達運動をガイドする

　先日，図書館の地下書庫にて，今から約100年以上前に出版された本を手にする機会があった．ヒトの到達運動を研究したWoodworthが1899年に書いた博士論文の本（1）である．さすがに100年も経つと，使われている紙自体がもろくなっているため，袋に入った形で今も大切に保存されていた．この本は我々にいかなるメッセージを伝えているのだろうか．

　Woodworthはこの本で，目の前にある目標物へ向かって行われる手を伸ばす到達運動（リーチング）における手の軌道観察をもとに，到達運動が運動初期の「弾道運動フェーズ」と運動終盤の「修正運動フェーズ」の2つのフェーズに分けられて制御されていると主張した．つまり，到達運動を行う際には，まず弾道運動により手を目標物の近くまで素早く近づけ，その後手の速度を落としながら正確に目標物に到達しようとするのである．この研究は，到達運動を研究する多くの論文に引用されており，後に行われる多くの実験の礎となっている．その後現在に至るまで，到達運動の正確性を高める上でどのような要素が寄与しているのかについて研究が行われ，視覚や自己受容感覚などが重要であることが指摘されてきた．

　さて，ここでは特に視覚および眼球運動が到達運動に与える貢献について考えてみよう．多くの研究者が到達運動中の眼球運動を測定し，その時空間的特徴を記述してきた．それによると，眼球運動の開始は手の到達運動の開始に先行し（図1），到達運動が開始される前後の時刻にはすでに目標物に注視が向けられているということが示されている（2）．つまり，運動の終盤である修正運動フェーズにおいては，目標物を視野の中心で捉えた状態であり，その視覚情報をもとに正確な運動が実現されているのである．

　それでは，到達運動の正確さ（エラー）に関しては，眼球運動や注視による影響はみられるのであろうか．正確な到達運動の計画や実行には，「参照枠（Frame of reference）」つまり座標系が用いられており，網膜（中心）座標系，頭部座標系，肩座標系，身体中心座標系などを元に，体に対する目標物の位置情報を把握していると考えられている．どの枠組みを用いて到達動作を行っているのかについては，研究によって見解が異なる．近年，自己中心座標系だけでなく，眼球中心座標系（Gaze-centered representation）が到達運動を行っているという主張（図2）も起こってきている（3）．さらに，Admiraalらは，注視位置がばらつくと到達運動もばらつくことを示しており（4），このことからも眼球中心座標系が正確な到達運動に重要であることが示唆される．このように，到達運動における視覚フィードバック，および手の運動をガイドする眼球運動の重要性が，さまざまな観点から明らかにされてきている．

　近年Elliottらは「Woodworthの研究から100年後」というタイトルのレビューを発

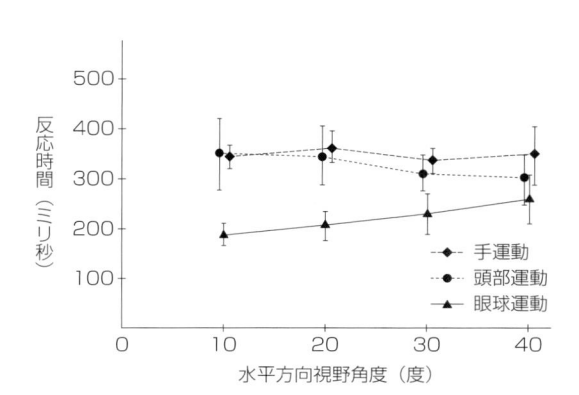

図1：眼の動きは手の動きに先行している．(Biguer B et al. The coordination of eye, head, and arm movements during reaching at a single visual target. Exp Brain Res, 46: 301-304, 1982.を改変引用)

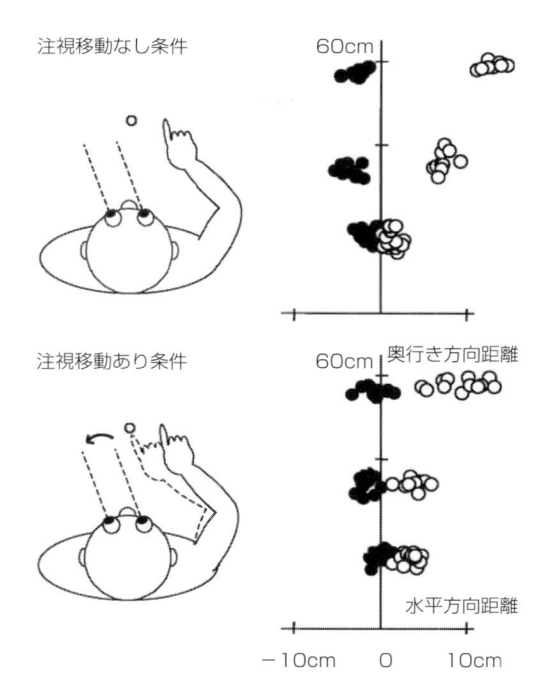

図2：眼球中心座標系．途中で注視の移動が行われた場合（移動あり条件），到達位置のエラーは移動後の注視方向を基準にした分布をとる．(Crawford JD et al. Spatial transformations for eye-hand coordination. J Neurophysiol, 92: 10-19, 2004.のFig.1B, Cを改変引用)

表した(5)．Woodworthの研究成果に改めて注目し，この100年間における到達運動研究の進歩を振り返っているのである．この例は，眼が手をガイドするという到達運動に関する知見が，先人の記した研究成果によるガイドがあってこそのものなのだ，ということを我々に教えてくれている．まさに温故知新が体現されている例である．

　さて，この本は100年後の読者にいかなるメッセージを伝えることになるのだろうか．

[國部　雅大]

■参考図書
乾　敏郎編．認知心理学1 知覚と運動．東京大学出版会，1995.

■引用文献
(1) Woodworth RS. The accuracy of voluntary movement. Psychol Rev. 3 (3, Suppl. 13), 1-119, 1899.
(2) Starkes J et al. A ménage à trois: the eye, the hand and on-line processing. J Sports Sci, 20: 217-224, 2002.
(3) Crawford JD et al. Spatial transformations for eye-hand coordination. J Neurophysiol, 92: 10-19, 2004.
(4) Admiraal MA et al. Interaction between gaze and pointing toward remembered visual targets. J Neurophysiol, 90: 2136-2148, 2003.
(5) Elliott D et al. A century later: Woodworth's two-component model of goal-directed aiming. Psychol Bull, 127: 342-357, 2001.

O-04

癖を見抜け　なくて七癖あって四十八癖

　2003年7月31日，1人のプロ野球関係者がこの世を去った．名前は井上浩一，享年64歳．『監督刑事』（小林信也著，東京書籍，2000年）のモデルともいわれた井上さんは，近畿日本鉄道に入社後，近鉄バファローズ，読売ジャイアンツなどでスコアラーを務めた．プロ野球選手としての経験はなかったものの，単にスコアを付けてデータを収集・整理するだけでなく，ビデオを使った分析を導入したり，読唇術を試みたり，監督が出すブロックサインを見抜いたり，スコアラーとしてチームの勝利に貢献し，「球界の007」と呼ばれた．今でこそ，どれも当たり前のように行われていることだが，時代に先駆けて導入したその存在は，現代野球へ大きな影響を与えたひとりである．

　井上さんは，投手の癖を見抜くことも武器のひとつとしていた．ボールを握るときに，顔をしかめたらフォークボールだという野球コントの定番ネタもあるが，「なくて七癖あって四十八癖」といわれるように，誰にでも隠せない癖が1つや2つはあるものだ．たとえば，ピッチャーが振りかぶったときの肘の曲がり具合で球種が分かるであるとか，セットポジションの姿勢で，牽制球を投げるか，打者に投げるかが分かるであるとか，ちょっとした動きの違いも見逃さない．牽制球がないと分かれば，盗塁の成功率はぐっと高まる．

　打撃で結果を残すためには，スイングスピードを上げることや変化球にうまく対応する技術を磨くことは当然大切である．しかし，投手の癖を見抜いて，球種やコースがもし分かってしまえば，ヒットにできる確率はかなり高くなるであろう．表面からは見えない部分での努力も重要であり，バッターボックスに入る前から，スイングを開始する前から，すでに勝負は始まっているといえる．多くの可能性（球種，コース，スピード）の中から，相手の出方をできるだけ早く正確に予測する，この駆け引きも野球の醍醐味である．

　最近，次の一手を予測する力を鍛えるトレーニング法が盛んに研究されている．知覚トレーニング，あるいは認知トレーニングと呼ばれ，選手の視線から撮影した映像を見ながら結果を予想したり，映像を途中でストップさせて，その先の結果を予想したりするものである．中学野球選手を対象とした研究（1）では，投手がボールをリリースしてから200ミリ秒後までの映像を見せて，球種，コース，タイミングを予測するトレーニングを1日50球，4日間実施した．その結果，予測の正確性だけでなく，打撃パフォーマンスも向上し，知覚トレーニングの効果が認められている．

　テニスのサービスリターンを題材として，知覚トレーニングの際，映像を見るポイントをどのように教示すると良いかという実験もなされている（2）．テニスの場合，腰の回転角度でサーブのコースが分かる．腰の回転角度とサーブコースの関係を具体

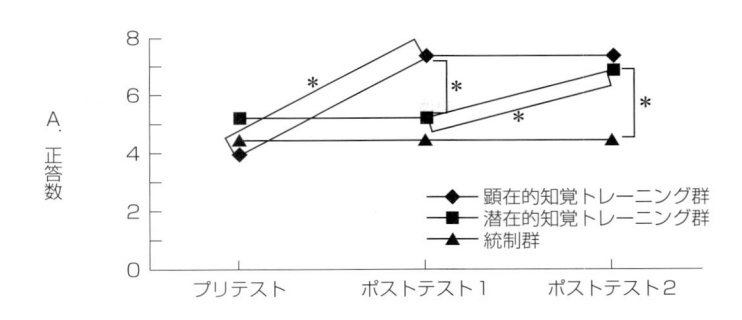

図：コース・球種予測
　潜在的知覚トレーニング群は，顕在的トレーニング群より遅れて正答数は向上する（A）．一方，反応時間は顕在的トレーニング群よりも有意に早い反応ができるようになった．
（羽島真紀ほか．テニスのサービスリターンの知覚トレーニングにおける予測手掛かり教示の有無とトレーニング期間の効果．広島体育学研究．26: 51-58, 2000. より）

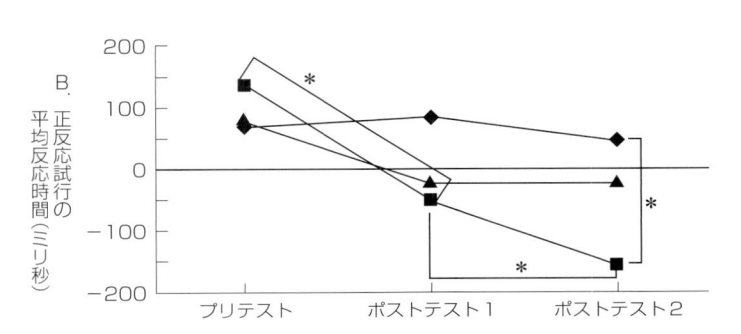

的に教示した場合と腰周辺に注目させただけの場合で比較したところ，後者の方がサーブのコース予測の学習に有効であった．視線や注意を向ける先についてある程度の情報を与え，その中で自由に探索し，学習することを発見学習といい，はっきりした答えを与えるよりも，知覚トレーニングの効果がありそうだ．
　また，全くヒントを与えずに知覚トレーニングさせる場合は，潜在的学習といい，図に示したようにトレーニング効果がより大きいという報告もある（3）．ヒントも与えられず，ポイントも明示的に「分かっていない」のに，「予想できる」状態である．現在進行形で研究が進んでいる分野なので，今後の展開から目が離せない．水面下の戦いこそ，もっともスリリングで，ドキドキハラハラさせられるものかも知れない．舞台の下での勝負にも目を向けると，ますますスポーツが面白くなるかも知れない．

[来田　宣幸]

■参考図書
ひぐちアサ．おおきく振りかぶって．講談社（『月刊アフタヌーン』にて連載中）

■引用文献
(1) 中本浩揮ほか．知覚トレーニングが初級打者の予測とパフォーマンスに与える影響．体育学研究，50: 581-591, 2005.
(2) Williams AM et al. Anticipation skill in a real-world task: measurement, training, and transfer in tennis. J Exp Psychol Appl, 8: 259-270, 2002.
(3) 羽島真紀ほか．テニスのサービスリターンの知覚トレーニングにおける予測手掛かり教示の有無とトレーニング期間の効果．広島体育学研究，26: 51-58, 2000.

O-05

運動中に"周りは見えなくなる"のか？

　最初にサッカーの試合でみられるある場面を思い浮かべてほしい．味方のフリーの選手がゴール前の絶好の位置でパスを待っている．しかし，ボールを持った選手はパスを出さずに，自分でドリブルをしてボールを取られてしまいサポーターの歓声がため息に変わる…．そんな時，その選手は"周りが見えていない"といわれるだろう（誰もが認めるストライカーなら許されるのかもしれないが）．サッカーやバスケットボールなどの球技では"周りがよく見えている"，"視野が広い"などという表現がよく用いられる．このことは，スポーツにおいて周囲の状況をいかに把握するかがパフォーマンスに影響を与えることを示唆している．それでは運動中に周りは見えなくなるのだろうか？

　我々の眼の前にあるものは，光の情報として眼の網膜に届き，網膜の視細胞で電気信号に変換される．そして，その信号は網膜から脳に伝達され階層的に処理される．視野とは，我々が目の前の一点を注視した時に見えている範囲のことである．網膜の中心窩とよばれる中心部付近でみる視野を中心視野といい，網膜の周辺部でみる視野を周辺視野という．中心視野では物体の色や細かい形状を見分けることができるが，周辺視野でははっきりと見ることはできない．むしろ周辺視野は眼の前の空間を把握する役割を果たしており，中心視野と周辺視野はそれぞれの特徴をいかしながら視野を構成しているといえる．

　スポーツの現場で"周りを見る能力"を定量的に評価することは難しいかもしれないが，実験室で行われる実験では周辺視野での反応の早さを反応時間という客観的評価の可能な指標で検討している．自転車エルゴメータを用いて，最高酸素摂取量の65％の強度での運動中に中心視野と周辺視野の反応時間を測定したところ，中心視野での反応の早さは運動中と安静時で差がみられなかったのに対して，運動中の周辺視野での反応の早さは安静時と比べて低下した（1）．このことは，周辺視野での反応の早さが中心視野での反応の早さと比較して運動の影響を受けやすいことを示している．また，運動強度を徐々に上げながら周辺視野の反応時間を測定したところ（図），換気量が急激に増加し始める換気性作業閾値を越える高強度での運動中に周辺視野の反応時間の増加がみられた（2）．さらに，運動中の周辺視野での反応は脳の組織酸素飽和度が低下すればするほど遅くなり（3），高酸素環境下では，周辺視野での反応の早さは高強度での運動中にも安静時と差はみられなかった（4）．これらの結果は，運動中にいかに酸素を利用できるかが周辺視野での反応の早さに影響を与えている可能性を示唆している．

　実際のスポーツの場面では，実験室での実験とは比べ物にならないほど複雑な状況下での知覚・判断が要求されることはいうまでもない．実験室での単純な実験におい

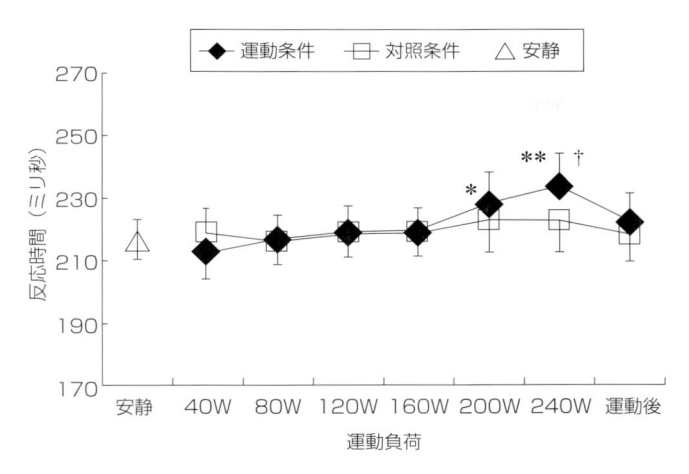

図:安静時と漸増負荷運動中の周辺視野反応時間. ＊P＜0.05, ＊＊P＜0.01 安静時との比較. †P＜0.05 対照条件との比較. 対照条件の運動負荷は10W. (Ando S et al. Increase in reaction time for the peripheral visual field during exercise above the ventilatory threshold. Eur J Appl Physiol, 94: 461-467, 2005.を改変引用)

ても高強度での運動中に周辺視野での反応の早さが低下することを考えると，より複雑なスポーツの場面では"視野の中にあっても見えていない，意識に上らない"という状況に陥ることは十分にありそうである．周りのことに気を取られて肝心なことがおろそかになってはいけないが，どんなときも周囲の状況を把握できるようにしたいものである．

[安藤　創一]

■参考図書
苧阪直行．心と脳の科学．岩波ジュニア新書，1998．
Schmidt RA 著，調枝孝治監訳．運動学習とパフォーマンス　第3版．大修館書店，2003．

■引用文献
(1) Ando S et al. Effects of acute exercise on visual reaction time. Int J Sports Med, 29: 994-998, 2008.
(2) Ando S et al. Increase in reaction time for the peripheral visual field during exercise above the ventilatory threshold. Eur J Appl Physiol, 94: 461-467, 2005.
(3) Ando S et al. Reaction time to peripheral visual stimuli during exercise under hypoxia. J Appl Physiol, 108: 1210-1216, 2010.
(4) Ando S et al. Reaction time to peripheral visual stimuli during exercise under normoxia and hyperoxia. Eur J Appl Physiol, 106: 61-69, 2009.

O-06

ミスと成功を分けるもの

「注意一秒，ケガ一生」というように，一瞬の不注意がミスやエラーにつながる．しかし，いくら注意をしていても失敗してしまう面白い実験がある．急速反復書字と呼ばれ，連続して同じ文字を，できるだけ早くたくさん書く課題である．たとえば，「お」という平仮名を書いていると，途中で全く異なる文字を書いてしまう．単に字が汚くて「お」と読めないのではなく，「あ」や「む」，「す」，「み」など，少し似てはいるものの，全く違う文字を書いてしまうのである．間違えないようにどれだけ注意していても，自分の手が自分の意志に逆らって勝手に違う字を書いてしまう．

一般に，意図していなかった動作をしてしまうミスをアクションスリップ（Action slip）と呼ぶ．これに対して，認識や判断の部分でのミスをミステイク（Mistake）という．アクションスリップとは，行おうとした動作は正しかったのに，その動作がうまくできなかったミスであり，ミステイクとは，やろうとしたことがそもそも間違っていたミスといえる．「お」と書こうと思っていたにもかかわらず，「あ」と書いてしまうのは書字スリップと呼ばれるアクションスリップの1つである．文字を書く運動の記憶は，1文字ずつ独立して存在しているのではなく，ネットワークのように階層構造の形で相互に結びついていると考えられている．したがって，あるひとつの運動が活性化されると，それと関連のある運動も同時に活性化されて，いくら意識して注意していても間違った文字を書いてしまう (1)．

動作だけでなく，瞬時に素早い判断が迫られる環境では，どうしてもミスやエラーが発生しやすくなる．1死ランナー3塁．ホームまではおよそ25m．わずか3秒の勝負である．内野手の間を抜ける安打であれば，ゆっくりスタートしても問題ないが，内野ゴロであれば，0.1秒でも素早く反応してホームに突っ込みたい（Go試行）．少しでもスタートが遅れてしまえば，ホームでアウトになってしまう．しかし，打者がライナーを打ったり，空振りをしたりしたならば，スタートしてはいけない（Nogo試行）．打球に対して，素早く，正確に判断をして，スタートを切る難しい決断が要求される．Go/Nogo課題を使った反応時間とエラーの研究によると，本当はボタンを押してはいけないNogo刺激に対して間違って反応してしまったときと比べて，正しく反応したときの方が，反応するまでの時間は長い傾向にあった (2, 3)．慎重に判断をする分だけ，1歩目が遅くなってしまうといえよう．

2008年のプロ野球で，一瞬の判断が日本シリーズの行方を大きく左右するシーンがあった．ジャイアンツが先に3勝2敗と王手をかけ，そこからライオンズが追いつき3勝3敗で迎えた第7戦．1-2でジャイアンツがリードした8回表，ライオンズの攻撃である．先頭の片岡が死球で出塁し，次打者の初球に見事盗塁に成功．送りバントで3塁へ進塁．1点ビハインドの1死3塁である．まさに素早さと正確さが判断に要求

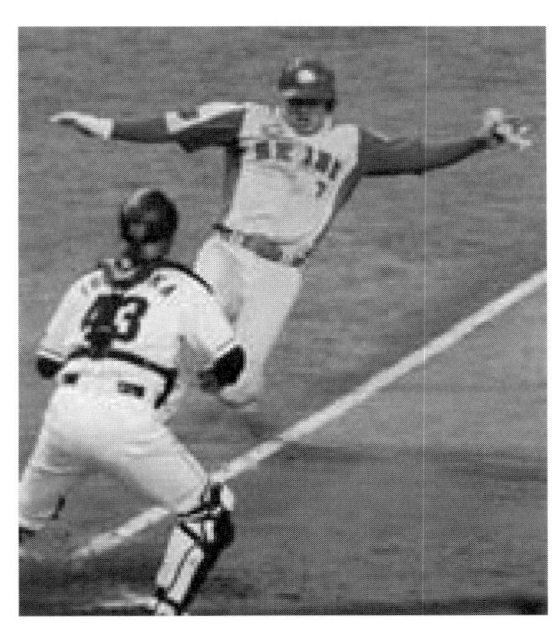

図：ホームに突入するライオンズ片岡選手（2008年の日本シリーズ）
http://sankei.jp.msn.com/photos/sports/baseball/081109/bbl0811092336023-p1.htm

される場面である．そのような状況の中，続く中島の内野ゴロに対して，片岡は判断良くホームに突っ込み，ノーヒットで同点に追いついたのである（図）．その後，勢いはとまらず，逆転し，4年ぶり13回目の日本一の栄冠に輝いたのである．

　一般的に，このような場面では「ゴロゴー」と呼ばれる，打球がゴロであればスタートを切るという判断がなされる場面である．しかし，ライオンズベンチのサインは「ギャンブルスタート」であった．「当たりゴー」とも呼ばれ，バットとボールが当たった瞬間にスタートを切るものである．「ゴロゴー」ではホーム封殺されていたかもしれないほどの，きわどいプレーであった．ランナーの判断だけでなく，ベンチの判断とその勇気，そして，この場面のためにしっかりと準備をしてきたチーム全体の勝利であったともいえよう．

[来田　宣幸]

■参考図書
佐伯　胖，佐々木正人編．アクティブ・マインド．東京大学出版会，1990.
丸山　正，丸山康則編．ヒューマンエラーの科学．麗澤大学出版会，2004.

■引用文献
(1) Nihei Y. Experimentally induced slips of the pen. In Kao HSR, Hoosain R (eds). Linguistics, psychology, and the Chinese language. University of Hong Kong, pp.309-315, 1986.
(2) Kiehl KA et al. Error processing and the rostral anterior cingulated: an event-related fMRI study. Psychophysiology, 37: 216-223, 2000.
(3) Menon V et al. Error-related brain activation during a Go/Nogo response inhibition task. Hum Brain Mapp, 12: 131-143, 2001.

O-07

あなたの"利き目"はどこを見るかで変わりうる

　「あなたは，どちら利きですか？」そう聞かれると，多くの人は自分の利き手がどちらか答えるであろう．しかし，ご存じのようにヒトの体には利き手だけでなく利き足，利き目といったものも存在する．球技スポーツ選手の中にも，自分の利き目を知った上でボールを捉える戦略を立てている，という人もいる．ここでは「利き目とは何か」について少し考えてみることにしよう．

　あなたは，自分の利き目（Dominant eye）がどちらかご存じだろうか？利き目を判定する方法としては，まず目の前で少し距離を離して（手や紙などで）輪を作り，それを通して何か遠方の対象物を見る．そして，片目ずつ閉じたときに，どちらの目を開けているときにより輪の中心に対象物が入っているかによって，利き目を判定する（図1）．1度，あなたの利き目はどちらであるか調べてみてほしい．

　しかし，利き目をはっきりとどちらか一方に決めきれなかった，という人もいるであろう．もちろん，利き手と同様に利き目にも程度が存在する可能性がある．はっきりと決まらない人は，両利き目であるといえるかもしれない．しかし，利き目が定まらないのにはもう1つの可能性がある．なんと，興味深いことに，頭部に対する視線の方向によって利き目は変わりうるという可能性が示されている．KhanとCrawfordは，物体が視野内左右方向のどの位置にあるかによって，主にどちらの目を用いて対象物を見ているかが変わるのではないかと考えて実験を行った（1）．その結果，左視野でとらえた物体は主に左目を用いて，右視野でとらえた物体は主に右目を用いて見るようになることを示した（図2）．つまり，先ほどのテストで調べたあなたの利き目は，円をつくっている左右方向が変わると，変わってくる可能性があるのだ．このことからもわかるように，利き目は利き手ほどその判断基準がはっきりとは確立されているわけではないといえる．

　それでは，利き目は非利き目に比べて機能的に何らかの優れた特性を持っているのだろうか？と考えたくなる．しかしMappらによると，利き目は単眼視で到達運動などを行う時に主に用いられる目ではあるが，非利き目と利き目の間には運動速度などの運動機能的な面での差異は観察されなかったという報告がなされている（2）．また，利き手と利き目の対応関係についても，パフォーマンスとの関連性はあまり見られないことが報告されている（3）．むしろ，非利き目は距離感覚をはかることで奥行き知覚に貢献していると考えられ，球技では利き目と同様に有効に利用されている可能性が高いのではないだろうか．今後さらに利き目・非利き目に関する機能や役割に関する研究が行われることで明らかになっていくと考えられる．

　今までに明らかにされている知見から考えられるのは，日常生活やスポーツにおいて，見る方向や距離によっては，主に非利き目が用いられている局面もあるのではな

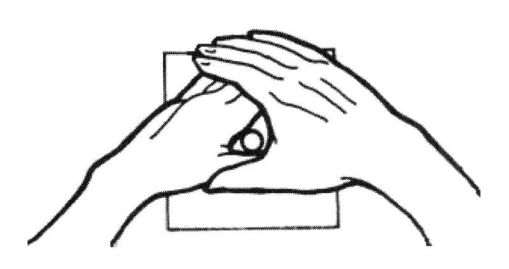

図1：利き目の判定法

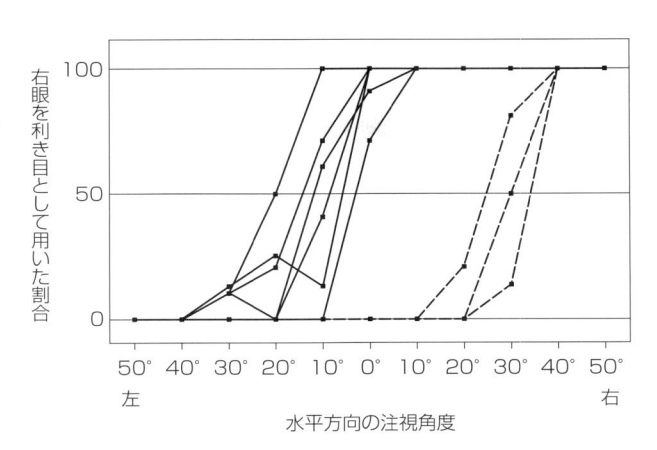

図2：右目利きの被験者（実線）は，0度の注視方向ではほとんど右目を用いているが，左方向を注視しているときは右目を用いる割合が大きく低下している．一方，左目利きの被験者（点線）は，0度の注視方向では左目を用いているが，右方向を注視しているときに右目を用いる割合が高くなっている．つまり全体として，左方向では左目を，右方向では右目を用いる割合がより高くなっている．（Khan AZ, Crawford JD. Ocular dominance reverses as a function of horizontal gaze angle. Vision Res, 41: 1743-1748, 2001.のFig. 2aを改変引用）

いかということである．特にスポーツにおいては，状況に応じてどちらの目を主に用いるかを切り替えるという，「適材適所」ならぬ「適眼適所」が重要であるといえよう．

[國部　雅大]

■参考図書

前原勝矢．右利き・左利きの科学．講談社ブルーバックス，1989．
磯田　陽．あなたの利き目をこう活かす！　出版文化社，1992．

■引用文献

（1）Khan AZ, Crawford JD. Ocular dominance reverses as a function of horizontal gaze angle. Vision Res, 41: 1743-1748, 2001.
（2）Mapp AP et al. What does the dominant eye dominate? A brief and somewhat contentious review. Percept Psychophys, 65: 310-317, 2003.
（3）Laby DM et al. The effect of ocular dominance on the performance of professional baseball players. Ophthalmology, 105: 864-866, 1998.

O-08

両方の目を逆方向に動かす難しさ

　今読書をしているあなたの両眼は，どのように動いているだろうか．左右の眼はおそらく同じ方向に（主に右方向に，そして時折左方向に）動いて文字を追っているだろう．しかし，一息ついて遠くの景色を眺めようとするときには，遠方に焦点を合わせるために左右の眼は逆方向に（この場合は外向きに）動くであろう．このような例を考えると，ヒトは見る方向および距離に応じて両目の動く方向を巧みに切り替えていることがわかる．

　眼球運動における両眼の動きを考えたとき，両方の眼が同じ方向へ移動する共同性（または共役）眼球運動と，両方の眼が異なる方向へ移動する非共同性（または非共役）眼球運動の2種類に分けられる．共同性眼球運動は，バージョン（Version）とも呼ばれ，その中には高速のサッケード眼球運動（O-02サッケードの項参照）や追従性のパスート眼球運動などがあげられる．一方，非共同性眼球運動は，バーゼンス（Vergence）とも呼ばれ，奥から手前へと注視距離を移動させる輻輳眼球運動（コンバーゼンス），逆に手前から奥へと注視距離を移動させる開散眼球運動（ダイバーゼンス）があげられる（図1）．動体視力をはかる際には，左右方向に水平に動くものを捉えるDVA（Dynamic Visual Acuity）では主にサッケード眼球運動が，奥から接近してくる物体を捉えるKVA（Kinetic Visual Acuity）では主にバーゼンス眼球運動が貢献していると考えられる．

　実は，バージョンとバーゼンスの間には，両眼運動の方向性の違いだけでなく，眼球運動の移動速度においても大きな差異がみられることが報告されている．例えば，YangとKapoulaは，左右方向へのサッケード眼球運動と奥行き方向へのバーゼンス眼球運動を行う際の運動特性を比較し，バーゼンス眼球運動のピーク速度がサッケード眼球運動のピーク速度よりも遅いことを示した(1)．つまり，両目を逆方向に動かすときの速度は遅いのである．さらに興味深いことに，バーゼンス眼球運動の中でも，輻輳眼球運動が開散眼球運動よりもそのピーク速度が速いことを報告している（図2）．これはいい換えると，奥から手前に近づく方向の眼球運動のほうが，手前から奥へ遠ざかる方向への眼球運動よりも速いということを意味する．

　では，なぜサッケード眼球運動はバーゼンス眼球運動よりも速く，また輻輳眼球運動は開散眼球運動より速いのであろうか？その理由の1つは，脳内における眼球運動をつかさどる部位のニューロン活動にあると考えられている．例えばMaysは，奥行き方向の注視距離に対応して発火するニューロンの存在をサルの中脳にて観察し，これらが輻輳および開散のバーゼンス眼球運動に関与している可能性を示した(2)．眼球運動をつかさどる中脳のニューロンの中でも，サッケードとバーゼンスに共通して発火するものとサッケードまたはバーゼンスのみで発火するものがあり，それらのバ

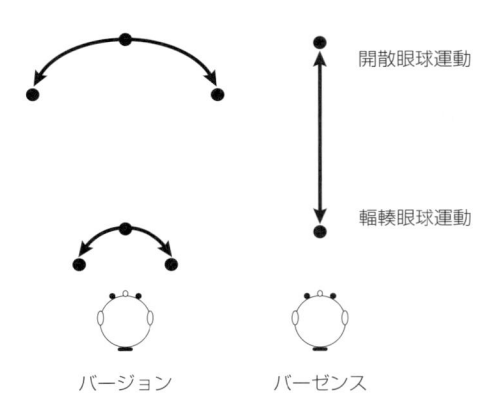

図1：バージョンとバーゼンスの概念図．(Yang Q, Kapoula Z. Saccade-vergence dynamics and interaction in children and in adults. Exp Brain Res, 156: 212-223, 2004.のFig. 1を改変引用)

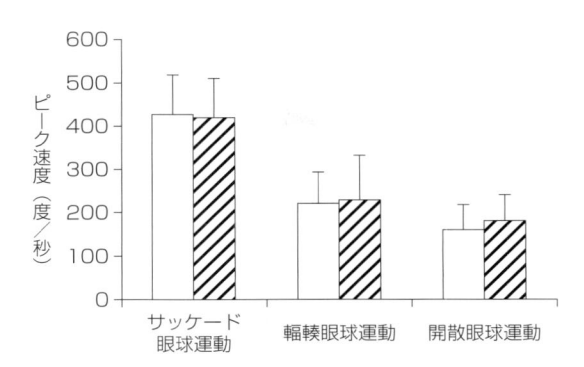

図2：バーゼンス速度のピーク速度はサッケードのそれよりも遅くなり，また開散が輻輳のピーク速度より遅くなっている．4歳半～12歳の子供（グラフの白色）と成人（縞色）とに共通してみられた．(Yang Q et al. The latency of saccades, vergence, and combined eye movements in children and in adults. Invest Ophthalmol Vis Sci, 43: 2939-2949, 2002.のFig. 3Cを改変引用)

ーストニューロンの発火の度合いが眼球運動の速度を決定していると考えられている．

　もう1つの可能性として，日常生活において開散よりも輻輳が，またバーゼンスよりもサッケードのほうが頻繁に用いられるため，という理由も示唆されている．実際，バーゼンスの動的特性はサッケードの動的特性よりも遅くの年齢から発達するともいわれている（3）．したがって，バーゼンスをトレーニングすることにより，遠くや近くの物体に焦点を合わせる能力が向上し，例えば球技スポーツなどを行う際においてもより素早く視覚情報を得ることができるのではないだろうか．テレビ映像が3次元化されているこの時代，我々の注視も3次元的に鍛えていく必要があるかもしれない．

[國部　雅大]

■引用文献
(1) Yang Q, Kapoula Z. Saccade-vergence dynamics and interaction in children and in adults. Exp Brain Res, 156: 212-223, 2004.
(2) Mays LE. Neural control of vergence eye movements: Convergence and divergence neurons in midbrain. J Neurophysiol, 51: 1091-1108, 1984.
(3) Yang Q et al. The latency of saccades, vergence, and combined eye movements in children and in adults. Invest Ophthalmol Vis Sci, 43: 2939-2949, 2002.

O-09

優れた状況判断を下す目使い

　欧州において「世界で2番目に好きなクラブチーム」といわれるFCバルセロナ（注：1番好きなチームは，サッカーファン各々の地元のクラブチームである）は，08/09シーズンに国内リーグ，国内カップ戦，チャンピオンズリーグを制し，三冠という偉業を達成した．敵の意表を突くパスやドリブルを使い，敵の激しいプレスをかわす．その変幻自在の攻撃は，観る者を魅了した．サッカーのゲーム中において，プレーヤーには，ボールや味方，敵の動きなど時々刻々と変化する状況に対応して，瞬時に最適なプレーを選択し，実行することが求められる．観る者を魅了するプレーは，巧みな動作だけでなく，周囲の状況に応じて様々な選択肢の中からその動作を実行しようと下した「状況判断」があってこそ成し遂げられる．ボールゲームにおける状況判断とは，「外的ゲーム状況を選択的に注意してから，ゲーム状況を認知，予測し，遂行するプレーに関して決定を下すこと」であると定義されている (1)．すなわち，状況判断は，選択的注意，認知，予測，意思決定の4つの構成要素から成り立っている．ゲーム中の状況を考えると，正確かつ迅速に状況判断を行うことが重要だといえる．状況判断を行うためには，周囲の状況に関する視覚情報を得なければならない．優れた状況判断と視線の動かし方はどのような関係にあるのだろうか？

　Williamsらは，2群（熟練者群および非熟練者群）のサッカー選手を被験者とし，被験者に対してサッカーの試合の映像を呈示し，パスの方向を予測させた (2)．また，映像呈示時の被験者の視覚探索について調査した．その結果，熟練者群が非熟練者群と比較して，有意に早くパス方向の予測を行っていた．さらに，視覚探索の結果を表に示す．熟練者群は，非熟練者群と比較して，有意に平均注視時間が短く，注視回数が多く，注視した場所が多かった．すなわち，熟練者群は，1カ所を長い時間見続けるのではなく，より頻繁に注視場所を変更し，広い範囲にわたり注視を行っていた．

　また，注視を行う順番に関して，試行中に「ボールあるいはボール保持者」→「その他の場所」→「ボールあるいはボール保持者」と注視を移す回数を分析したところ，熟練者群が非熟練者群よりも多かったと報告した．

　上記の研究は，パスの方向を予測するというディフェンスの立場での状況判断の課題といえる．では，オフェンスの立場での状況判断については，どうであろうか？Vaeyensらは，様々な技量レベル（地方チームからユースナショナルチームまで）の13歳から15歳の65名のサッカー選手を被験者とし，様々な状況下（2（攻撃側の人数）対1（守備側の人数），3対1，3対2，4対3，5対3）の映像を被験者に見せ，パス，シュートおよびドリブルのいずれかを判断させるタスクを行った (3)．状況判断のスコアが高かった20名の被験者群（高得点群）と低かった20名の被験者群（低得点群）に分けたところ，高得点群が低得点群と比較して判断するまでの時間が有意に短かっ

表：視覚探索の結果．
(Williams AM et al. Visual search strategies in experienced and inexperienced soccer players. Res Q Exerc Sport, 65: 127-135, 1994.より改変引用)

群		注視した場所の数	注視1回当たりの平均時間（ミリ秒）	注視回数
熟練者群	平均値	4.40	933.94	10.30
	標準偏差	0.25	99.34	0.97
非熟練者群	平均値	3.87	1,163.16	8.72
	標準偏差	0.39	206.26	0.94

た．また，視覚探索に関して，高得点群が低得点群と比較して有意に注視回数が多く，「ボールあるいはボール保持者」→「その他の場所」→「ボールあるいはボール保持者」という順番で注視を移す回数が多かった．

　以上のように，サッカーの試合中において，ディフェンス，オフェンスのどちらであれ優れた状況判断を行うためには，注視回数を多くすること，および「ボールあるいはボール保持者」→「その他」→「ボールあるいはボール保持者」と注視を移す回数を多くすること，という視線の動かし方が重要であるといえる． [桜場　厚浩]

■引用文献

(1) 中川　昭．ボールゲームにおける状況判断研究のための基本概念の検討．体育学研究, 28: 287-297, 1984.
(2) Williams AM et al. Visual search strategies in experienced and inexperienced soccer players. Res Q Exerc Sport, 65: 127-135, 1994.
(3) Vaeyens R et al. Mechanisms underpinning successful decision making in skilled youth soccer players: an analysis of visual search behaviors. J Mot Behav, 39: 395-408, 2007.

口ではいえないが体は知っている

「私たちは動くために知覚するが，知覚するためには，また動かなければならない」
これは生態心理学の創始者，ギブソンの言葉で，知覚（perception）と行為（action）が相互に影響を与える関係であることを主張している．この「知覚と行為の循環」は実際のスポーツ場面においてよく見られる．対人スポーツの多くは，相手の動きや周囲の状況を知覚し，それを基に動作を行う．例えば，テニスでは，相手の打つボールのコースや球種を予測し，その予測を基に移動および打動作を行う．このとき，予測することと動作することは独立して行われているのだろうか？それともギブソンがいうようにお互いに影響を与える関係にあるのだろうか？

Farrowらは予測することと動作することの関係を調べるために，テニスのサーブが左右のどちらの方向に来るかを予測させる実験を行った（1）．実験はテニスコート上で行い，上級者と初級者に対して2つの条件を設定した．1つ目はラケットを持ってリターン動作を行う条件（coupled条件）で，2つ目はその場で動かずに口頭によって左右の方向を答える条件（uncoupled条件）である．この結果，口頭で答える条件では上級者と初級者の予測の正答率に大きな違いはなかったが，実際にリターンする条件では上級者と初級者の予測の正答率に大きな違いが見られた（図1を参照）．つまり，実際に行う動作を伴って初めて上級者と初級者の予測能力の違いが表れたのである．

予測をはじめとする知覚行為は主に視覚情報をもとに行われる．視覚情報は目の網膜を通り，大部分が脳の一次視覚皮質に入力される．そこからさまざまな領域に連絡する多くの経路に分かれる．その多数の経路には，主として背側経路と腹側経路の2つの経路があり（図2），背側経路と腹側経路では異なる視覚機能を有しているといわれている．運動を制御するために視覚情報を処理する際は背側経路を経由し，どのような大きさ・形をしているかなど物体の詳細な特徴を知覚する際は腹側経路を経由している．最近の研究によると，知覚と運動が自然な関係で結びついている反応（coupled反応）で反応時間が短くなるのは背側経路を経由しているからで，知覚と運動が自然に結びついていない反応（uncoupled反応）で反応時間が長くなるのは腹側経路を経由しているからであると考えられている（2）．そこで，この説に基づき上記の実験結果を考えてみると，上級者は背側経路を経由する情報処理が初級者よりも優れており，実際のテニスに近い状況，すなわち知覚と運動が結び付いている状況の方が予測の正答率が高くなったと考えられる．

スポーツをするうえでは相手の動きや周囲の状況を知覚するだけではなく，知覚した情報を基に適切に体を動かさなければならない．したがって，知覚と運動が結び付いている反応での処理を素早くすること，すなわち「口ではいえないが，体は知って

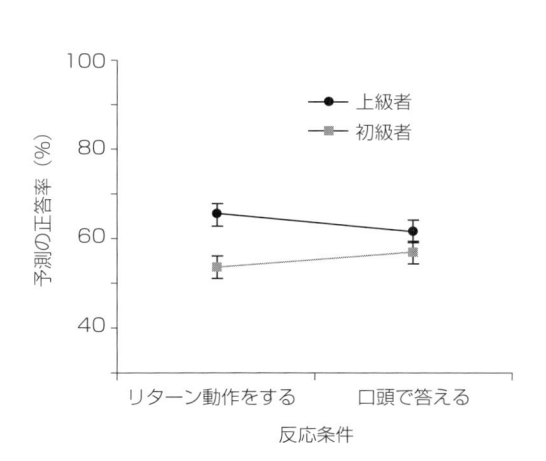

図1：サーブの方向の予測の正答率を条件ごとに上級者と初級者で比較した．縦軸は予測の正答率（％）を表し，横軸は反応する条件を表す．

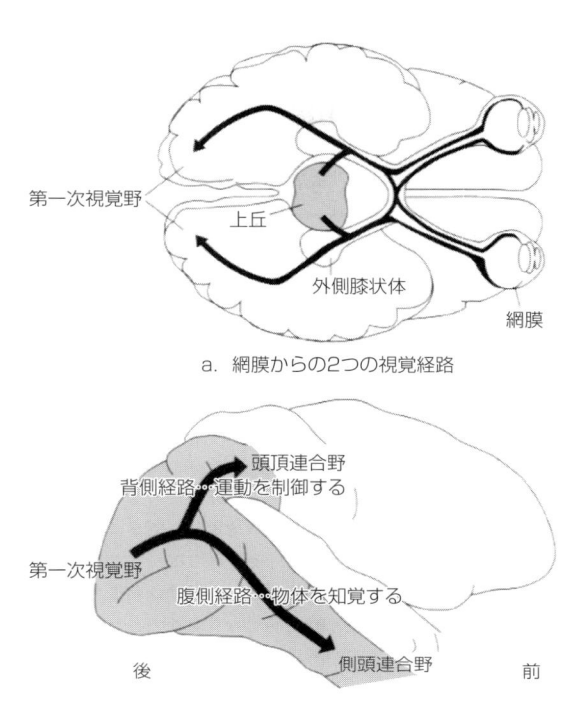

図2：視覚情報が通る経路．上図は網膜から外側膝状体を通り第一次視覚野まで到達する経路を表す（一部上丘を経由する）．下図は第一次視覚野を通った後，2つの経路に分かれる流れを表したものである．

いる」という状態にすることが重要ではないだろうか．そのためには日々の練習の積み重ねによって動作を体に覚えこませていくしかない． [亀谷 亮輔]

■参考図書
Pinel J著．佐藤敬ほか訳．ピネルバイオサイコロジー．西村書店，2005．
樋口貴広，森岡 周．身体運動学．三輪書店，2008．

■引用文献
(1) Farrow D, Abernethy B. Do expertise and the degree of perception-action coupling affect natural anticipatory performance? Perception, 32: 1127-1139, 2003.
(2) Milner DA, Goodale MA. The visual brain in action. Oxford: Oxford university press, 1995.

O-11

身体活動を測る
～主観・客観のずれ，客観測定間のずれ～

　体操競技やフィギュアスケートなどでは，採点基準がその年代ごとに変化し，何が優れた演技であるかは，その都度変わりうる．また，球技であれば，チームの優劣は得点によって決められるが，試合中のヒトの動きの優劣は，戦術や戦略の進歩によって変化するため，何が優れた動作であるかを一律に評価することは難しい．

　それに比べると，各種身体活動の強度に関してはまだ比較しやすいかもしれない．身体活動の強度は，その研究の初期では労働科学の分野から発展してきた．過酷な肉体労働が健康を損なう可能性から，どのような動作が生理的にしんどい動作であるかを確かめる必要があった．運動中の主観的運動強度（Borgスケール）を6-20で評価してもらうと，運動中の心拍数や酸素摂取量と非常に高い相関を示し，さらにこの主観的運動強度の約10倍が心拍数におおよそ相当する．

　一方，客観的に身体活動強度を評価する際にもっとも用いられるのは，呼気ガス測

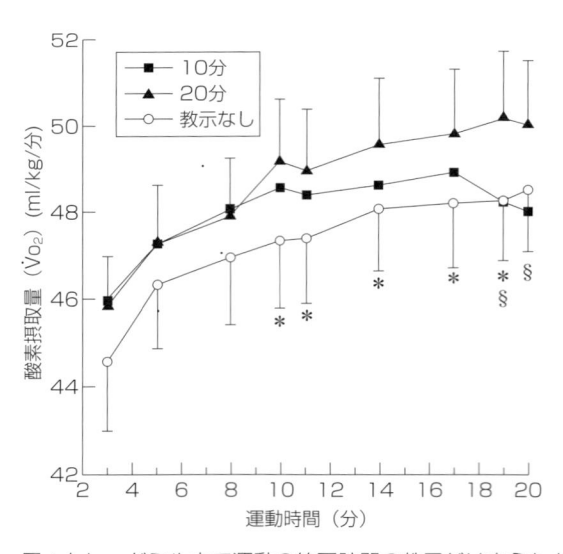

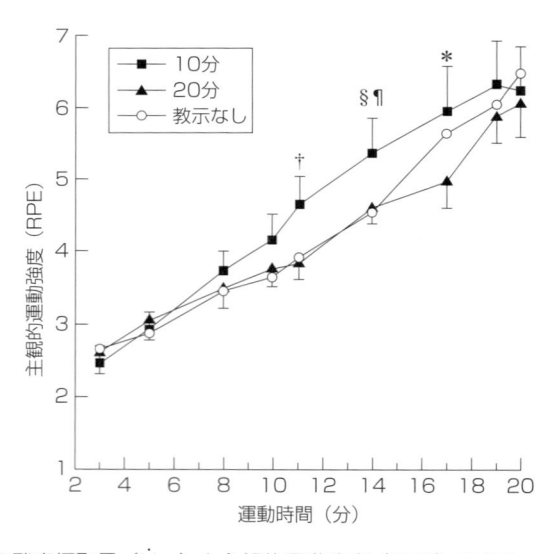

図：トレッドミル走で運動の終了時間の教示だけ変えたときの酸素摂取量（V̇O₂）と主観的運動強度（RPE）の変化．実際にはどの条件も20分間同じ速度で走っているが，ランニングがどこまで続くか教示されない条件（○）では，20分で終わると教示されていた条件（▲）に比べてV̇O₂が低値を示した（左図*）．10分で終わると教示されていた条件（■）では，10分後にあと10分と教示されてから，V̇O₂が少しずつ低下し，終了間際には20分条件に比べて低値を示した（左図§）．また，どの条件においても時間が経つにつれてRPEは増加していったが，10分で終わると教示されていた条件では10-11分の間にRPEが急激に増加し（右図†），以降しばらく，他の条件よりも有意に高いRPEを示し（右図§¶＊），V̇O₂や心拍数，ストライドなどの変化とは全く異なる傾向を示した．（Baden DA et al. Effect of anticipation during unknown or unexpected exercise duration on rating of perceived exertion, affect, and physiological function. Br J Sports Med, 39: 742-746, 2005.より引用）

定である．この方法では，安静時代謝の何倍のエネルギー消費（あるいは酸素摂取）をしているかを用いて，身体活動の強度を評価する．身体各部位の筋に酸素を供給するのは，心臓の重要な役割であるが，運動中には一回心拍出量とともに心拍数を高めて，筋での酸素需要を満たそうとする．したがって心拍数を測定することでも，身体活動の強度をある程度評価できる．

　身体活動の強度を動員された筋の大きさと考えるならば，筋電図や床反力計と映像を用いたバイオメカニクス的解析によっても，身体活動強度を評価できる (2, 3)．それだと非常に解析に時間がかかるため，簡便な方法として加速度計を用いることもある．身体活動は身体重心の移動を伴うことが多く，たとえ立位支持であっても重心はわずかながら振動している．この身体重心の変動量を加速度計で捉えることで，身体活動の程度の大きさを評価することができる (1)．

　このように身体活動強度を評価する方法は様々なものがあるが，一般的な運動では，主観的運動強度，酸素摂取量，エネルギー消費量，心拍数，動員筋体積，力学的仕事，身体重心加速度変動の間に高い相関が認められる．これ自体とてもすごいことであるが，様々な条件下においては，各指標の間で乖離が生じる．例えば，肥満者や教育レベルの低い対象者などでは，心拍数や酸素摂取量に比べて高い主観的運動強度を示し，高齢者では歩行中の力学的な仕事とエネルギー消費量が一致しない．また，同じ主観的運動強度で実施された坂道歩行と平地ジョギングでは，平地ジョギングのほうが高い酸素摂取量を示す (2)．さらに，最初に20分と運動時間が決められて実施した場合と，時間を教示されずに走った場合（図）では，走速度，心拍数やストライドには変化がないにもかかわらず酸素摂取量が低下していた (3)．加えて，10分と教示されていたにもかかわらず運動終了間近にあと10分といわれた条件では，心拍数，ストライドなどには変化がなかったにもかかわらず主観的運動強度だけが増大した(3)．また，エネルギー消費で定義される運動強度と身体にかかる負荷の強さは直線関係ではなく，ある運動強度までは血圧や血中乳酸の上昇がなくても運動が可能であり，スポーツや運動療法の現場ではその乖離を利用した効率のよいトレーニングが求められる．

　このような不一致を単なる誤差と捉えずに，そこに生理学的な意義を感じて，なぜこのような不一致が生じるかを考えることは，ヒトの動きの主観と客観のずれや動きの効率を考える上で面白いテーマではないだろうか． 　　　　　　　　　［山田　陽介］

■引用文献

(1) Yamada Y et al. Light-intensity activities are important for estimating physical activity energy expenditure using uniaxial and triaxial accelerometers. Eur J Appl Physiol, 105: 141-152, 2009.
(2) Kilpatrick MW et al. Heart rate and metabolic responses to moderate-intensity aerobic exercise: a comparison of graded walking and ungraded jogging at a constant perceived exertion. J Sports Sci, 27: 509-516, 2009.
(3) Baden DA et al. Effect of anticipation during unknown or unexpected exercise duration on rating of perceived exertion, affect, and physiological function. Br J Sports Med, 39: 742-746, 2005.

O-12

手を伸ばし物をつかむ

　机の上のペンをとる．本をとる．このように手を伸ばして物体をつかむ運動，すなわち到達把持運動は，私たちの日常で頻出する運動のひとつである．そして通常，この運動の過程はほぼ無意識的であり，難なくこなされる場合がほとんどである．この到達把持運動は，私たちにとってはあまりにも日常的すぎて，その運動に特段の注意を置く読者はそう多くないであろう．

　しかし実は，通常この無意識的な運動過程で，私たちは物体を把持するまでに，その形状や大きさに合わせて，また，その後の運動が適切に行えるよう手の形状を整えている．例えば，コップに入った水を飲もうと，それに手を伸ばす場合，その過程において私たちは，コップの形状に合わせて，把持しやすいように，さらには水を口へ運びやすいように，掌を徐々に形作っている．このような，手を伸ばす間に，把持対象の形状や次なる運動に応じて手の形を準備することをプリシェイピング（preshaping）という．このプリシェイピングには，まず指を開き，その後，物体サイズへ一致するまで指を閉じる局面があり，その間の，親指先端と人差し指，あるいは中指先端とを結んだ距離の最大値は，最大指間距離（maximum grip aperture）と呼ばれる．

　この到達把持運動に影響を与える要因のひとつに視覚がある．Randらは，完全な暗闇の中で，被験者の親指と人差し指に暗闇で光る布を被せるか否か，物体を光らせるか否かで視覚条件を設定し，それら諸条件下で親指と人差し指による到達把持運動実験を行った（1）．被験者は前方あるいは左45度方向に置かれた物体に対して，ビープ音の合図で到達把持を開始するのであるが，音が鳴るまでの1～2秒間，物体は光った状態が続く．したがって，物体が見えない条件は，音の合図と同時に物体の灯りが消される設定となる．図2に，最大指間距離および運動時間（運動開始から把持終了までに要した時間）に対する，物体が見えるか否か，手が見えるか否かの効果を示した．

　物体が見えなかった時，最大指間距離および運動時間は，見えた場合よりも大きな値を示した（図1と図2）．また，手についても，手が見えなかった時に最大指間距離と運動時間は大きな値であった．さらにこの実験では，運動時間を指が開いていく局面（運動開始時点から最大指間距離を迎える時点まで）と閉じていく局面（最大指間距離の時点から把持終了時点まで）に分けて分析しており，後者の指が閉じていく局面で，物体が見えなかった時，手が見えなかった時に有意な時間延長が認められた．そして主としてその局面の延長が原因で，運動時間は延長した．指を閉じる局面の制御には，物体と手の視覚情報のオンライン処理，すなわち眼で見えるか否かが重要になることが示唆される．

　さて，このような結果から，視覚が到達把持運動に大きく影響を与えることが理解

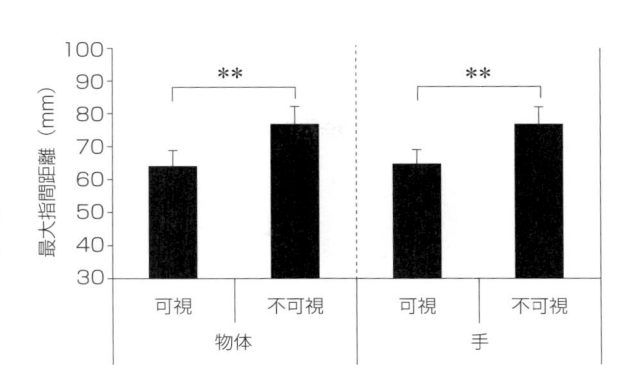

図1：最大指間距離に対する，物体または手の可視・不可視の効果.（平均値＋標準誤差）（＊＊：*P＜0.01*）(Rand MK et al. Role of vision in aperture closure control during reach-to-grasp movements. Exp Brain Res, 181: 447-460, 2007. より著者作図)

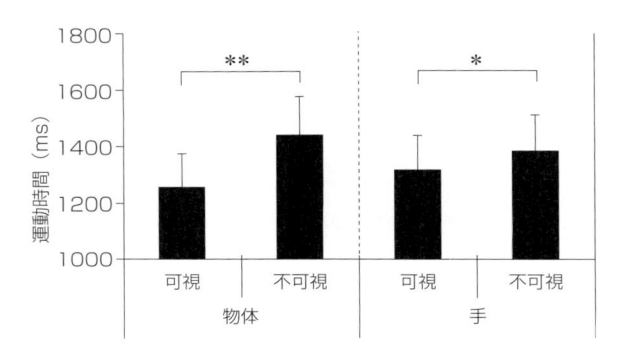

図2：運動時間に対する，物体または手の可視・不可視の効果.（平均値＋標準誤差）（＊：*P＜0.05*，＊＊：*P＜0.01*）(Rand MK et al. Role of vision in aperture closure control during reach-to-grasp movements. Exp Brain Res, 181: 447-460, 2007.より著者作図)

できる．物体や手が見えないために，手をより大きく開くとともに，運動時間を延長させる（より長い時間をかける）というこれら一連の過程は，より安全，確実に到達把持運動を遂行するための方略であると考えられる．人間が慎重になる現れといえるかもしれない．

　普段，特別な注意を要することのない，この手を伸ばし物体をつかむという運動は，一見すると単純な運動のようであるが，このように複雑なメカニズムを有している．本話を読みおえた読者には，それらを考えながらさっそく近くの物体に手を伸ばしてみてほしい．

[山本　真史]

■参考文献

Jeannerod M, Marteniuk RG. Vision and Motor Control, Chap.9. Functional characteristics of prehension : From data to artificial neural networks. pp.197-232, Ellsevier Science Publishers B.V., 1992.

長崎　浩．文献研究　リーチ＆グラスプ動作．リハビリテーション科学：東北文化学園大学医療福祉学部リハビリテーション学科紀要，2（1): 3-18, 2006.

■引用文献

(1) Rand MK et al. Role of vision in aperture closure control during reach-to-grasp movements. Exp Brain Res, 181: 447-460, 2007.

O-13

変化に動じないために

　テニスの世界ランキング1位（2009年9月現在）のロジャー・フェデラーはショットの緩急をつけることがとても巧みな選手である．一方，フェデラーの最大のライバルであり，何度も接戦を演じてきたラファエル・ナダル（2009年9月現在世界ランキング3位）はどんなボールにも追いつき，リターンやグラウンドストロークでのミスが極端に少ない選手である．ミスの数が勝敗を決めるスポーツといわれるテニスにおいて，ミスの数を少なくすることは誰もが目指すところである．そこで，ミスを減らすために必要な能力の1つであるタイミングを一致させる能力について考えてみたい．

　テニス熟練者と未熟練者のタイミングを一致させる能力の違いを調べるために，Runigoらは発光ダイオード（light-emitting diode: LED）が連続的に光る装置を用いて実験を行った（1）．実験の課題は奥から手前に向かって点灯してくるLEDがターゲットに到達するタイミングに一致させるように，左から右に向かって手でカートをターゲットまで移動させる（図1）．その際，一定速度でLEDが点灯してくる条件とターゲットに到達する直前でLEDの点灯が加速または減速する条件がある．そして，LEDがターゲットに到達する時間とカートがターゲットに到達する時間のずれをタイミングのずれとして求め，熟練者と未熟練者で比較した．この結果，一定速度で点灯してくる条件ではテニス熟練者と未熟練者でタイミングのずれの大きさに違いは見られなかったが，加速および減速した条件では熟練者の方が未熟練者に比べてタイミ

図1：実験の様子．奥から手前に向かってLEDの点灯がターゲットに到達するタイミングに合わせて，左から右に向けてカートを動かす．
(Le Runigo C et al. Perception-action coupling and expertise in interceptive actions. Hum Mov Sci, 24: 429-445, 2005)

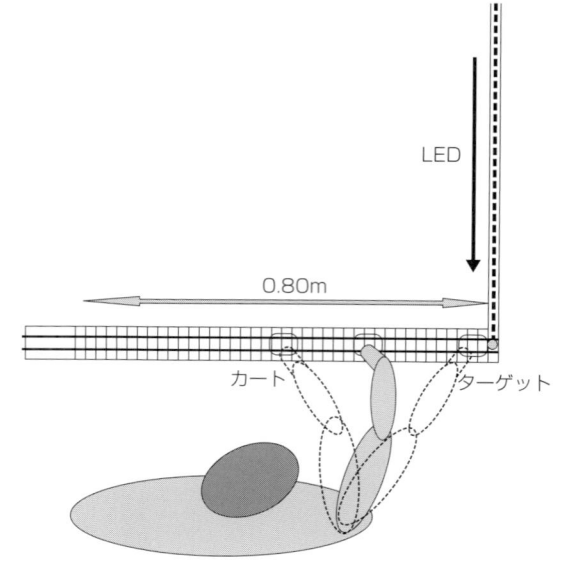

図2：各条件（減速，一定，加速）でのテニス熟練者，未熟練者のタイミングのずれ．縦軸はLEDが到達するタイミングとカートが到達する時間のずれを表し，負の値はLEDよりもカートを先に到達させたことを意味し，正の値はLEDの方がカートよりも先に到達したことを表す．
（Le Runigo C et al. Perception-action coupling and expertise in interceptive actions. Hum Mov Sci, 24: 429-445, 2005）

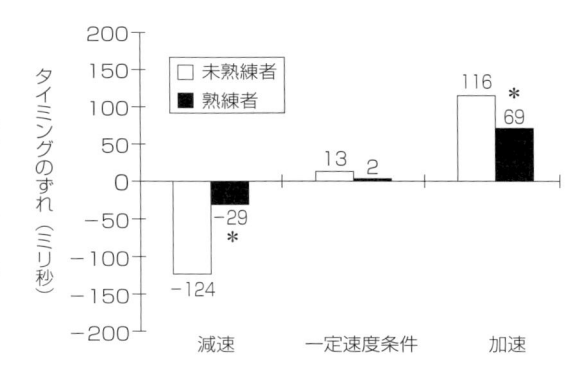

ングのずれが小さかった（図2参照）．

では，なぜテニス熟練者の方がタイミングのずれを小さくすることができたのだろうか？これを説明する指標として視覚性運動の時間的遅れ（visuomotor delay: VMD）が挙げられる．これは環境が変化してから，それに対応した運動の修正を開始するまでに要する時間である．上記の実験では，LEDが直前で加速あるいは減速してからカートを加速，減速させるまでに要する時間を意味する．したがって，VMDが短いほど，運動を修正する時間をより長くとることができるので，タイミングのずれを小さくすることができる．テニスでは回転や空気抵抗などの影響で常に速度が変化するボールを適切なタイミングで打つ能力が求められる．ゆえに，長年テニス経験を積んだ熟練者はVMDが短くなるので，タイミングのずれを小さくすることができると考えられている．また，VMDは加齢により長くなるが，テニスをプレーしている人の方が加齢の影響を受けにくいことも報告されている（2）．

さらに，Runigoらと同様の課題を扱ったTeixeiraの実験結果によると，タイミングのずれを小さくするためには運動の修正を開始するまでの時間が短いだけではなく，修正を開始してからどの程度修正を行えたかも重要であることがわかった（3）．

実際のテニスの場面では，コートの種類は芝や砂，コンクリートなど様々であり，また球の回転，スピードなどは1球ごとに変化している．このような多様な環境の中で適切にボールを打ち返していくためには，まずこれらの変化を数多く経験していくことが必要である．

[亀谷　亮輔]

■引用文献
(1) Le Runigo C et al. Perception-action coupling and expertise in interceptive actions. Hum Mov Sci, 24: 429-445, 2005.
(2) Lobjois R et al. Aging and tennis playing in a coincidence-timing task with an accelerating object: the role of visuomotor delay. Res Q Exerc Sport, 76: 398-406, 2005.
(3) Teixeira LA et al. Reprogramming of interceptive actions: time course of temporal corrections for unexpected target velocity change. J Mot Behav, 38: 467-477, 2006.

O-14

「内」に目を向けるか,「外」に目を向けるか?

　スポーツをしている以上,上手くなりたいって思うことは当然である.そのため指導する者も,少しでも上達させたいと思っているはず.しかし,どのように指導すればいいのか.自分自身も考えさせられることがある.特に,初心者を教える場合,例えば,投げる動作を教える際に,投げる動作自体のアドバイス（「右腕を高く上げる」等）が果たして良いのかという問題がある.意識が右腕だけに向けられてしまい,動作全体の改善にならないことがある.指導する者としては,「どこに意識を向けさせて練習させれば効率よく改善できるのか」というのは難しい問題である.

　実際,意識の向け方にも2種類ある.1つは,動作者の「内」に意識を向けること(internal focus).もう一方は,動作者の「外」に意識を向ける(external focus)こと.例えばバランスディスク上で,立位姿勢を保持する際,自分の足に意識を置かせる指導が,internal focusで,何か目の前のものを見るように指導するのがexternal focusと呼ぶ.「内」と「外」,意識をどちらに向けるとより効果的な影響が得られるのか.

　「意識の方向性」が運動学習やパフォーマンスに与える効果に関して,多くのスポーツで,外へ注意を向けた方がパフォーマンスが良いと報告した研究が多い.その理由に関して,意識を外に向けることで,動作制御を自動的に行った結果,効率的な運動学習ができると述べている.一方,意識を内に向け,意識的に体の部位を制御すると,通常運動における自動的な運動制御を阻害してしまう可能性があると述べている.この見解を支持する研究として,Wulfら(1)は,バスケットボールでのフリースローをtaskとして,スローの正確性と共に,筋活動を測定した.結果,外に意識を向けた方が正確性は高く,低い筋活動を示した.また,興味深いことに,「手首」に意識をおいたこと(internal focus)で,手首以外の意識していない部位(上腕二頭筋,上腕三頭筋)においても高い筋活動を示し,動作の効率が悪くなったと述べている.「外」に意識を向けた方が,低い筋活動動作効率がよく,より正確性の高いスローが行えたと結論付けている.ただ,意識を外して運動すると,逆に力も抜けて良いパフォーマンスが発揮できた経験をしたことがある人は少なくないであろう.

　ただ,誰にでも意識を「外」に向けた指導の方がよいとは限らない.Michalら(2)は,子どもと大人での意識の方向性がダーツの正確性学習の保持効果に与える効果を検討し,大人と子どもとでは,教示の違いでパフォーマンスへの効果の違いがあることを報告している.retention phaseやtransfer phaseにおいて,大人は「外」に意識を向ける方がパフォーマンスは良いが,子どもは「内」に意識を向ける教示をした方がパフォーマンスは良い結果を示した（図）.その理由としては,運動体験とリンクする自動的な運動制御が,子どもは大人に比べて発達していないからではないかと考えられている.また子どもだけでなく,競技未熟者においても「内」に意識を向ける

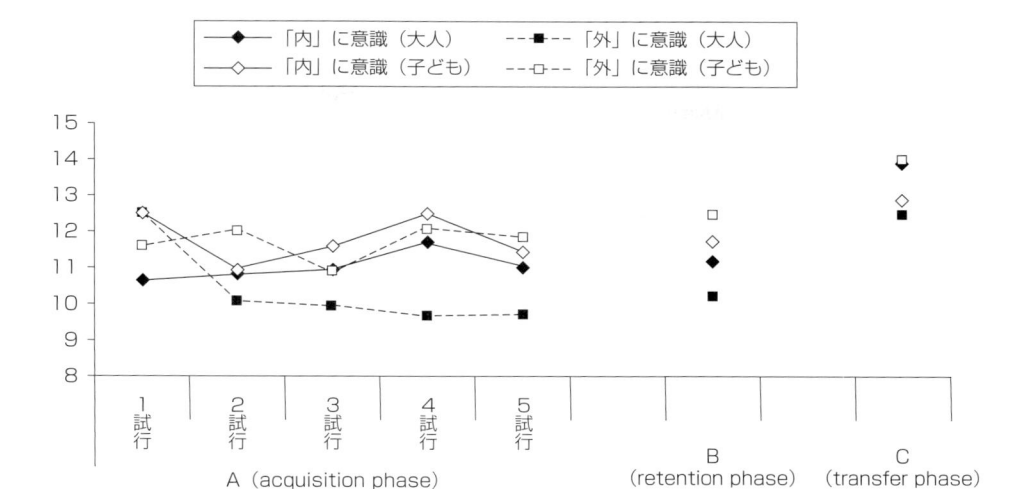

図：大人と子どもに「内」（手・指）に意識と「外」（ダーツの矢）に意識を向けるように教示を与え，ダーツの矢の中心からの到達距離の平均値（cm）．A：1日で1試行10投を5試行行う．B：Aの1日後に20投行う．C：Aの1日後にA, Bのtrialよりも遠い距離で10投行う．

教示の方がパフォーマンスは良いと報告している研究がある．

　つまり，指導する初期段階では，動作自体に関しての具体的な指導を行う方がより効果が出るのではないだろうか．そして，経験をつみ熟練度が増していくにつれて，意識を「外」に向けるような指導へと変えていくことで，より効率的な指導が出来るのではないだろうか．

[荒木　真徳]

■引用文献
(1) Zachry T et al. Increased movement accuracy and reduced EMG activity as the result of adopting an external focus of attention. Brain Res Bull, 67: 304-309, 2005.
(2) Emanuel M et al. Effect of focus of attention and age on motor acquisition, retention, and transfer: a randomized trial. Phys Ther, 88: 251-260, 2008.

O-15

ボールに気持ちを込める～意識の置き所～

　あなたは，今，サッカー選手として，ピッチの上でプレーしている．試合は，0対0と両チーム無得点のまま時間が過ぎ，後半ロスタイムに突入．すると，自チームに絶好のチャンスが訪れる．あなたはゴール前にフリーでいる．そして，サイドをドリブル突破した味方から絶妙なパスが…．これを決めたらヒーローになれる．ゴールキーパーの位置を確かめ，シュートの狙いを定める．あとは，狙った位置へとボールを蹴るために動作を行うだけ．どうやって動作をするか，自らの身体へ意識を集中させる．そして，脚を振る．しかし，ボールの当たった感触がない．そう，あなたは空振りをしてしまった．

　このような場面のように，スポーツにおいて動作の実行中に，過剰に自分の身体を意識した経験はなかろうか？意識の置き所（attentional focus）は大きく2つに分けることができる．1つは，身体に意識焦点を当てる内的焦点（internal focus），もう1つは，身体の外部に意識焦点を当てる外的焦点（external focus）である．

　スポーツのパフォーマンスに関して，身体の内部，外部のどちらに意識焦点を当てた方が優れているのかを比較した研究は数多くみられる．例えば，バスケットボール経験者を被験者とし，フリースローの正確性に関して調査した研究（1）がある．被験者は，手首のスナップ動作を意識する内的焦点条件とリングを意識する外的焦点条件の2つの条件でフリースローを20試行ずつ行った．その結果，内的焦点条件と比較して外的焦点条件において，被験者はフリースローを正確に行っていたことが示された．

　次に対象を経験者から初心者に移して考えたい．初心者がより効果的に学習するためには，どのような指導がよいのだろうか？この点について意識焦点の面から考えたい．ゴルフのパッティングの課題を用いて，初心者の学習効果に関して調査した研究（2）がある．まず，被験者全員は，クラブの握り方，スタンス，姿勢に関しての指示を受けた．その後，クラブを振る腕を意識させる教示を行う内的焦点群，クラブを振り子のように動かすことを意識させる教示を行う外的焦点群，そして何も教示しない統制群と被験者を3群に分けた．被験者は，1日目に10試行×6ブロックの合計60試行の練習試行を行い，1日空け，保持試行を10試行行った．保持試行は，練習試行によって，パッティングの技術が定着したかどうかを調べるために行われた．その結果，練習試行において，群間に差はみられなかったが，保持試行において外的焦点群が内的焦点群，統制群と比較して，パッティングを正確に行っていた（図）．つまり，外的焦点群に高い学習効果がみられた．

　著者は，昔サッカーの練習中に「ボールに気持ちを込めろ」と指導者の方に教わったことがあった．当時，ボールに気持ちを込めた場合，うまくボールを蹴ることがで

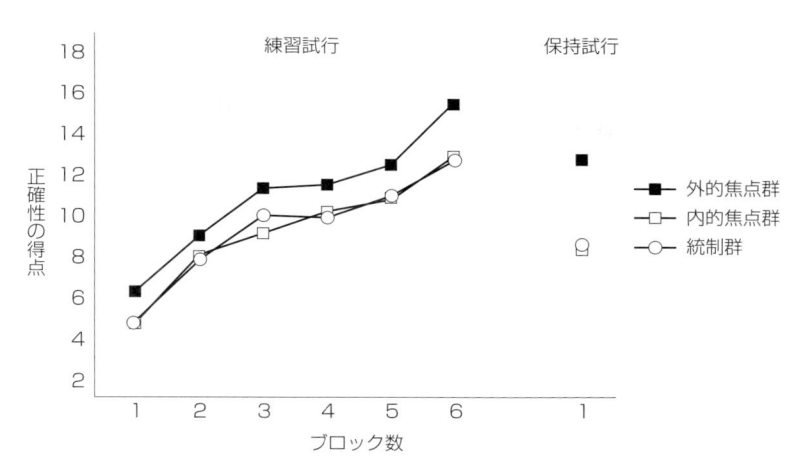

図：縦軸がブロック（1ブロックを10試行とする）ごとの正確性の得点を表す．数値が高いほど，正確なパッティングを行っていたことを示す．横軸がブロックを表し，左側の1～6が練習試行を6つのブロックに分けて表し，右側が保持試行を1つのブロックとして表す．(Wulf G et al. An external focus of attention enhance golf shot accuracy in beginners and experts. Res Q Exerc Sport, 78: 384-389, 2007. より改変引用)

きたような印象を持った．「ボールに気持ちを込める」とは，身体外部のボールに意識焦点を置かせるための指導言語であり，指導者の経験知とこれまでの研究から得られた知見とが見事にマッチしているといえよう．

身体の内部，外部という大きな分け方から身体の内部，外部の中のさらに細かい部分（パッティングを例に挙げれば，外的焦点といっても，クラブ，ボール，カップなど様々にある）に関しての研究が進んでいけば，よりスポーツ現場に貢献できるであろう．

[桜場　厚浩]

■参考図書
麓　信義編．運動行動の学習と制御．杏林書院，2006．
■引用文献
(1) Zachry T et al. Increased movement accuracy and reduced EMG activity as the result of adopting an external focus of attention. Brain Res Bull, 67: 304-309, 2005.
(2) Wulf G et al. An external focus of attention enhance golf shot accuracy in beginners and experts. Res Q Exerc Sport, 78: 384-389, 2007.

鍛えれば変わる神経のネットワーク

"鉄は熱いうちに打て"という言葉があるが，ヒトが新しい言語を覚えたり，楽器を習ったりするには，いったいいつが"熱い"のであろうか？大人の皆さんには少し残念な結果かもしれないが，幼い頃から母語に加えて第二言語を学んだバイリンガルは，母語と第二言語を脳の同じ領域で処理しているが，第二言語を遅くに習得した場合は母語と第二言語は脳の異なる領域で処理されることが知られている(1)．つまり，ある時期を過ぎてしまうと脳では第二言語を母語と異なる別の言語として処理しており，このことが成長してからの第二言語の習得を困難にしているのかもしれない．また，プロのキーボード奏者はアマチュアのキーボード奏者や楽器の経験がない人と比べて，運動や感覚情報の処理に関する脳の領域が広い(2)．これは幼いころからの長期にわたる音楽経験がもたらした結果であると考えられる．サッカーなどのスポーツでも12歳くらいまでの年齢はゴールデンエイジと呼ばれており，この時期までの指導は技術の獲得に主眼が置かれている．どうやら大方の予想通り，何事も早い時期から始めるのに越したことはなさそうである．確かに多くのトップアスリートも幼いころから英才教育を受けてきているだろう．だからといって，小学生までにあるスポーツの技術を身につけておかなければ，そのスポーツを楽しむことはできないのだろうか？もし本当にそうであるなら，スキーやスノーボードは冬の定番スポーツにはならないであろうし，高齢者向けの○○教室なども流行らないだろう．

　ヒトのさまざまな身体活動を制御しているのは神経系である．神経系の最小単位は神経細胞（ニューロン）であり，神経系は1000億個以上のニューロンからなっている．そしてニューロンとニューロンはシナプスと呼ばれる1万分の1ミリ程度のわずかな隙間でつながっている（図）．この隙間をシナプス間隙といい，シナプス間隙ではニューロンが興奮を伝達するために神経伝達物質が重要な役割を果たしている．1つのニューロンは数千から1万のシナプス，つまり他の1万近くのニューロンとつながっており，脳全体で考えると途方もない数のニューロンがネットワークを形成していることがわかる．実は脳のさまざまな機能を決定しているのは，このニューロン同士で形成される神経のネットワークである．この神経のネットワークは生まれてすぐの状態では遺伝子に組み込まれたプログラムによって形成されるが，その後は周囲の環境や経験によって決まる．つまり，使えば使うほど新しいネットワークが形成されていき，使われなければそのネットワークは廃れていく．このことは経験によってシナプスのつながりが変化することを意味しており，この性質をシナプスの可塑性という．そして，このシナプスの可塑性が我々の学習や記憶などの基となっていると考えられている．シナプスの可塑性は若年のときほど著しいが，ニューロンの数が加齢とともに減少しても，どうやら可塑性そのものは失われないようである．シナプスの可塑性

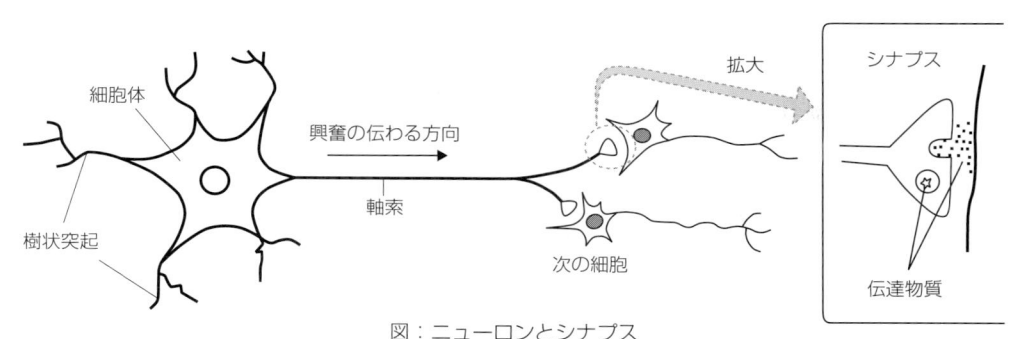

図：ニューロンとシナプス
（田中越郎．好きになる生理学．講談社．2003.より）

から神経系を概観すると，"何事も早く始めるのに越したことはない"と感じるのと同時に，"何かを始めるのに遅すぎるということはない"と思えてくるから面白い．近年の非侵襲的な脳機能イメージングや電気生理学的手法の発展により，脳や脊髄の神経ネットワークの機能的な変化を直接モニターすることが可能になりつつある(3)．

スポーツ選手や音楽家の超人的なパフォーマンスを支えているのは優れた神経系の働きであるが，それらは日々の鍛練の賜物である．鍛えれば神経のネットワークは変わっていく．だから右手でトランペットを弾きながら，左手でピアノを演奏するなんていう芸当も可能になるのである．もちろん人並み外れた訓練が必要であることはいうまでもない．

［安藤　創一］

■参考図書
井原康夫編著．脳はどこまでわかったか．朝日新聞社，2005．
松村道一ほか編著．脳百話―脳の仕組みを解き明かす―．市村出版，2003．

■引用文献
(1) Kim KH et al. Distinct cortical areas associated with native and second languages. Nature, 388: 171-174, 1997.
(2) Gaser C, Schlaug G. Brain structures differ between musicians and non-musicians. J Neurosci, 23: 9240-9245, 2003.
(3) Nielsen JB, Cohen LG. The olympic brain. Does corticospinal plasticity play a role in acquisition of skills required for high-performance sports? J Physiol, 586: 65-70, 2008.

O-17

動いて覚えろ

　自分の部屋の蛍光灯のスイッチのある位置は地上何cmのところにあるか覚えているだろうか．あなたのお気に入りの小説は本棚の何段目の右から何冊目にあるかをいえるだろうか．こういった運動を実行するためには外部のモノの位置を覚えていなければならないのだが，こういった情報は目で見ただけでは十分に記憶することができない．一度，実際に電気をつけて本を取り出してみると，しっかりと体で覚えることができるだろう．恋人の家の台所でほとんど無意識的に食器を取り出すことができたり，暗闇の中でスムーズにトイレに行けたりしたときに，つきあいも長くなったのだなあとしみじみ感動を覚えた方も多いのではないだろうか．
　直感的には当り前のようにも思えるこの現象を科学的に示すのは非常に難しい．視覚による情報だけではなく，運動した経験によって，記憶されることを示せばよいのだが，仮にスイッチをどれくらい正確に押ことができるかでスイッチ位置の記憶を確かめるとしよう．条件1ではスイッチを目で見て覚える，条件2ではスイッチを目で見た上で押して位置を覚える．おそらくスイッチを1度押したことがある条件の方が成績はよくなるだろうが，これがスイッチの位置を覚えたことを意味するのか，それともスイッチを押すという運動コマンドそのものを覚えたことを意味するのかを区別することは困難だろう．覚えるための運動と覚えているかどうかを確かめるための運動を同じものにしてしまうと，目で見ただけの条件と比較するときに，運動コマンド自体を体験したことがある条件とない条件を比較することになり公平な評価ができないのである．
　McVeaとPearsonはとてもうまい実験系を考えだした．彼らは，ネコに3m程度の歩行路を歩かせた．歩行路の途中には障害物があって，ネコはそれを目で見て足をあげて乗り越える．ここで大切なのは，ネコは前足だけでなく後ろ足も障害物を越えなければならないという点である．ネコの頭の位置からして，前足で障害物を越える直前からは障害物を見ることはできない．つまり，後ろ足で障害物を越えることができるというのは，障害物の位置を覚えていることに他ならない．ネコを障害物が見えなくなる位置まで歩かせた後，しばらくその場所にとどまらせることができれば，どれだけの時間，ネコが障害物の位置を記憶しているかを調べることができる．彼らは，餌の入ったシャーレをネコの口元に差しだした．するとネコは大好きな餌を夢中になって食べる．しばらくの時間をおいたあとシャーレを前に移動させてやると，ネコは餌を追いかけてくるのだが，ここで障害物の位置を覚えていたならば，後ろ足も障害物を越えることができる．万が一障害物につまずいてしまうと，その後実験を続行する上で不都合なので，障害物はネコが餌を食べている間に取り除いてやる（彼らはネコが怪我をしないような配慮も忘れない心やさしい学者なのだ）．障害物が取り除か

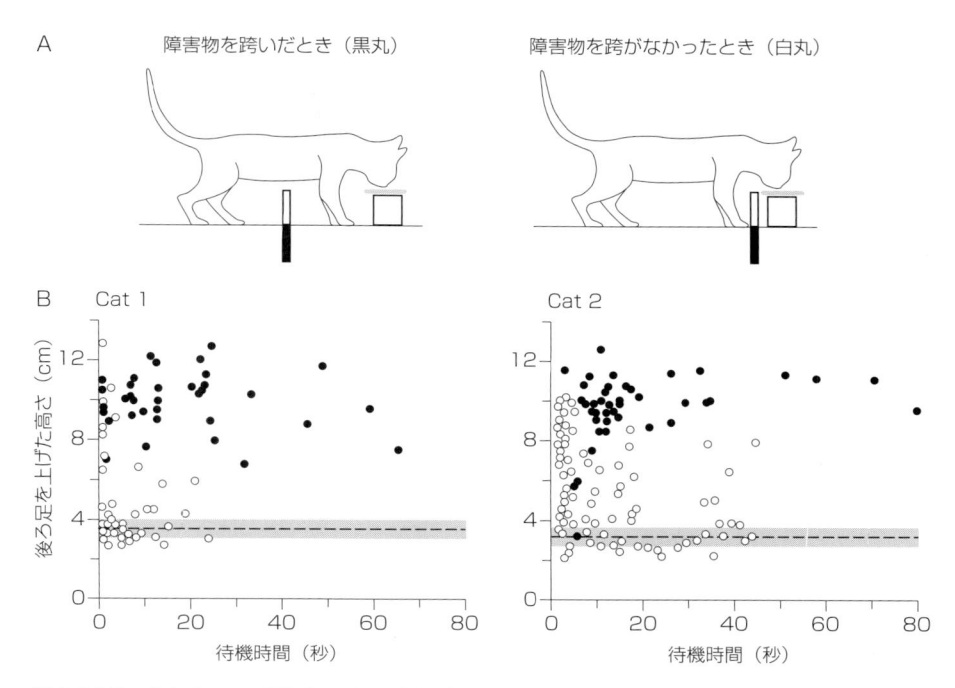

図：(McVea DA, Pearson KG. Stepping of the forelegs over obstacles establishes long-lasting memories in cats. Curr Biol, 17: R621-623, 2007. より改変引用)

れていても後ろ脚が障害物を乗り越えるのに十分なくらい高い位置に上がっていれば，それは障害物の位置を覚えていたということを意味する．

　彼らは餌を与える位置を2種類用意した．つまり，障害物を前足で跨いだ後（図左）と跨ぐ直前（図右）である．横軸に障害物を見ずに留まっていた時間を，縦軸に後ろ足の上がった高さをプロットすると，障害物を前足で越えた後であれば1分たっても十分に高い位置（水平の点線は障害物がない通常歩行の際の足の上がる高さを示している）まで後ろ足を上げていることが分かる（黒丸）．それに対して，障害物を跨がずに留まっていた時は，障害物の位置を覚えている試行もあるものの数秒ですっかり忘れてしまう試行もあることがわかるだろう（白丸）．おそらく障害物を越える際の運動コマンドのコピーが，目で見ることによって得た障害物の位置情報の記憶を固定化するのに役に立っているものと考えられる．その仮説が正しいのかどうか，ネコに聞いても教えてくれないので，研究者は今日も実験を続けている． 　　　　　[進矢　正宏]

■引用文献
(1) McVea DA, Pearson KG. Stepping of the forelegs over obstacles establishes long-lasting memories in cats. Curr Biol, 17: R621-623, 2007.

O-18

変わらないために変わり続ける身体

　私の好きなラーメン店のコンセプトに「変わらないために変わり続ける」というものがある．これは「変わらぬ味といわれるためには，常に味を向上させるよう変化しなければならない」ということを表した言葉らしい．「変化すること」と「変化しないこと」は一見相反する現象に見えるが，ヒトの営みにはこの2つが同居しているというところが面白い．実はこのようなことが，ヒトの身体の動きの中にも存在している．

　例えば，あなたが西部劇に出てくる伝説のガンマンになったとしよう．そして前方にある的を狙って銃を構えている（図A）．このときあなたの身体はどのように動いているだろうか．Arutyunyanという研究者は，射撃者が的に向かって狙いを定めているとき，どのような身体の動きをしているかについて興味深い報告をしている(1)．なんと射撃者は，手先の安定を達成するために，絶対動かないように全身を固定するのではなく，逆に多数の関節を揺らがせ，それらの関節間に機能的な協調関係を持たせることで，全体として手先を安定させているというのだ（図A）．常に変化する揺らぎに対して，そのつど適応的に関節間に協調関係を持たせることで，確実な手先の安定性が得られるという．

　またKudoらは，的をめがけたボールの下手投げ動作について興味深い報告をしている(2, 3)．下から投げるボールのリリース位置と軌道を機械のように毎回同じにすれば，当然ボールの最終到達位置も毎回同じになる（図B上）．一方で，常にボールのリリース位置や軌道は異なるが，ボールのリリース変数（ボールのリリース位置，初速度，投球方向）に機能的な関連性を持たせることで，最終的にボールの到達位置を安定させることもできる（図B下）．Kuroらは，ヒトが実際に下手投げ動作を学習しているときのボール軌道を観測し，ヒトは後者のようにリリース変数間の機能的関連性を学習することでボールの到達位置を安定させていることを明らかにした．また，最終的にボールの到達位置が最も正確になった人は，各リリース変数のばらつきが最も小さかった人ではなく，リリース変数間の協調関係が最も高い人だったという．

　図B下に描かれたボール軌道を眺めていると，一流サッカー選手の華麗なループシュートが思い浮かぶ．ディフェンダーやキーパーの頭上を軽やかに越えて，ボールが弧を描きネットを揺らす．観客が思わず息を飲む瞬間だ．この鮮やかなループシュートを見ていると，ゴールを決める方法はひとつではなく無数にあることに気付く．たとえ練習で機械のように毎回同じシュートが打てるようになったとしても，実際の試合では練習と全く同じ状況がやってくることはほとんどない．グラウンド状態や対戦相手の動きといった外部環境は試合の度に異なる．また健康状態や怪我の有無，関節の柔軟性など自分自身の身体の内部環境も毎回異なっている．一流選手はこのように多様に変化する環境の中で，状況に応じた多様な動作を実現することで，安定したパ

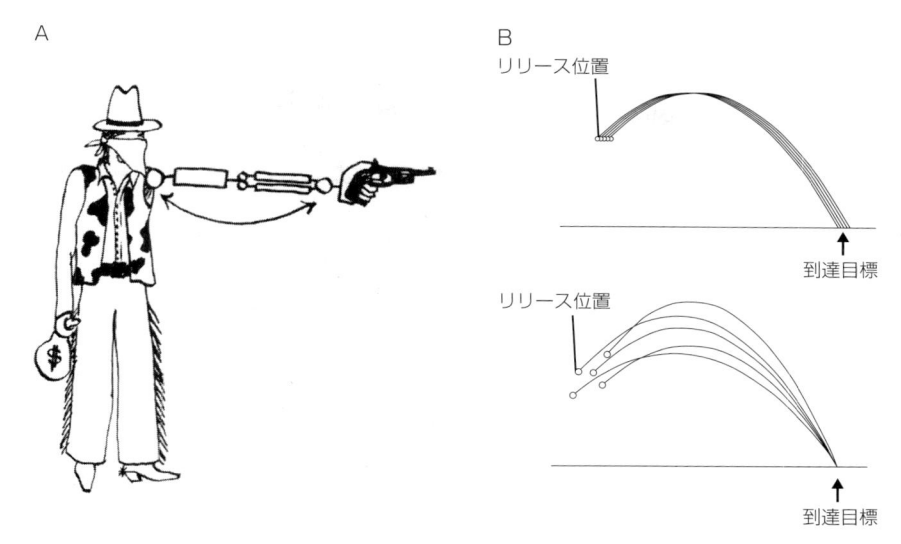

図：（A）射撃者は関節間に機能的な協調性を持たせることで手先を安定させている．(Tuller B et al. The Bernstein perspective II. The concept of Muscle Linkage or coordinative structure, In Kelso JAS (ed), Human motor behavior: An introduction. Lawrence Erlbaum Associates. p.255, 1982.)
（B）安定してボールを目標へ到達させる2つの方法．上段：ボールのリリース位置と軌道を毎回全く同じにすることによって，最終到達点を安定させる方法．下段：ボールのリリース位置や軌道を毎回変化させながらも，リリースパラメータ間に機能的な連関を持たせることによって，最終到達点を安定させる方法 (Kudo K, Ohtsuki T. Adaptive variability in skilled human movements. Information and Media Technologies, 3: 409-420, 2008.より改変引用).

フォーマンスを発揮しているのだ．

　スポーツだけではなく，ジャズなどの音楽の即興演奏でも同じようなことがある．個人練習時に行っていたのと全く同じ演奏を，アンサンブル時に行ってもスイングしない．仲間の演奏や聴衆の雰囲気を感じ取り，その場で柔軟な判断を行いながら多様な演奏をすることが，変わらない最高のパフォーマンスへとつながるのではないだろうか．"変わらないために変わり続ける"ヒトの身体のすごさに，著者は改めて感動している．

[藤井　進也]

■参考図書
麓　信義編．運動行動の学習と制御．杏林書院，2006．

■引用文献
(1) Arutyunyan GH et al. Investigation of aiming at a target. Biophysics, 13: 536-538, 1969.
(2) Kudo K et al. Compensatory coordination of release parameters in a throwing task. J Mot Behav, 32: 337-345, 2000.
(3) Kudo K, Ohtsuki T. Adaptive variability in skilled human movements. Information and Media Technologies, 3: 409-420, 2008.
(4) Tuller B et al. The Bernstein perspective II. The concept of Muscle Linkage or coordinative structure, In Kelso JAS (ed), Human motor behavior: An introduction. Lawrence Erlbaum Associates. p.255, 1982.

O-19

腕の動きより姿勢調節が先

　知っている方も多いかもしれないが，ちょっとした遊びを紹介しよう．椅子に座っている人の額を正面から押さえ，立ってもらうように指示する．すると，たとえ指1本で押さえても全く立てなくなる．なかには催眠術にかかったような感覚に陥る人もいるだろう．その後，指を離して立ってもらうとよくわかるが，立つためには姿勢を安定させなければならず，上体をかなり前傾させてからでないと立てないのである．これほどの大きな姿勢調節でさえも意識していないのだから，ヒトはなんて自分の身体に無頓着なのだろうとつくづく思う．

　次に，「気をつけ」の姿勢から「前へならえ」の動作をしてほしい．その際，自分では上肢だけを動かしているつもりなのに，動かす前に体が若干後ろに傾いたのがわかるだろうか？このような随意運動中に意識せずとも行われる姿勢調節機能は，「予測的姿勢調節機構（Anticipatory Postural Adjustments：APA）」と呼ばれている（詳しくは参考図書も参照のこと）．この機構は姿勢動揺を補償する反応であり，椅子から立ち上がる動作や前へならえの動作開始時，そしてつま先立ちや歩行の開始時など，さまざまな動作の開始時にみられる．

　では，「前へならえ」のような動作では，具体的にどのような姿勢調節が観測されるのであろうか？ Wolfらは，両手を肩の高さまで急速に挙上する課題において，セルフペースで挙上を開始する条件（セルフペース条件）とランプが点灯したらできるだけ早く挙上を開始する条件（単純反応条件）を比較した（1）．セルフペース条件では上肢挙上筋（三角筋）より50-100ミリ秒前に姿勢筋（脊柱起立筋や大腿二頭筋）に筋放電が現れた（図）．また足圧中心点は，上肢動作開始前に前方に移動していた．つまり体を後傾させて次に起こる姿勢の動揺を補償していたのである．それに対して単純反応条件では，姿勢筋と上肢挙上筋の筋放電開始時刻の差はセルフペース条件よりも短くなり，反応時間（上肢挙上開始時間）が早い者では両筋がほぼ同時に筋放電を開始していた．このときの足圧中心点は，上肢挙上とほぼ同時に後方へ移動したあと，急激に前方へ移動していた．

　Slijperらはセルフペース条件と単純反応条件に加え，4方向のランプのうち点灯した方向に上肢を動かす条件（選択反応条件）を用いて，上肢動作と姿勢調節のタイミングについて検討した（2）．ランプ刺激から上肢動作開始までの反応時間は，選択反応条件では単純反応条件より約50ミリ秒遅くなったが，選択反応条件の筋放電パターンはセルフペース条件と類似しており，上肢動作の50-100ミリ秒前に姿勢調節が発現した．つまり，単純な刺激からできるだけ早く上肢動作をすると，姿勢調節は上肢動作と同時に発現するが，セルフペースや刺激の種類に合った上肢動作をしなければならない場合には，先に姿勢調節が発現すると考えられている．

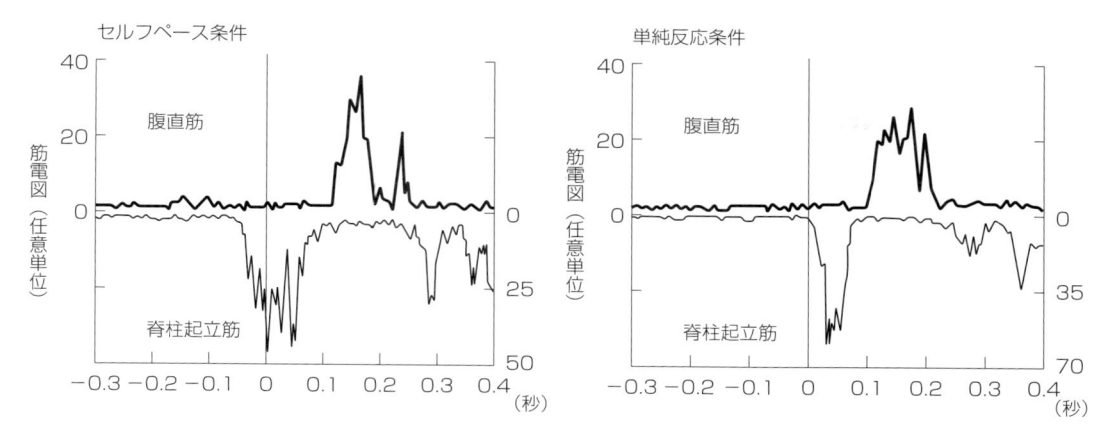

図：セルフペース条件（左）と単純反応条件（右）での筋放電パターン．横軸の0は三角筋の筋活動開始時刻．セルフペース条件では三角筋（上肢挙上筋）の筋活動前に脊柱起立筋が活動しているが，単純反応条件では三角筋と脊柱起立筋の筋放電がほぼ同時になっている．両条件とも，上肢動作開始後に姿勢を安定させるために腹直筋が活動している．（Slijper H et al. Anticipatory postural adjustments under simple and choice reaction time conditions. Brain Res, 924: 184-197, 2002.より改変引用）

　上記の研究を知って，著者はヒトの身体の巧妙さに感動を覚えた．時間に余裕があれば，身体は無意識のうちに，主動作よりも先に姿勢調節を行っているのだ．
　このような姿勢調節は無意識であるために自分ではわからないが，相手からは見えるという点で，対人競技では特に注意しなければならない．「なぜか動きが読まれる」，「ぼんやりと相手を見ていたらなんとなく動き出しがわかる」という感覚は，無意識の姿勢調節が原因であるかもしれない．伸張反射などのように，無意識の身体内部の動きを有効利用することが大切だとO-22で述べたが，無意識の姿勢調節を抑制することも大切なのである．　　　　　　　　　　　　　　　　　　　　　　　　　　[山下　大地]

■参考図書
Leonard CT著．松村道一ほか監訳．ヒトの動きの神経科学．市村出版，2002．
矢部京之助ほか編著．入門運動神経生理学．市村出版，2003．

■引用文献
(1) Wolf SD et al. Anticipatory postural adjustments during self-paced and reaction-time movements. Exp Brain Res, 121: 7-19, 1998.
(2) Slijper H et al. Anticipatory postural adjustments under simple and choice reaction time conditions. Brain Res, 924: 184-197, 2002.

O-20

びっくりする話

　あなたの友人はどうやらとても急いでいるようだ．横断歩道の前で信号が青になる瞬間を今か今かと待っている．あなたは静かに友人の後ろに近付いて，耳元で「わっ！」と大きな声を出す．友人は驚いて車道に飛び出してしまう．「何や！びっくりした！」実はそんなに急いでもいなかったようだ．あなたを責める余裕はあるらしい．「何でこんなことすんねん！」あなたはなぜこのようなことをするのかを答える代りに，なぜこのようなことになるのかという神経メカニズムを説明する．

　まずはプレプログラムと呼ばれる概念について知っておく必要がある．信号が青になる瞬間を待っているとき，中枢神経系は青になった瞬間できるだけ早く歩き出すべく準備をしている．歩き出す，という運動プログラムを歩き始める前に既に用意しているのである．間もなくして信号は赤から青に変わるだろう．このとき信号機から網膜に届いた青い光はトリガーとして機能する．歩き出す，という準備しておいた運動プログラムの引き金を引くのだ．これがプレプログラミング反応と呼ばれる現象である（プレプログラミング反応については『脳百話』も参照のこと）．

　あなたが友人の耳元で発した大きな声は友人の中枢神経系に何をもたらしたのだろうか．ただ単にびっくりして筋を緊張させるという反射と，音を聞いてから何らかの反応をするという課題には何の関係もないと思われるかもしれないが，最近になってプレプログラム反応と大きな音という組み合わせの実験から面白い結果が得られることが分かってきた．Valls-Soleら（1）は視覚刺激に対する単純反応課題において，通常150ミリ秒以上かかる反応時間が視覚刺激提示と同時に大きな音が鳴らされた試行では70ミリ秒程度にまで短縮することを発見した．しかも，手首の屈曲とつま先立ちという全く異なるタスクにおいてタスクが要求するそのままの筋活動パターンが誘発された（図）．このような劇的な潜時の短縮は，複数の感覚系から大きな入力が入ったときに潜時が短縮する，いわゆる"intersensory facilitation"だけでは説明がつかない．これらの事実から推測できることは，皮質下に用意されている運動プログラムを大きな音が誘発している，というメカニズムの存在である（2）．

　これはこのテクニックを用いれば，様々な反応タスクにおいて運動プログラムがあらかじめ皮質下に用意されているかどうかを実験できるということを意味している．たとえば，MacKinnonらは前方へのステップ動作にこの方法を適用し，足が離地する前の先行随伴動作（O-37参照）が，Goシグナルが提示される少し前からプレプログラムされているということを示唆している（3）．Queraltらは歩行中に障害物を避けるという動作にも皮質下でのプレプログラムが関与している可能性を示している（4）．素早い反応を可能にするための無意識的な運動制御を，目に見える形で誘発することができるという研究手法なので，今後の発展が期待されるところである．

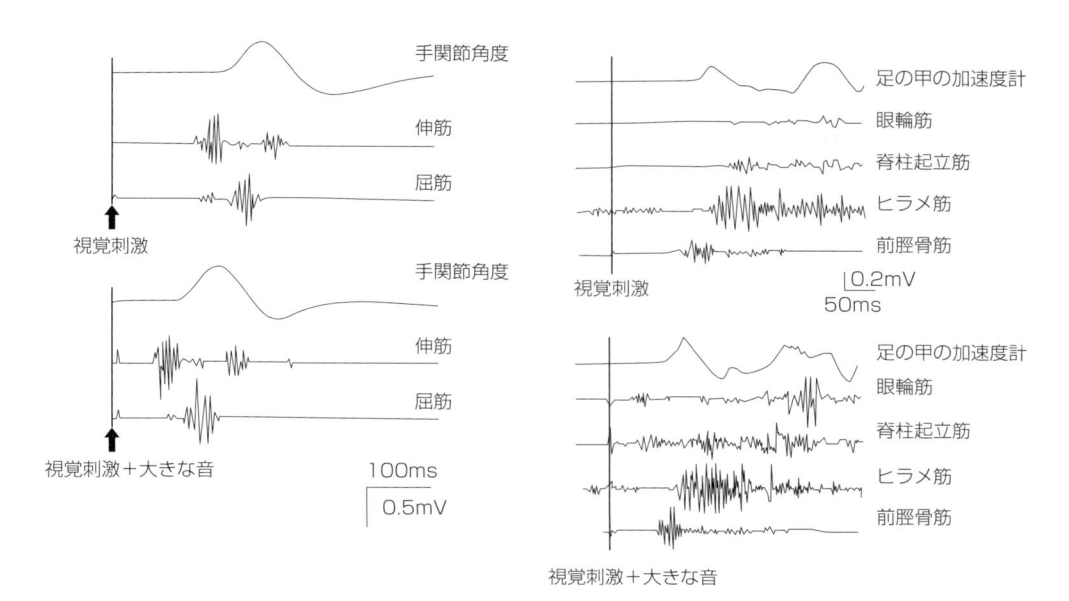

図：視覚刺激に対する通常の反応時間（上）と，視覚刺激と同時に大きな音を提示した際の反応時間（下）．手首屈曲タスク（左）とつま先立ちタスク（右）それぞれにおいて，Goシグナルとともに大きな音を鳴らすことによって反応時間が劇的に短縮する．(Valls-Sole J et al. Patterned ballistic movements triggered by a startle in healthy humans. J Physiol, 516: 931-938, 1999. より改変引用)

　まだまだ見つかったばかりの現象であり，そのメカニズムに関しても不明の点が多く残されているものの，賢明な読者の方は現段階でも2つほどの重要な知見が得られることにお気づきになられたことであろう．1つ目は，信号待ちをしている友人を大きな声で驚かすのはとても危ないということ，そして2つ目は，100m走のピストルを耳元でならせば少なくとも0.05秒ほどの記録更新の可能性があるということである．

[進矢　正宏]

■引用文献
(1) Valls-Sole J et al. Patterned ballistic movements triggered by a startle in healthy humans. J Physiol, 516: 931-938, 1999.
(2) Valls-Sole J et al. Interaction between startle and voluntary reactions in humans. Exp Brain Res, 187: 497-507, 2008.
(3) MacKinnon CD et al. Preparation of anticipatory postural adjustments prior to stepping. J Neurophysiol, 97: 4368-4379, 2007.
(4) Queralt A et al. The effects of an auditory startle on obstacle avoidance during walking. J Physiol, 586: 4453-4463, 2008.

身体バランスの崩れによる素早い反応

　読者の中で，電車やバスに乗車中，突然の揺れに対して，とっさに手摺や吊革をつかんだ経験をお持ちの方は少なくないであろう．実は，この身体バランスを崩されたことに対する，とっさに物体をつかむ（補償的把持反応（compensatory grasping reactions））といった上肢の素早い反応は，人間の驚くべき能力の現れである．

　種々の方向へ移動する台の上で被験者を静止立位状態にし，台を動かすことで身体バランスを崩させた時の反応を調べた研究が種々ある（1，2）．例えば，McIlroyとMakiは，11名の被験者を手摺の近い条件群と遠い条件群とに分け，台を前後左右いずれか1方向に，大小2種類の大きさで動かした時の腕と脚の反応を調べている（1）．その実験では，被験者には腕あるいは脚の動きについての特別な教示は行っておらず，被験者は台の動きに対して，手摺をつかんでも，ステップをしても構わない．

　結果は，台の動く方向や手摺の遠近にかかわらず，概して台の加速開始から非常に早くに肩の筋活動が開始していた．図は，手摺が近い条件群の被験者1名の典型的データで，台が前方へ大きく動いた時のものである．台の加速開始から非常に早くに筋活動が生じたことがわかる．

　台の動きに対してステップしないように配慮し，また手摺を把持することでバランスを回復するよう教示した条件下でも実験は行われた（2）．被験者の右手側（利き手側）に，手を伸ばして届く範囲内に手摺を設置し，足元を障害物で取り囲むという設定で実験は行われた．この実験では台は左右いずれか1方向に動くのであるが，その動きに対してステップはせずに，できうる限り素早く手摺をつかむことでバランスを回復するよう被験者には教示が与えられた．先の実験（1）とは測定部位が異なるものの，この実験でもまた，非常に早い上肢筋活動の開始が認められた．台の加速開始に対して，上腕二頭筋で平均98ミリ秒，三角筋前部で101ミリ秒であった．筋活動開始に続く動作の開始も平均126ミリ秒と非常に早かった．

　MakiとMcIlroyは，台の動きに応じる椅子に被験者を座らせ，台の動きによる把持反応と光刺激（視覚刺激）による把持反応との比較を行った（3）．被験者には，台の動きまたは光刺激に対して，できうる限り素早く手摺を把持するよう教示が与えられた．結果は，光刺激に反応して動作を開始するよりも，台が動き身体バランスが崩されることで動作を開始した方がその開始は平均で130ミリ秒早かった．ちなみに，台の動きに対して，座った状態で反応する条件と立位状態で反応する条件との間の，筋の活動タイミング，活動パターンおよび把持反応の軌跡は非常に類似したものであった．

　これらの知見から，冒頭に記した電車やバスでの揺れに対しても，同様のメカニズムで上肢の素早い反応が起こるものと示唆される．「身体バランスを崩される」とい

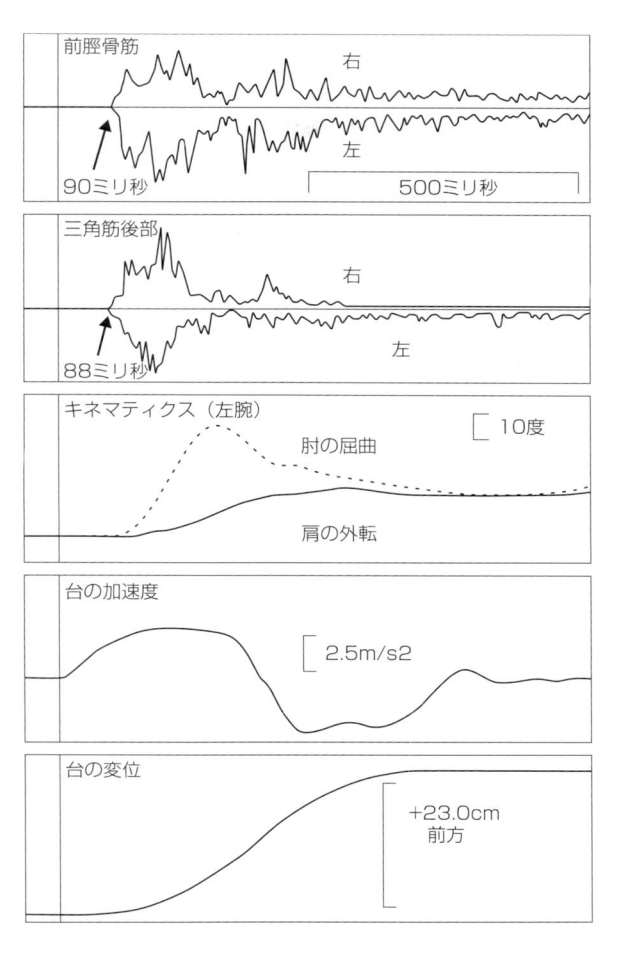

図：大きな前方への揺れに対する被験者1名（手摺の近い条件群）の典型的データ．前脛骨筋，および三角筋後部の筋電図波形は，反復4試行を平均した全波整流データである．左肢の筋電図は，右肢筋電図の下に反転して示している．また，肩の外転および肘の屈曲も同様に平均化して示している．縦線は台の加速開始を表す．筋電図波形にある矢印は，（台の加速開始から測定された）平均筋活動開始潜時を示している．(McIlroy WE, Maki BE. Early activation of arm muscles follows external perturbation of upright stance. Neurosci Lett, 184: 177-180, 1995.より改変引用)

う言葉は，転倒につながりうるニュアンスを私たちに抱かせるが，バランスの崩れが身体の「より早い反応」を可能にするというエビデンスは，私たちが有する高い潜在能力の一端を示してもいるのである．

[山本　真史]

■引用文献
(1) McIlroy WE, Maki BE. Early activation of arm muscles follows external perturbation of upright stance. Neurosci Lett, 184: 177-180, 1995.
(2) Ghafouri M et al. Initiation of rapid reach-and-grasp balance reactions: is a pre-formed visuo-spatial map used in controlling the initial arm trajectory. Exp Brain Res, 155: 532-536, 2004.
(3) Maki BE, McIlroy WE. The Role of Limb Movements in Maintaining Upright Stance: The "Change-in-Support" Strategy. Phys Ther, 77: 488-507, 1997.

O-22

外からではわからない動き

　プロ野球中継を見ている時,「僕もこの投手のように速い球を投げたい」と思った人は多いだろう．著者は，毎日プロ野球中継に釘付けになった結果，胸を大きく張ってダイナミックな動作をすることが，速い球を投げるために大切なポイントではないかと考えた．果たして，その考えは正しいのだろうか？その胸の張りについて，筋の内部の世界から考えてみたい．

　大きく胸を張るシーンでは，肩周辺の筋は伸ばされている．筋は伸ばされると，筋紡錘とよばれるセンサーが興奮し，その信号がIa求心性線維を伝達して脊髄内に入り，α運動ニューロンを介して筋を収縮させる．この現象は伸張反射と呼ばれる．筋は伸ばされると，意識せずとも勝手に収縮するのである．この場合，反射潜時（筋が伸張されてから筋収縮開始までの時間）は15〜35ミリ秒と非常に短いことから，短潜時伸張反射と呼ばれる．また，Ia求心性神経は信号を脊髄より上位の中枢にも伝達し，それが脊髄に戻って筋収縮を生じさせる場合もある．これは反射潜時が長いことから，長潜時伸張反射と呼ばれる．

　伸張反射の大きさは，さまざまな要因によって調節される．Ogisoらは，伸張される筋が予備緊張している時のほうが，脱力している時より短潜時の伸張反射は大きくなることを示した（1）．また，伸張反射の大きさは筋が伸張される長さではなく，伸張される速度に依存するということに注意してほしい．Croninらは，予備緊張が強くなるにつれて筋のスティフネスが増大し，腱が伸ばされ，筋の伸張速度が遅くなることを報告した．それゆえ，予備緊張を徐々に強くしていくと，最初のうちは筋紡錘の感度が高まって短潜時の伸張反射が大きくなったが，その後筋の伸張速度の低下とともに反射は小さくなった（2）．結果としてCroninらは，予備緊張が最大の40％から60％の間で最も大きくなったと報告している（図）．

　長潜時伸張反射の大きさの調節については多くの先行研究がある．YamamotoとOhtsukiは，肘を90度に曲げ，できるだけ脱力した状態から急におもりの負荷をかけて上腕二頭筋を伸張させ,それに対してできるだけ素早く肘を曲げる課題（屈曲課題：おもりを持ち上げる）と，筋が伸張されるのと同じ方向に肘を伸ばす課題（伸展課題：おもりを下ろす）を行った（3）．負荷がかかる瞬間を見ていた場合は見ていなかった場合に比べて，屈曲課題では上腕二頭筋の長潜時成分が大きくなり，逆に伸展課題では小さくなった．これは，筋が伸張されるタイミングを予測することによって，事前に高次中枢で運動準備が整い，次の随意運動が行いやすいように長潜時反射の調節がなされていることを示している．ただ，伸張反射によって生じる張力はそれほど大きなものではなく，随意的な筋収縮をするための「地ならし」として貢献している程度だと考えられている．

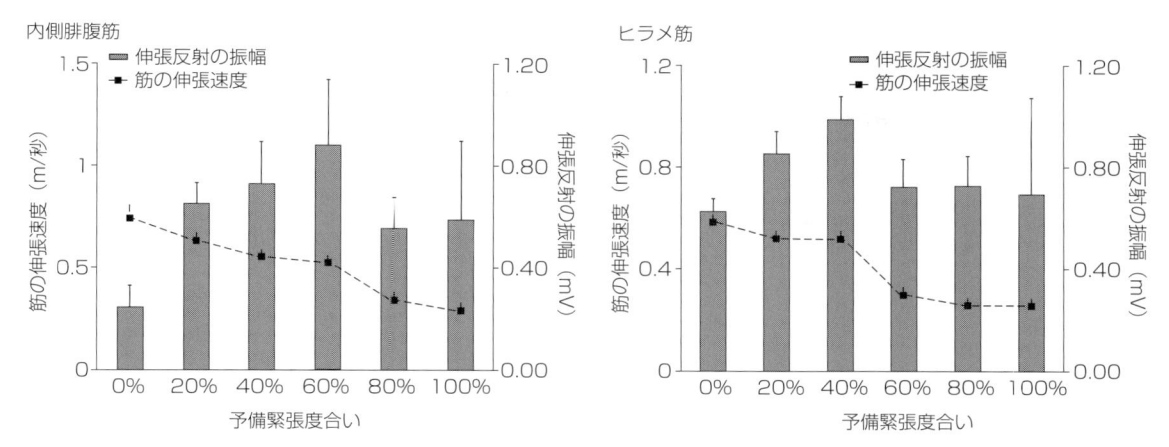

図：内側腓腹筋（左）とヒラメ筋（右）の，予備緊張度合いに対する筋束の伸張速度と伸張反射の振幅．予備緊張の度合いが強まると筋紡錘の感度が高まるため，伸張反射の振幅は大きくなる．しかし50％あたりを過ぎると筋のスティフネスが増大して腱のほうが伸ばされ，筋の伸張速度が遅くなるため，伸張反射の振幅は小さくなる．（Cronin NJ et al. Effects of contraction intensity on muscle fascicle and stretch reflex behavior in the human triceps surae. J Appl Physiol, 105: 226-232, 2008.より改変引用）

　これらの先行研究を踏まえて，もう一度投球動作中の胸の張りについて考えてみよう．体の回転によって引き伸ばされる肩まわりの筋に対して，さらに意識的に引き伸ばして大きく胸を張ろうとすると，（YamamotoとOhtsukiの伸展課題のような状況になってしまい）伸張反射による「地ならし」が不十分になり，全く逆効果になる可能性がある．引き伸ばされる大きさより，速さが大事なのである．見た目ではわからない身体内部の動き，つまり上手な人を見てもマネできない身体の仕組みが，巧みな身体運動の秘訣なのではないだろうか．

[山下　大地]

■参考図書
西平賀昭・大築立志．運動と高次神経機能．杏林書院，2005．

■引用文献
(1) Ogiso K et al. Effects of effort and EMG levels on short-latency stretch reflex modulation after varying background muscle contractions. J Electromyogr Kinesiol, 15: 333-340, 2005.
(2) Cronin NJ et al. Effects of contraction intensity on muscle fascicle and stretch reflex behavior in the human triceps surae. J Appl Physiol, 105: 226-232, 2008.
(3) Yamamoto C, Ohtsuki T. Modulation of stretch reflex by anticipation of the stimulus through visual information. Exp Brain Res, 77: 12-22, 1989.

O-23

ムチのようにしなる身体の動き

　「ムチのようにしなる身体の動き」このような表現を耳にしたことがないだろうか．野球の投球動作やテニスのサーブなどスポーツの世界ではもちろん，ドラム演奏など音楽の世界でも，熟練者はムチのようにしなやかな動きを上手に使っているとよくいわれる．体幹に近い部位から身体が動き始め，手先の方へと次第に動きが移っていく．このような動作は「キネティックチェイン（運動連鎖）」などとも呼ばれ，多くの関節からなるヒトの動作（多関節動作）にみられる特徴とされてきた．スポーツの実践者や指導者，そして研究者が最も知りたい点のひとつは，このムチ動作の発生メカニズムであろう．この発生メカニズムに迫るには，筋肉の活動により関節トルク（関節回転軸まわりの力のモーメント）が発生したとき，その結果としてどのような身体動作が生じるのか，というヒトの多関節動作における力と運動の因果関係を解明することが必要不可欠といえる．

　2008年にHirashimaらは，投球運動にみられるヒトの3次元的な上肢多関節動作の発生メカニズムを解明した（1，2）．この研究はJournal of Biomechanics誌のTop 25 Hottest Articlesにも選ばれた，今最もアツイ論文のひとつである．Hirashimaらは実験において，元プロ野球選手を含むピッチャーにすばやいボールを投げさせ，その動作を3次元解析した．（この3次元投球動作をJournal of Biomechanicsのウェブページ上で観ることができる．とても美しいのでぜひ見て欲しい．）このとき，時間の経過を追った投球動作の成り立ちをまとめてみると，図1のようになるという．まず，下肢や体幹の大きな筋群が活動することにより，体幹自体に動き（体幹の前進や左回旋）が生じる．このとき，肩の筋群が活動することで，上腕は後方に取り残されず体幹と一緒に動いていく．このようにして体幹と上腕に発生した速度は，次に肘関節を加速させ前腕の動きを生じさせる．この前腕の速度は，ふたたび肘関節を加速させるとともに，手関節を加速させ，さらには上腕（肩の内旋）をも加速させる．またさらに，肘の筋肉を活動させ肘伸展にブレーキをかけることで，手はさらに加速される．このようにして"ムチのような"投球動作は実現されているのだ．

　ここで，もう一度時間の流れに着目して投球動作を眺めてみよう．図に示されている"瞬間的作用"とはその名の通り，発生した瞬間に身体に作用する力を表している．この瞬間的作用には，"直接的作用"と"遠隔的作用"の2種類がある．例えば図1において，体幹や肩の筋活動は，発生したその瞬間に体幹や上腕，すなわち自身のセグメントの動きの発生に直接貢献している．このような作用を直接的作用と呼ぶ．また例えば，肘の筋活動は発生したその瞬間に，肘自身の動きではなく別の身体セグメントである手の動きを生じさせている．このような作用を遠隔的作用と呼ぶ．これらの直接的作用・遠隔的作用により発生した身体セグメントの速度は，それ自体がまた別

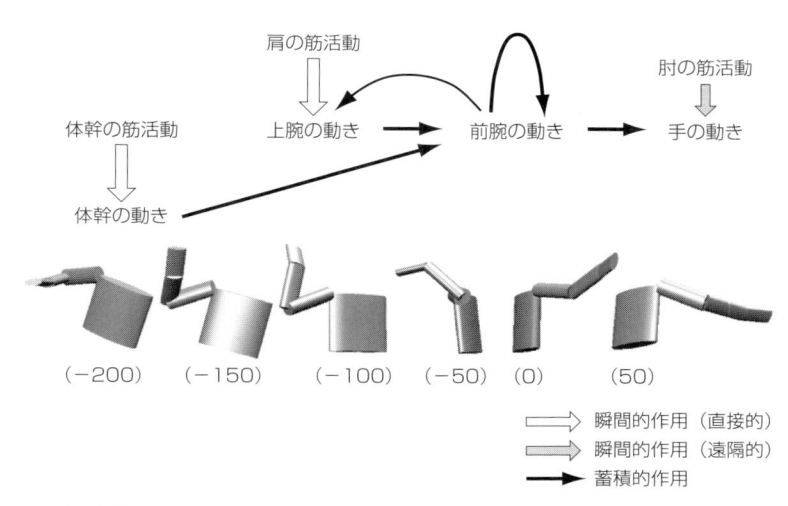

図：投球動作の成り立ち．（ ）内の数字は時刻（ミリ秒）を表す．0ミリ秒はリリース時刻を表す（平島雅也氏提供，全身多関節動作の運動制御，第16回日本運動生理学会シンポジウム発表資料より抜粋）

の身体セグメントを加速させる．コリオリ力や遠心力に由来した，速度に依存して発生するこのトルクは，"速度依存性トルク"と呼ばれている．ある瞬間の身体セグメントの速度は，その時点までに加えられた瞬間的作用のすべての時間的履歴を反映しているため，速度依存性トルクは"蓄積的作用"とも呼ばれる．すなわち，動作初期に体幹や肩の大きな筋群によって発生した瞬間的作用は，速度依存性トルクを介する蓄積的作用のループに残存し続け，遠位部の肘や手関節を加速させているのである．

　動作初期における，近位部の大きな筋群の活動は，将来的に活躍する速度をつくる大事な準備段階である．眼には見えない，しかし力強い初期の力は，将来につながる大きな発展性を持った力である．熟練したヒトの3次元多関節動作に関する論文はまだ少ないが，非常に力強い内容であり，今後多様な分野に蓄積的な影響を与え続け，発展してゆくことになるだろう．

[藤井　進也]

■引用文献
(1) Hirashima M et al. Kinetic chain of overarm throwing in terms of joint rotations revealed by induced acceleration analysis. J Biomech, 41: 2874-2883, 2008.
(2) Hirashima M, Ohtsuki T. Exploring the mechanism of skilled overarm throwing. Exerc Sports Sci Rev, 36: 205-211, 2008.

O-24

コーチングに不可欠なデータの活用

　間もなく始まる日本選手権．メインプールでは，早朝から数多くの選手が入念にウォーミングアップを行っている．ダッシュコースには，本番さながらスタート合図に合わせて勢いよくプールに飛び込んで泳ぎ始めた選手がいた．25mを過ぎたあたりで止まると真剣な表情でコーチと話をしている．今も昔も変わらずよく見かける光景だ．
　しかし，一昔前と少々違うのがコーチの行動である．以前は，選手をスタートさせた後，泳ぎを見ながらプール中央に移動し25mの記録を計測していた．25mを少し越えたあたりで止まった選手に記録を伝えてアドバイスを送るというのが一般的であった．それが，今のコーチは実に慌ただしくなった．まず，スタートさせた後に素早く15m地点に移動し15mの通過時間を計測する．続いて25m地点に移動する間にピッチの速さを計り最後に25mの記録を計測する．もちろん，その間に泳ぎの観察も忘れていない．わずか10秒余りの間に，これほど多くの作業を行うのだ．なぜなら，コーチは選手の現状を詳細に把握して適確に助言し，万全の状態を作り出した上でレースに臨ませたいからである．
　時に，選手の感覚とコーチの見た目（主観）にズレが生じる．以前は，客観的なデータが少なくアドバイスも主観に頼らざるを得なかったために，そのズレが修正されずにレースを迎えることもあった．しかし，データを増やすことで短時間に選手の状態を掴むことができ，アドバイスも的を絞れるようになった．例えば，25mの記録以外に15m通過やピッチを計測すると，記録が目標値よりも悪かった場合の原因がスタート局面にあったのか泳ぎにあったのかが瞬時に判断できる．泳ぎが遅かった場合，ピッチが速すぎて泳ぎが空回りしたのか，ピッチを抑え過ぎてスピードが出なかったのか，あるいはピッチは変わらないが泳ぎの技術に問題があり進んでいなかったのかが分かり，泳ぎを観察した時に得た情報と合わせて問題点を修正するための最適なアドバイスを考えることができる．
　このようなコーチの行動は，ここ10年余りの間に見られるようになり，今では珍しくもなくなってきた．その背景には，日本水泳連盟医・科学委員会が実施している競泳のレース分析プロジェクトが指導現場で認知され写真に示したようにデータが有効活用されるようになったことが挙げられる．その結果，日頃からラップタイムや記録以外に15m通過やピッチを計測することの必要性を感じたコーチが増え始め，トレーニング中に計測し活用するようになってきた．つまり，その姿が大会会場でも見かけるようになったのである．さらに，医・科学委員会のプロジェクトでは機材の調達やスタッフの確保等，大がかりな準備が必要でありその実施は日本選手権や国際大会に限られていた．そのため選手権以外の大会でもデータを必要とするチームは，自前で簡易的にレース分析を行うようになった．チーム独自で実施できれば，いつでも

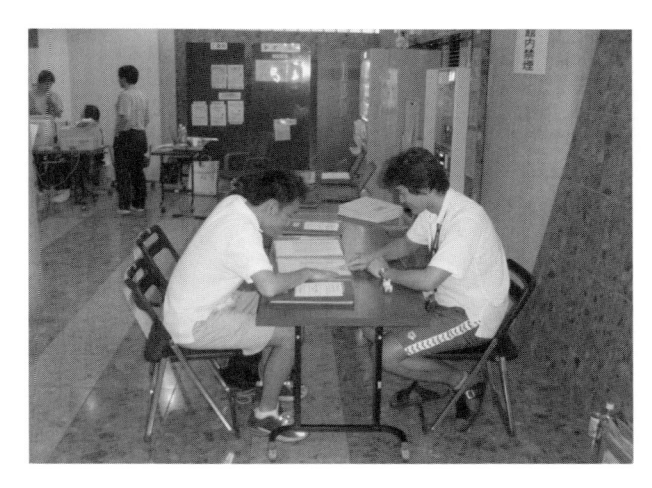

写真：試合会場でデータを説明する医・科学スタッフ（右）とコーチ（左）

　スピーディーにデータを活用することが可能となる．日本代表チームでも，2002釜山アジア大会より簡易レース分析を導入し（1），北京でも北島康介選手の快挙を後押しした．

　北島選手が世界新記録で優勝した100m平泳ぎのレース前に，平井伯昌コーチが「勇気をもって，ゆっくり行け」といって送り出した話は有名であるが，これは準決勝後に修正した泳ぎのポイントを簡潔に表現したアドバイスであった．実は，他にもスタートについて決勝前に課題を修正していた（2）．準決勝の結果から，15m通過がアテネ大会よりも約0.2秒も遅いことが分かり，スタート動作での脚のスタンスや後ろ足の蹴り方等について改善した．その結果，決勝では入水地点が0.2m，浮き上がり地点が0.6m延長し15m通過で0.21秒も短縮した．正に，世界記録での優勝に欠かせない強力なサポートになったのである．

　コーチには，選手を見る目や指導力が大切になることはいうまでもないが，このようにデータを活用するための手腕も重要になる．さらにいえば，より多くのデータを収集するためにフットワーク軽く動きまわる身体能力も必要とされるのである．

［生田　泰志］

■参考図書
財団法人日本水泳連盟編．水泳コーチ教本　第2版．大修館書店，2005．
平井伯昌．見抜く力．幻冬舎，2008．

■引用文献
(1) 立正　伸．第14回アジア大会におけるレース分析報告．水泳水中運動科学．6: 45-47, 2004.
(2) 岩原文彦．レース分析から見えてくる泳法分析とその改善．バイオメカニクス研究，13（1）: 24-30, 2009.

O-25

泳ぐのは僕だ

「泳ぐのは僕だ」と書かれたTシャツ（写真）を着た北島康介選手がプールサイドに立った．ついに，この騒動に一石を投じたのである．

2008年初夏，日本中で大きな水着騒動が起こった．その水着とは，英国・スピード社製のLZR RACER（LR，レーザー・レーサー）のことである．その発端となった北京オリンピック代表選考会．この大会でLRを着用して泳いだ選手はごく一部であったが，その中の1人がオリンピック代表権を獲得したことからにわかにLRに注目が集まり始めた．その後，たいした時間を要するまでもなく，その性能の高さが明らかになった．しかし日本水泳連盟は，従来と同様に水着等の物品提供について3社と契約しており，日本代表選手が北京で契約外であるLRを着用できないという問題が急浮上した．そのため，LRの使用可否についての動向に注目が集まり，その報道は日に日に過熱していった．

LRの騒動がピークになった6月のジャパンオープンで，ついにその威力が発揮された．LRを着用した北島選手が200m平泳ぎで世界新記録を樹立したのである．この記録を含む17個の日本新記録のうち，実に16個がLRを着用した選手によって生まれた．そして，大会後，日本水泳連盟は北京オリンピックでの水着選択の自由化を決定しLRの使用を認めた．オリンピックを2カ月後に控え，やっと水着騒動は一段落したのである．

ところで，これまでも水着の開発は行われてきたが，なぜ，急にLRが注目されたのだろうか？従来，水着素材の開発は表面の摩擦抵抗の削減に主眼が置かれ，形状については1990年代後半までは身体を覆う面積が少ないものが主流であった．それが2000年のシドニーオリンピックに向けた開発で大きく変化した．腰から膝上までを覆うスパッツ型や足首までを覆ったロングスパッツ型（L），さらには全身を覆ったフルボディースーツ（FB）が登場した．以降，腰部だけを覆った通常の水着（N）を着用して大会に出場する選手が減少したことからも，新しい水着が競技力向上に貢献したことがわかる．実際に3種類の水着を比較した研究において，FBとLはNよりも25mから800mの記録測定で速く，受動抵抗の低減やエネルギーコストが軽減されることも明らかになった（1）．このように水着の効果はみられたものの今回のような騒動は起こっていない．つまり，LRは世間を大騒ぎさせる程の画期的な水着であったのだ．そして，その答えは開発コンセプトにあった．

水泳中の泳者に働く主な抵抗には，圧力抵抗（形状抵抗），造波抵抗，摩擦抵抗があるが，LRの開発では形状抵抗の削減に主眼が置かれた．LRは着用に20分も要するほど身体の締め付けが強く，それにより身体の断面積の縮小や筋肉の振動が抑えられ形状抵抗の低減が実現された．全抵抗に占める比率は圧力抵抗と造波抵抗が高く摩

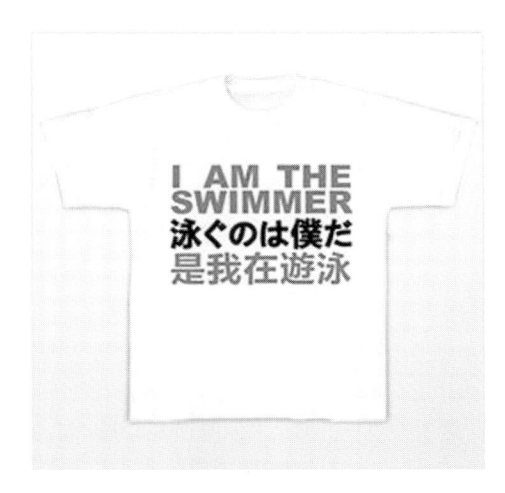

写真：北島選手が着用したTシャツ

擦抵抗は低いこと，さらに抵抗は速度の2乗に比例して増加することから，LRの着用による形状抵抗の低減がパフォーマンス向上に直結したことが容易に理解できる．すなわち，泳速度向上に限らず高速度が獲得できるスタート後やターン後においても威力が発揮されたのだ．実際にLRの前のモデルであるFS-PROで行った実験でも蹴伸びによる5m通過時間や50m記録測定等においてその優位性が認められている(2)．したがって，0.01秒の短縮に苦慮する選手にとってはLRが魔法の水着と化したのである．

　残念ながら，LRの性能が明らかにされるに伴い，まるで選手の努力は二の次だといわんばかりの報道も多くなった．そのような中，北島選手は冒頭に紹介したような行動に出た．これまでの報道に対する強いアピールであった．そして迎えた北京オリンピック．北島選手は2大会連続で100m，200m平泳ぎを制覇する史上初の偉業を成し遂げた．この素晴らしい快挙に日本中が大きな感動に包まれたことが今も鮮明に蘇ってくる．いうまでもなく主役は北島康介選手でありLRは脇役として主役の活躍を支えた．もちろん，その報道では主役が脚光を浴び，やっと本来の姿に戻ったのである．

［生田　泰志］

■参考図書
高木英樹．人はどこまで速く泳げるのか．岩波書店，2002．

■引用文献
(1) Chatard JC, Wilson B. Effect of fastskin suits on performance, drag, and energy cost of swimming. Med Sci Sports Exerc, 40: 1149–1154, 2008.
(2) 伊藤慎一郎．市販低抵抗水着の性能．日本水泳・水中運動学会2008年次大会論文集，pp.35–38, 2008.

O-26

競泳の勝敗は泳ぎで決まるって本当？！

「競泳って何を競い合う競技だろうか？」

このような質問をされたら，あなたなら何と答えるだろう？ご承知のように，水泳は水の中という特殊な環境で行うためにプールで泳ぐ練習が極めて重要となる．そのため，選手やコーチ等，水泳関係者に聞いてみると「泳ぎの速さ」と答える方が多い．しかしながら，「タッチの差で勝った！」とか「スタートで出遅れた分，負けたなぁ…」等，レース後に勝敗の原因が泳ぎ以外のことに及んだコメントを聞くことが意外にも少なくない．実際に，国際大会でもスタートしてから浮き上がった時に身体半分程度の開きを目にすることがあるが，その時間差が0.5秒程度になることも珍しくない．つまり泳ぎ以外の優劣が勝敗に影響を与えることが度々あるのだろう．実はその通りである．冒頭の質問に対して「泳ぎの速さ」と答えた場合，間違いでは無いが満点でもない．競泳は，スタート合図から選手がゴールタッチした瞬間までの所要時間によって勝敗が決するので正解は「記録」となる．記録の良し悪しを決めるには泳ぎの速さが多分に作用するものの，それ以外の要素も含まれるのである．

1980年代半ば，競泳の勝敗が泳ぎの速さにより決定するといった捉え方に疑問を持った2人の若手研究者がいた．2人はこのことを検証するためにレースを分解して計測することを計画し手弁当で研究を始めた．この新たな研究が，日本水泳連盟医・科学委員会が長年に渡り実施している「競泳のレース分析プロジェクト」に発展したのである．

競泳のレース分析は，レースをスタート，ストローク，ターンおよびフィニッシュの4局面に分類し，泳法別に各局面の区間を決めている．解析は観客席上段に設置したビデオカメラの映像を元に行う．スタート，ターンおよびフィニッシュ局面のように泳ぎの関与の少ない局面については，その所要時間からこれらのパフォーマンスが評価される．レース全体からこれら3局面を除いた部分が純粋に泳ぎだけを評価する局面（ストローク局面）となり，この局面では泳速度だけでなくピッチの速さ（ストローク頻度）や1ストローク・サイクルで進む距離（ストローク長）を求め，詳細に泳ぎの特徴を把握することが可能になる．さらに，このようなレース情報は，コーチングに役立てることを目的に，大会会場で選手やコーチに提供されている．

その成果として，1990年代には外国選手に比べて日本代表選手はスタートやターン局面に劣ることが明らかになった．その頃からレース分析の必要性が高まり始め，今ではトレーニング中からこれらのデータを測定し選手の指導に活用しているコーチも多い．2000年以降，国際大会での日本代表選手の活躍は目覚ましいが，その裏にはスタートやターン局面に優れていたことが好成績に繋がった選手も確認されるようになった（1）．図にシドニーオリンピック女子100m背泳で2位に入賞したMN選手

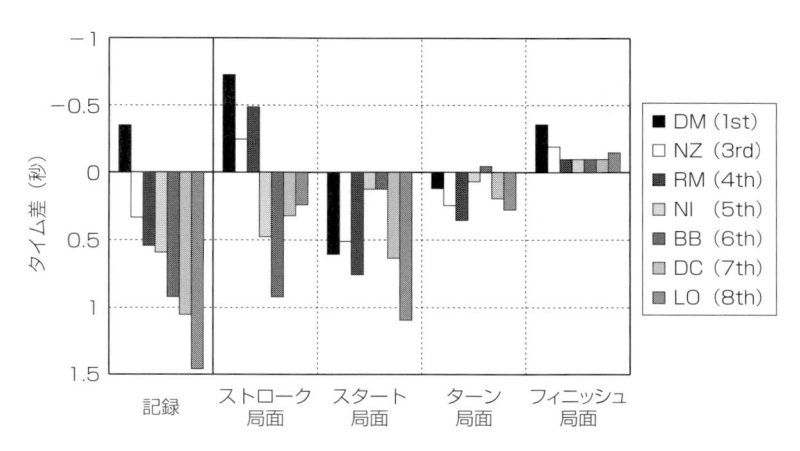

図：女子100m背泳におけるMN選手と他の決勝進出者の比較

と他の決勝進出者の記録および各局面の所要時間の比較を示した．MN選手が他の選手よりも速い局面についてはX軸よりも下に，遅い局面については上に両者の差が示されている．MN選手は，ストローク局面では0.24秒から0.72秒下回る4位であったが，スタート局面は0.13秒から1.09秒も上回る1位であった．同様に，ターン局面についても1人を除く他の6名を上回っている．つまりMN選手のスタートおよびターン局面は，世界のトップレベルの中でも極めて優れており，その結果，泳ぎの遅れを補うことができたと考えられる．このように，日本選手が元来スタートやターンに劣っていたのではなく，トレーニングによっては世界のトップレベルに到達できることが示されたのである．その取り掛かりの根源が，2人の若手研究者が抱いた「競泳って何を競い合う競技だろうか？」といった素朴な疑問にあると思う．

競泳は，「記録」を競い合う競技である．これまで「泳ぎの速さ」だと捉えていた方は，少し考え方を変えてみてはどうだろう？きっと，より効果的に競技力を高められるような新たなトレーニングのアイデアが芽生えてくるだろう．　　　　[生田　泰志]

■参考図書
財団法人日本水泳連盟編．水泳コーチ教本　第2版．大修館書店，2005．
■引用文献
(1) Ikuta Y et al. A comparison of Japanese finalists to other finalists in the 100m swimming races at the Sydney Olympic Games, Proceeding of SWIM Sessions, XIX International Symposium on Biomechanics in Sports. pp. 75-78, 2001.

O-27

浮いている時に体にかかっている いろいろな力

　水泳中の泳者はまるで，水上をすべっているかのように進んでいる．泳者は，まぎれもなく浮いている．水泳中の体にかかるすべての力の作用によって，泳者は浮くことができ，そして泳ぐことができる．水泳中の泳者にはいったいどのような力が作用し，沈むことなく浮き，そして泳ぐことができるのであろうか？

　物体を水の中に沈めると，水を押しのけた分の重さと同じだけの力を鉛直上向きに受ける．これはアルキメデスの原理といわれており，広く知れわたっている．この上向きの力のことを浮力という．浮力が，物体自身の重さよりも大きい場合には物体は浮く．水の密度が$1.0g/cm^3$であることより，それよりも小さな密度の物質であれば，水に浮く物質であり，それよりも大きな密度の物質であれば，水に沈む．海水の比重は約$1.03g/cm^3$であり，淡水にくらべて，物質を沈めた時に浮きやすいという性質を持っている．そのため，プールで浮かんでいる時よりも，海で浮かんでいる時の方が断然に浮きやすい．平均的な体格の人の密度は一般に$1.0g/cm^3$より大きい．しかし，肺に大きく息を吸い込んだ状態での密度は$1.0g/cm^3$を下回り，人は浮くことができるのである．

　人は，体を伸ばした状態で泳いでいる．この状態で水中に沈んでいる分だけ体全体に浮力がかかっているわけであるが，体全体にかかっている浮力の合力の作用点を浮心という．浮心には鉛直上向きの力がかかっている．一方，地球からの重力の重さが体全体にかかっており，重力の合力の作用点を重心という．重力がかかっている向きは鉛直下向きである．人が水に浮かんでいる時は，鉛直上向きの浮力と鉛直下向きの重力が体にかかっている．この2つの力の合力の作用点が同じ，つまり重心と浮心の位置が同じであり，かつその大きさが同じ場合に，人はその場にとどまることができる，つまり浮くことができるのである．しかしながら，人の体の重心と浮心の位置関係は，体を伸ばした状態においては同じ位置になく，浮心が重心に比べて頭側に数センチずれている．この数センチのズレによって，人の体は足が沈む方向に回転する（図

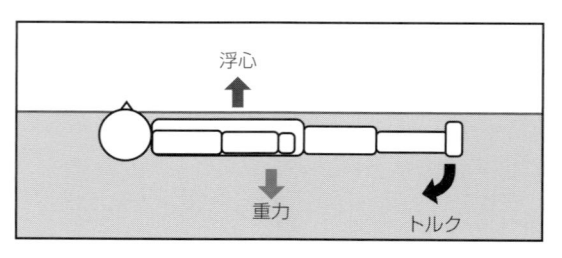

図1：体にかかる浮力と重力の関係

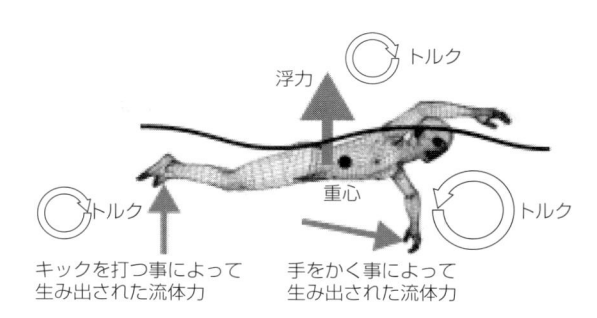

図2：クロール遊泳中に身体に作用する力とそれらが生む身体重心まわりのモーメント（Yanai T. Rotational effect of buoyancy in frontcrawl: Does it really cause the legs to sink? J Biomech, 34: 235-243, 2001.より改変引用）

1）．つまり，体を伸ばした状態で浮いていると，足から沈んでくる．クロール泳中の浮力と重力の関係についてYanaiは研究しており，その研究において，泳者はリカバリー（手をかき終えてから空中に出て入水するまで）のときには手，腕，肩，および頭の一部を空中に出しており，浮心が重心より足側に位置することとなる．つまり，浮心と重心の作用によって，足が浮く効果が得られることを報告している．また，泳いでいる人の体に作用している浮くことに関する力は，浮力と重力だけではなく，手と腕をかくことと，キックを打つことによって得られる流体力も関与していることを報告している．腕をかくことと，キックを打つことは，推進力を得るためのみに行っている動作と思われるが，腕をかくことによって得られる流体力は足を沈める効果を生み出し，キックによって得られる流体力は足を浮かせる効果を生み出すことが報告されている（1）．人は泳いでいる時に，腕をかくことによって生み出される足が沈む効果を，浮力の作用とキックの足を浮かせる効果によって打ち消すことによって，水平位置を保ったまま泳ぐことができると考えられている（図2）．

　人が水にただ浮いているだけでも，様々な力が複雑に作用している．人は頭で考えてそれらの力を調節しているのではなく，今まで経験した感覚をもとに，無意識のうちにそれらの力の調整を行いうまく浮くことができているのである．人の運動制御がいかに素晴らしいものであるかが改めて感心させられるものである．　　　［松田　有司］

■参考図書
金子公宥，福永哲夫編．バイオメカニクス．杏林書院，2004．
■引用文献
(1) Yanai T. Rotational effect of buoyancy in frontcrawl: Does it really cause the legs to sink? J Biomech, 34: 235-243, 2001.

O-28

セカセカ泳ぐか，スイースイーと泳ぐか

　北京オリンピック競泳競技において日本チームは金メダル2個，銅メダル3個を獲得する好成績を収めた．なんといってもその主役は，2大会連続金メダルを獲得した北島康介選手であることは間違いないであろう．200m平泳ぎは2位に1.24秒もの大差をつけての優勝であり，100m平泳ぎにおいては58.91秒の世界新記録達成での優勝であった．北島選手の泳ぎは，大きなストロークが特徴である．他の選手に比べ，1かき1かきの時間がゆっくりであり，スイースイーと雄大な泳ぎであり，その泳ぎに芸術性すら感じずにはいられない．スイースイーと雄大な泳ぎで泳ぐことによって，すべてのスイマーが北島選手のように速く泳ぐことができるのであろうか？

　ストロークを1分間あたりに何回行っているのかを表した指標をストローク頻度という．また，1かきでどれだけの距離を進んだかをストローク長という．スイースイーという泳ぎはストローク頻度が低く，ストローク長が大きい泳ぎであるといえる．泳速度はストローク頻度とストローク長の積であらわされる．北島選手のようなスイースイーと泳ぐ泳ぎは，ストローク頻度は低いが，ストローク長が大きいため，大きな泳速度を発揮することができる．また，セカセカと腕をまわす泳ぎ，つまりストロ

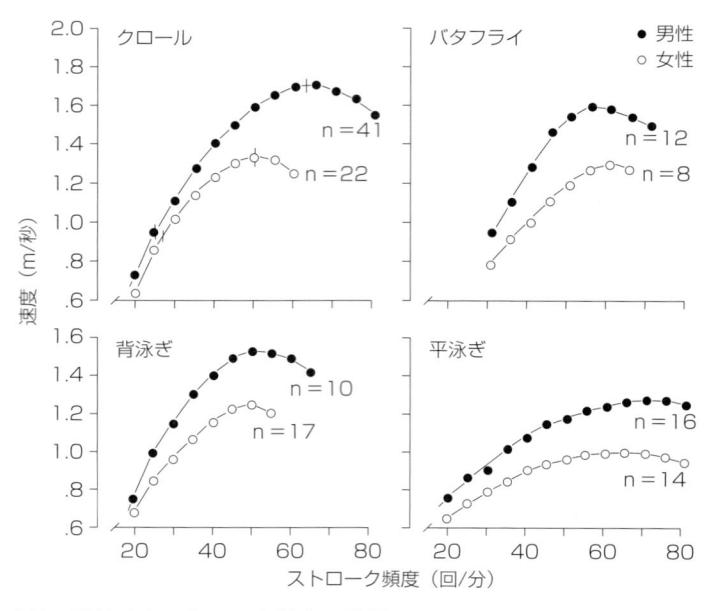

図1：泳速度とストローク頻度の関係（Craig AB Jr, Pendergast DR. Relationships of stroke rate, distance per stroke, and velocity in competitive swimming. Med Sci Sports, 11: 278-283, 1979.より改変引用）

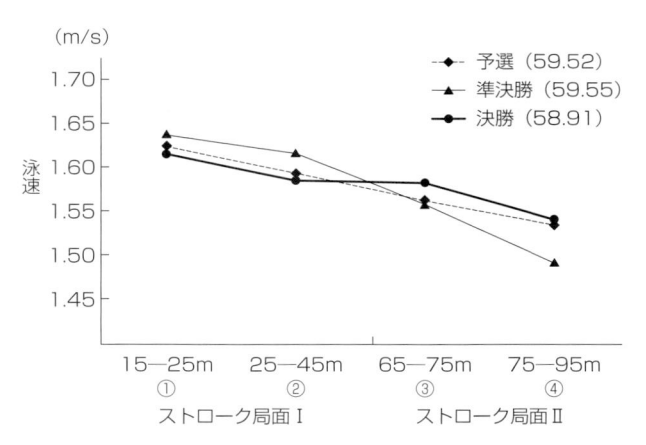

図2：各ストローク局面の平均泳速度（岩原文彦．レース分析から見えてくる泳法分析とその改善．バイオメカニクス研究，13: 24-30, 2009.）

ーク頻度を高い泳ぎをすることによっても当然泳速度を向上させることができる．どちらの方が競技力の高い泳ぎであるか，このことについては明らかにされていない．これまでの研究でわかっていることは，各個人に適した泳ぎが存在し，その泳ぎをすることが必要であるということである．Craigらは，個人のストローク頻度とストローク長の関係において最適な関係が存在し，その関係を崩した状態で泳ぐと泳速度が低下してしまうことを報告している（1）（図1）．つまり，セカセカと泳ぐ泳者がスイースイーと泳ぐと，泳速度が低下して競技記録が悪くなってしまうのである．実際の例として北島選手は北京オリンピックにおいて，100m平泳ぎ準決勝の前半50mのストローク数を19回で泳ぎ，決勝において前半50mのストローク数を16回で泳いだ．準決勝の記録は決勝の記録に比べて0.61秒も遅いものであった．これは，準決勝において，レース前半にストローク頻度を高くし，自身の泳ぎとは異なる効率の悪い泳ぎをしてしまったために，その影響が疲労となり後半の泳速度の大きな低下を招いたのではないかと考えられている（2）（図2）．オリンピック優勝者においても，泳ぎのリズムを崩すことがあり，自身の最大のパフォーマンスを発揮することができないということは驚きであり，レースにおいていかに自身の泳ぎのリズムをコントロールすることが難しいかを物語っている．

　競技記録を向上させるためには，セカセカ泳ぐか，スイースイーと泳ぐかは問題ではなく，個人に適したストローク長，ストローク頻度でレースを行うことが必要であるといえる．普段の練習から自身のストロークのタイプを熟知し，それをレースで再現することが好記録を出すためには必要であろう．しかし，実際のレースにおいて，普段どおりの泳ぎでレースをすることは非常に困難であり，技だけではなく，心の鍛錬も重ねて必要であるといえよう．

[松田　有司]

■引用文献
(1) Craig AB Jr, Pendergast DR. Relationships of stroke rate, distance per stroke, and velocity in competitive swimming. Med Sci Sports, 11: 278-283, 1979.
(2) 岩原文彦．レース分析から見えてくる泳法分析とその改善．バイオメカニクス研究，13: 24-30, 2009.

O-29

無駄なく手をかく

「クロールの時の手のかき方は，S字を描くようにするのよ．」「いやいや，手は後方にまっすぐにかいたほうが速く泳げるって教えてもらったよ．」このような会話のように，どうすれば速く泳げるようになるのかを考えた時に，泳者はついついどのように手をかけば大きな推進力を得られるか？ということに注意が偏りがちになる．これは，速く泳ぐためには，大きな推進力を得ることが貢献をしており，泳いでいる時にその必要性を直接的に体で感じることができるからであろう．しかしながら，大きな推進力を得るだけで速く泳げるかといえば，そうではない．例えば手のかきのタイミングをよくすることも速く泳ぐための重要な課題の1つといえる．近年クロールの手のかきのタイミングが定量化され，手のかきのタイミングをどのように変化させることで，速度を大きくすることができるのか，また速く泳ぐことができる泳者はどのような手のかきのタイミングをしているのかが明らかになってきた．キーワードとなるのは，無駄なく手をかくことである．

泳者はクロールで泳ぐ際に，左右の手と腕を交互に動かし，推進力を得ている．腕のかきは4つのフェーズに分類され，それぞれentry and catch フェーズ（手が入水して後方にかきはじめるまで），pullフェーズ（手が後方にかき始めてから，手が肩の垂直下にくるまで），pushフェーズ（手が肩の垂直下にきてから，出水するまで），およびrecoveryフェーズ（手が出水してから入水するまで）と定義される．pullとpushフェーズは手が推進力を得ている期間と，entry and catchとrecoveryフェーズは推進力を得ていない期間と定義される．Cholletらはこれらのフェーズ分けを用い，1ストローク中に推進力を得ている期間，もしくは推進力を得ていない期間がど

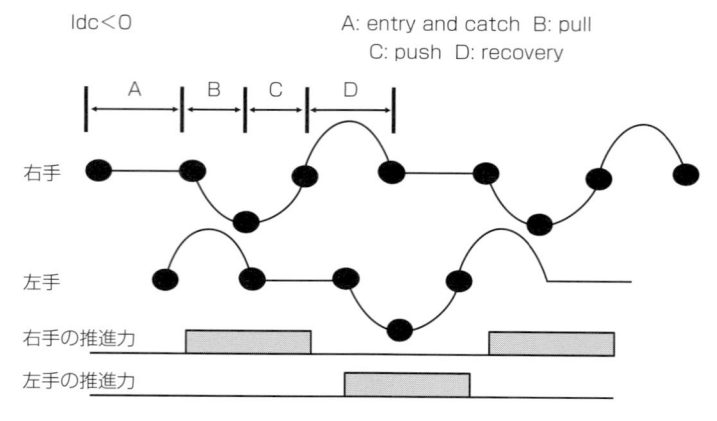

図1：Idcの概念図（Idcが負の場合）

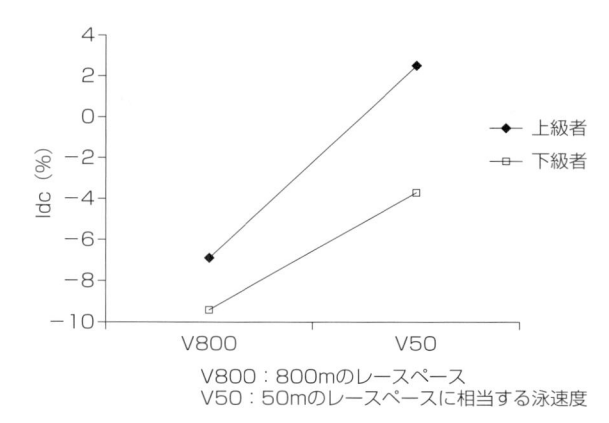

図2：50mと800mにおける上級者と下級者のIdc（Chollet D et al. A new index of coordination for the crawl: Description and usefulness. Int J Sports Med, 21: 54-59, 2000.より改変引用）

の程度存在するかを解明するために，Idc（Index of coordination）という指標を開発した（1）．Idcが0を示すときは，一方の手がかき終えるのと同時に他方の手をかき始めることを意味する．Idcが負の値を示すときは，一方の手がかき終えてから，しばらく推進力を得ていない期間が存在したのち，他方の手をかき始めることを意味する（図1）．Idcが正の値を示すときは，一方の手がかき終える前に他方の手をかき始めることを意味する．例えば上級者は，遅い速度で泳ぐ時にはIdcは負の値を示し，速度をあげていくにつれてIdcが正の値を示すようになる（図2）．泳者は推進力の大きさだけではなく，手のかきのタイミングを制御することで，速度を調節しているのである．高い泳速度を発揮するためには，推進力を得ていない期間を少なくする，つまり無駄なく手をかくことが重要であるといえる．

また，上級者と下級者のIdcを比較した結果，上級者が下級者に比べて大きなIdcを示すことも報告されている（図2）．上級者は良い手のかきのタイミングをすることによって，高い泳速度を発揮できていたといえよう．世界トップ選手の柴田亜衣選手（アテネオリンピック800m自由形金メダリスト），L・マナドゥ選手（アテネオリンピック400m自由形金メダリスト），および佐藤久佳選手（北京オリンピック日本代表）が，一方の手がかき終える前に他方の手をかき始めている動作をしていることも報告されている（2）．速く泳ぐためには，大きな推進力を生み出す為の動作を行うことも重要であるが，無駄を少なくする運動制御を行うことも重要な課題の1つであるといえよう．

[松田　有司]

■引用文献
(1) Chollet D et al. A new index of coordination for the crawl: Description and usefulness. Int J Sports Med, 21: 54-59, 2000.
(2) 野口智博．The technical focus 佐藤久佳のクロール．Swimming Magazine, (2)：17-21, 2008.

O-30

世界最速ドラマーの筋活動

　2009年世界陸上ベルリン大会男子100m競技．ジャマイカのウサイン・ボルト選手が9秒58という驚くべき記録で"世界最速の男"となったのは記憶に新しい．スポーツの世界だけでなく，音楽の世界にも"世界最速"を決定する国際大会が存在する．それが世界最速のドラマーを決定する，その名の通りの「世界最速ドラマーコンテスト」である．大会参加者は両手にスティックを持ち，60秒間に両手でできるだけ多くの回数ドラムを叩くことを要求される．あなたなら60秒間に何回くらい叩けるだろうか？実際にこの大会に参加したと思って，試してみて欲しい．

　この世界最速ドラマーコンテストの2006年大会の優勝者の名は"マイク・マンジーニ"．彼はエクストリームというアメリカのハードロックバンドのドラマーとして活躍した後，現在も精力的に活動しながら，ボストンのバークリー音楽院の准教授として後進の指導も行っている有名ドラマーである．彼はなんと，60秒間に両手で1,247回叩くという世界記録を持っている．これは片手あたり1秒間に10回（両手で20回）叩くことを60秒間続けることに相当する．実際にこの動作を想像してみると，いかにすばやい動作かがよくわかる．では，世界最速ドラマーはどのような筋肉の使い方をして，この信じられないほどすばやいパフォーマンスを実現しているのだろうか？またこのすばやい速度下であっても，安定したタイミングで叩けているのだろうか？世界最速ドラマーコンテストでは60秒間のタップ回数しか測定されていない．そこで著者らは，世界最速ドラマーが来日した際に実験協力の承諾を得て，実際にその手首の筋肉の活動パターンとタップタイミングの安定性を測定した．ここではこの最新の研究成果についてご紹介しよう (1)．

　われわれは研究を遂行するにあたり2つの仮説を立てた．1つ目の仮説は「世界最速ドラマーは，手首の筋肉を力ませた状態で叩いている．そしてスピードは速いがタイミングはバラバラに叩いている．」という仮説である．2つ目の仮説は，「世界最速ドラマーは，手首の筋肉をリラックスさせた状態で叩いている．そして世界最速スピード下でも安定したタイミングで叩いている．」という仮説である．この2つの仮説のどちらが正しいのかを検証するため，世界最速ドラマーに「10秒間にできるだけすばやく片手で叩く」という片手最速ドラミング課題を行ってもらい，課題中のタップ速度，タップタイミングのばらつき，そして手首筋活動を測定した．また比較対象のために，非ドラム奏者と一般ドラム奏者のデータも測定した．

　実験の結果として，世界最速ドラマーはこの片手最速ドラミング課題でも驚くべきことに10Hz（1秒間に10回のタップ）速度を実現していた（図A）．そして，世界最速ドラマーのタップ間隔はノンドラマーに比べて非常に安定しており，一般ドラマーと同程度の値であった（図B）．手首筋肉の活動パターンも解析したところ，世界最

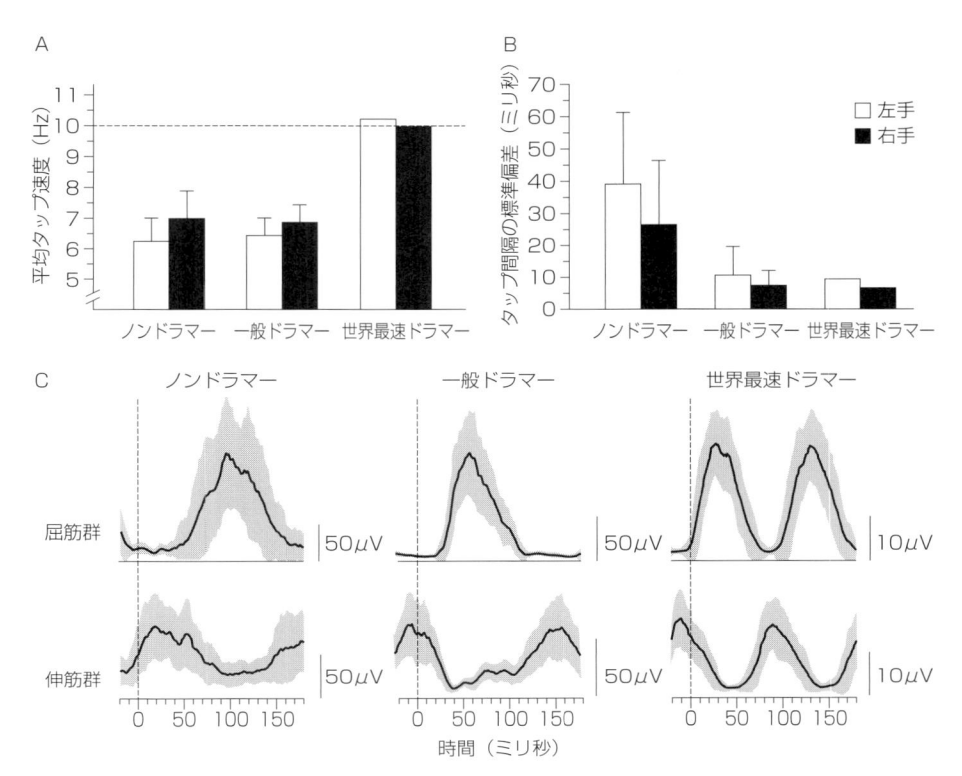

図：ノンドラマー（23名），一般ドラマー（44名），および世界最速ドラマーの10秒間の平均タップ速度（A）およびタップ間隔の標準偏差（B）．標準偏差の値が小さいほどタップ間隔が安定している．（C）手首筋活動の典型例．タップの瞬間（0ミリ秒）を基準とした筋電図の加算平均波形が示されている（灰色は被験者内標準偏差）．世界最速ドラマーは，屈筋群と伸筋群が明確に交互収縮しており，同時収縮水準が極めて低い．（Fujii S et al. Tapping performance and underlying wrist muscle activity of non-drummers, drummers, and the world's fastest drummer. Neurosci Lett, 459: 69-73, 2009. より改変引用）

速ドラマーは手首を曲げる筋肉と伸ばす筋肉の同時収縮水準が低く，手首の筋肉がリラックスした状態であることがわかり（図C），これらの実験結果は第2の仮説を支持するものであった．

　そういえば陸上競技の世界でも，世界最速のパフォーマンスを発揮する選手は力が抜けてリラックスしており，走っている最中は顔がブルブルと揺れると聞いたことがある．世界最速のパフォーマンスを発揮するには，力むのではなくリラックスすることが重要になってくるのだろう．　　　　　　　　　　　　　　　　　　　　　　[藤井　進也]

■引用文献
(1) Fujii S et al. Tapping performance and underlying wrist muscle activity of non-drummers, drummers, and the world's fastest drummer. Neurosci Lett, 459: 69-73, 2009.

眼で聴く音楽

「音楽は音による芸術だ」といわれることがある．音がわれわれの耳を通して知覚認知されるとすると，「音楽は耳で聴くものだ」と考えるのは当然のことであろう．ところが，プロドラマーのつのだ☆ひろ氏はとある雑誌のインタビューで「音楽は耳で聴くよりも，眼で観るものだ」と語っている．音楽を耳で聴くよりも眼で観るとは一体どういうことであろうか．

近年の音楽知覚認知研究は，演奏者の身体の動きを眼で観ることが音楽の演奏評価に及ぼす影響について研究している．BroughtonとStevensは，ある1人のプロのマリンバ奏者に対して，1つの楽曲を「無表情な演奏（deadpan条件）」と「表情豊かな演奏（projected条件）」の2つの条件で演奏させ，録音すると同時にその演奏動作を撮影した（1）．そして録音した音だけを一般の人々に聴かせ，2つの演奏のうちどちらの表現性（expressivity）が高いか，また興味深いか（interest）を評価させた．すると，音を聴かせただけでは「無表情な演奏」と「表情豊かな演奏」の2つの演奏評価の間に明確な差がみられなかったのに対し，音と映像の両方を見せて評価させると，「表情豊かな演奏」は圧倒的に「無表情な演奏」よりも高い評価を得ていたという（図）．この実験結果は，音楽家の身体の動きを眼で観ることが聴衆の演奏評価に多大なる影響を与えることを如実に示している．耳で聴いただけでは演奏の印象に差がなかったとしても，眼で観ると大きく演奏の印象が違うということがあるのだ．

またDahlとFribergは，プロのマリンバ奏者が「喜び」「悲しみ」「怒り」「恐怖」など複数の感情表現で演奏を行っている様子を撮影し，一般の人々に対して，演奏音は聴かせずその映像だけを見せて，マリンバ奏者がどのような感情表現をしているのかを判別させた（2）．するとマリンバ奏者の身体の動きだけでも，「喜び」「悲しみ」「怒り」などの感情表現を判別可能だったという．（ちなみに「恐怖」についてはあまり正しく判別できなかったらしい．）すなわち，眼で観た情報だけであっても，音楽家の感情表現はある程度他者に伝わっているといえる．

これらの研究結果を知って，眼で演奏者の身体の動きを見ることが，いかに音楽にとって大切なものであるかを改めて考えさせられた．映像メディアとともに音楽を鑑賞したり，ライブコンサートに足を運んで生の音楽を楽しんだりしていると，眼で観ることが音楽に多大な影響を与えていることを確かに実感することができる．ヘッドホンだけでは得られない感動が確かにそこにあるのだ．

またミュージシャンは音楽だけではなく，ファッションやメイクなどにもこだわりを持っている．それらは音楽が登場した時代を超えて，たくさんの人々に影響を与え社会現象にまで発展することがある．身体の動きではないが，自身のスタイルを提示することにより，音楽の印象が全く変わるということもあり得るだろう．

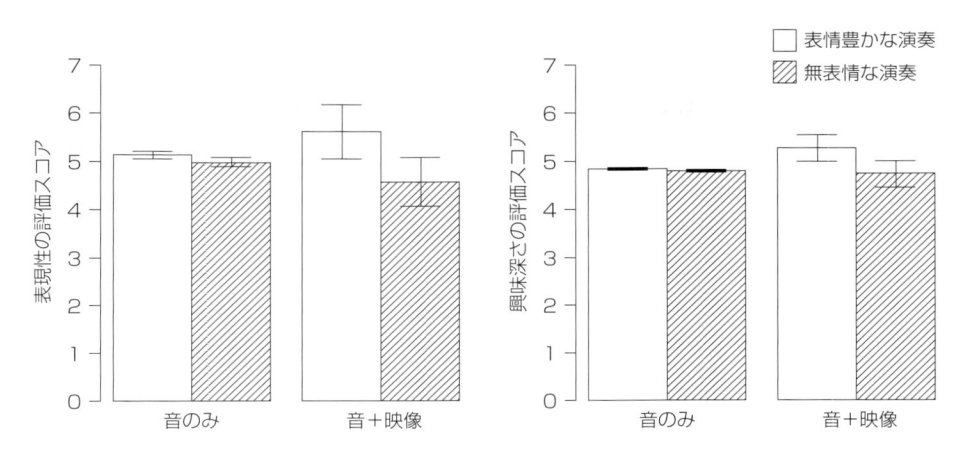

図：音のみに基づいた演奏評価と，音＋映像に基づいた演奏評価（Broughton M, Stevens K. Music, movement, and marimba: an investigation of the role of movement and gesture in communicating musical expression to an audience. Psychology of Music, 37: 137-153, 2009. より改変引用）．
左は表現性（expressivity）の評価スコア，右は興味深さ（interest）の評価スコアを表す．白バーは表情豊かな演奏（Projected）条件，斜線バーは無表情な演奏（Deadpan）条件を表す．音のみでは2つの演奏評価に差が見られないが，映像が加わると2つの演奏評価に顕著な差がみられる．

　音楽演奏者の立場からすると，音楽の音の部分だけではなく，身体の動きや音楽を提示するスタイルなど，眼で見える部分についても常に意識しなくてはならない．「音楽は聴衆に聴かせるものであるだけでなく，見せる（魅せる）ものであるな」と改めて身体の動きの重要性を実感するのだ． ［藤井　進也］

■参考図書
重野　純. 音の世界の心理学. ナカニシヤ出版, 2003.
■引用文献
(1) Broughton M, Stevens K. Music, movement, and marimba: an investigation of the role of movement and gesture in communicating musical expression to an audience. Psychology of Music, 37: 137-153, 2009.
(2) Dahl S, Friberg A. Visual perception of expressiveness in musicians' body movements. Music Perception, 24: 433-454, 2007.

O-32

身体という楽器

　もう少し高い声がうまくでれば歌える曲のレパートリーが増えるのに…．と，感じることはないだろうか．高い声を出すときは低い声を出すときと比べて，身体のどの部位の動きがどのように異なるのであろうか．

　歌うことは複雑な身体制御によって達成される運動の1つである．声を出すには，呼息，声帯，声道の制御が必要であり，このうち声の高さの調節には呼息と声帯がかかわっている．

　声の高さは声帯の張力（弾性）と厚み（線密度）によってほとんどが決まり，その関係は弦の張力と音の高さの関係によく似ている．声帯をピンと張って薄く長い状態で息を流せば，周波数が大きくなるために高い声が出る．逆に，声帯を緩めて厚く短い状態で息を流せば周波数は小さくなり，低い声が出る．弦が長くなると伝搬速度が落ちるから振動数が小さくなって音は低くなるのではないか，という反論がありそうだが，これは引き伸ばされる長さよりも張力の影響の方が大きいためである．詳しく知りたい方は参考図書にもある"音声生成の科学"を参照してほしい．ただし，実際の声帯はもっと複雑な動きをしていることを断わっておく．声帯の長さと発声周波数の関係を実際に調べた研究があり，図1が6人の話者の結果を示したものである（1）．声帯が引っ張られるにつれて発声周波数が上がっているのがよくわかる．そして，この声帯の張力を変化させているのは，声帯の周辺にある輪状甲状筋をはじめとした喉

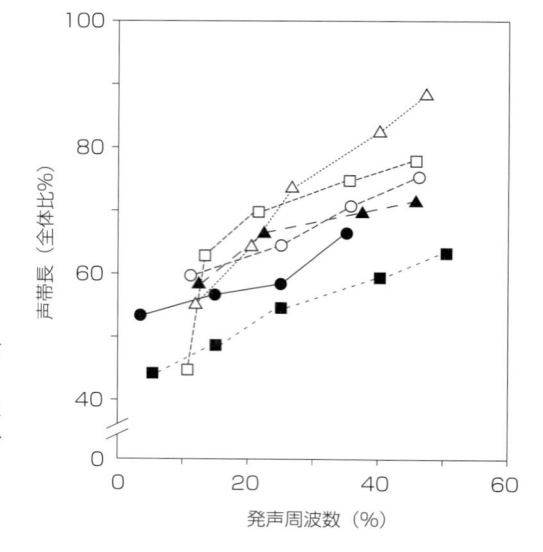

図1：さまざまな発声周波数において観察された声帯長．6人の話者の結果を示している．
(Hollien H et al. Measurements of the vocal folds during changes in pitch. J Speech Hear Res, 3: 157-165, 1960.より改変引用)

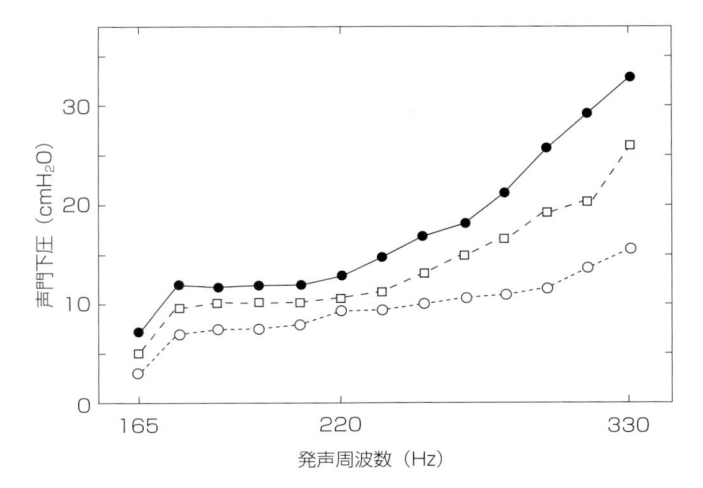

図2：テノール歌手が，E3からE4（約165〜330Hz）まで半音階で，弱く（○），普通に（□），強く（●）発声をしたときの声門下圧．
(Cleveland T, Sundberg J. Acoustic analysis of three male voices of different quality. STL-QPSR, 24: 27-38, 1983.より改変引用)

頭筋群といわれる筋群であり，私たちの意思で制御できる運動と意思では制御できない反射がある．

　呼息は，声帯を弾くという役割を果たし，声門下圧と呼ばれる（声門は両側声帯の間の空間を指す．声門下圧は声門より下の空間の圧力のこと）．声門下圧が大きくなるということは弦を強く弾くことになり，声帯を引っ張る張力が上がるために，喉頭筋群の作用ほどではないが，音の高さが上がることになる．Cevelandら（2）は発声周波数と声門下圧との関係を調べるために，テノール歌手にミからミまでのオクターブを半音階ずつを発声させた．その結果の一部が図2であり，発声周波数が大きくなると声門下圧も大きくなることが明らかになった．声門下圧を制御することは呼息を制御することであるが，歌声の高さを調節するためだけに，生まれてから現在までに慣れ親しんだ呼吸を意識的に制御するのはなかなか難しい．呼吸は肺の弾性を利用して行われており，また自律神経によっても制御されているため，自発的に制御しようと思うと，随意筋である呼吸補助筋（腹直筋，胸鎖乳突筋など）を頼ることになる．歌手は積極的に呼吸補助筋を使用することで呼吸を制御している．声帯，呼吸をうまく制御できるようになるとプロ歌手のように安定した音程で歌えるようになるであろう．

　あるプロの指揮者が，「ひとの身体ほど素晴らしい楽器はない」といっている．声帯，声道，それらを制御する筋群，どれをとっても誰一人，同じ人はいない．そう，自分の身体という楽器は世界に1つしかない．こう考えると，この貴重な楽器を使って今すぐにでも歌ってみたくならないだろうか．

[鈴木　茉莉緒]

■参考図書
ヨハン・スンドベリ著，榊原健一監訳．歌声の科学．東京電機大学出版局，2007．
Titze IR著，新美茂二監訳．音声生成の科学．医歯薬出版，2003．

■引用文献
(1) Hollien H et al. Measurements of the vocal folds during changes in pitch. J Speech Hear Res, 3: 157-165, 1960.
(2) Cleveland T, Sundberg J. Acoustic analysis of three male voices of different quality. STL-QPSR, 24: 27-38, 1983.

O-33

身体の動きでリズムを感じる

　太鼓のリズムに合わせ，弾けるように躍動する身体．獣のようなバネとうねりを持ち，その身体には，まるで何者かが宿ったようである．これは著者がアフリカ人の友人と一緒にアフリカンダンスを踊ったときの感想である．特に驚いたのは，「全く同じ音が鳴っているにもかかわらず，自分と彼とではリズムの聴こえ方が全く違うのではないか」と感じた点である．日本人でありながらマイケル・ジャクソンとも競演したダンサー，七類誠一郎氏はその著書「黒人リズム感の秘密」の中で，「黒人ならではと思われているリズム感は，後天的に身につけることができる」と述べている．そして，この「黒人リズム感」を身につけるためには，ハトのように首を振る動きが重要であるという．

　2005年Science誌に「ビートを感じる：身体の動きが赤ちゃんのリズム知覚に影響を与える」というタイトルの論文が発表され話題を呼んだ(1)．この論文の実験では，まず図Aの上段のような聴覚刺激を生後7カ月の赤ちゃんに聴いてもらい，リズム知覚のトレーニングを実施する．縦線で示されているのはスネアドラム音であり，斜線で示されているのはドタバタ喜劇で使われる打棒音である（実際の音をScienceウェブサイト上で入手できるのでぜひ聴いてみてほしい）．赤ちゃんを2群に分けて，片方の群の赤ちゃんは2拍毎に身体をバウンスさせながら（お母さんが赤ちゃんを抱えて上下に揺らしながら）この音を聞く．もう片方の群の赤ちゃんは，3拍毎に身体をバウンスさせながらこの音を聞く．こうしてトレーニングを実施した後に，図Aの中段および下段のテスト聴覚刺激を赤ちゃんに聴いてもらう．中段の聴覚刺激は2拍毎にアクセントが置かれた2拍子のリズムであり，下段の聴覚刺激は3拍毎にアクセントが置かれた3拍子のリズムである．Phillips-SilverとTrainor (1) は，赤ちゃんが音源の方向に目を向けているときだけリズム音が鳴り続け，興味がなくなり頭をそらすと音が切れるような仕組みにより，トレーニング後の赤ちゃんが2つのリズムのうちどちらのリズムをより好んで聴取するかを測定した．その結果として，2拍毎にバウンスするトレーニングをした赤ちゃんは3拍子よりも2拍子のリズムを聴取する時間が長く，3拍子毎にバウンスするトレーニングをした赤ちゃんは2拍子よりも3拍子のリズムを聴取する時間が長かった（図B）．バウンストレーニング時に赤ちゃんに目隠しをさせても，この結果は変わらず観測された（図C）．しかしながら，他人がバウンスしている姿を赤ちゃんに眺めさせるトレーニングを実施しただけでは同様の結果は観測されなかった（図D）．これらの結果は，自分自身の身体が上下に揺れ動くことが，赤ちゃんのリズム知覚に大きく影響していることを示している．

　Phillips-Silverはその後の研究で，同様の現象が大人でも見られたことを報告している (2, 3)．さらに興味深いことに，足などの身体を上下に揺らすだけではリズム

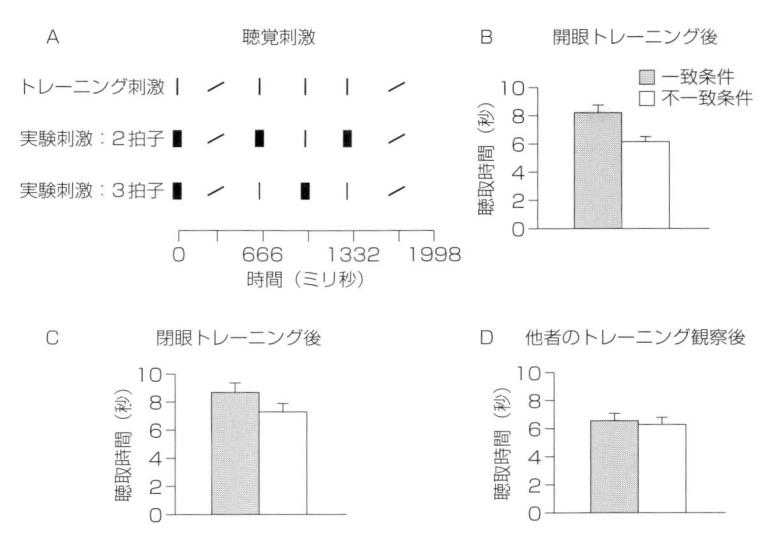

図：赤ちゃんのリズム知覚実験．(A) 聴覚刺激．(B) 眼を開けてバウンストレーニングした後のリズム聴取時間．(C) 目隠しをしてバウンストレーニングした後のリズム聴取時間．(D) 他人のバウンストレーニングを受動的に観察した後のリズム聴取時間．灰色バーはバウンストレーニング時の拍子と聴取実験時の拍子が一致している条件を表し，白バーは一致していない場合を表す（Phillips-Silver J, Trainor LJ. Feeling the beat: movement influences infant rhythm perception. Science, 308: 1430, 2005. より改変引用）．

知覚への影響が見られないのに対し，頭を上下に揺らした場合にはリズム知覚への影響が明確にみられ，前庭器官を外部から直接刺激するだけでも同様の結果が見られたという (3, 4)．すなわち，平衡感覚を司る前庭器官を刺激する運動は，ヒトのリズム知覚に大きく影響していると考えられる．

話は最初に戻るが，ハトのように首を振る動きは，前庭器官を刺激するには最適な身体の動きである．黒人リズム感の秘密は，前庭器官を刺激する身体の動きにあるのかもしれない．身体を揺らしながら今まで聴いていた音楽をもう一度聴き直してみよう．そうすれば，これまで聴こえてこなかった新しいリズムが聴こえてくるかもしれない．

[藤井　進也]

■参考図書
七類誠一郎. 黒人リズム感の秘密. 郁朋社, 1999.

■引用文献
(1) Phillips-Silver J, Trainor LJ. Feeling the beat: movement influences infant rhythm perception. Science, 308: 1430, 2005.
(2) Phillips-Silver J, Trainor LJ. Hearing what the body feels: auditory encoding of rhythmic movement. Cognition, 105: 533-546, 2007.
(3) Phillips-Silver J, Trainor LJ. Vestibular influence on auditory metrical interpretation. Brain Cogn. 67: 94-102, 2008.
(4) Trainor LJ et al. The primal role of the vestibular system in determining musical rhythm. Cortex, 45: 35-43, 2009.

右手と左手はバラバラに動かせるか？

　ショパンの代表作のひとつ，幻想即興曲をご存知だろうか．この曲の冒頭では，左手の伴奏が3つの音を弾く間に，右手のメロディは4つの音を弾かなくてはならない．3対4という割り切れない伴奏とメロディが絡まりあい，たたみかけるような激情を感じさせる名曲であるが，演奏者泣かせの難曲でもある（図1）．

　では，このリズムを試してみよう．ここでは単純にするために，両手を机の上に置き，人差し指だけを使って机をトントンとタップすることでリズムを作ることとする．左人差し指で3つタップする間に，右人差し指で4つタップしてみよう．左の3つは等間隔，右の4つも等間隔．そして，左の1, 2, 3, 1, 2, 3…と右の1, 2, 3, 4, 1, 2, 3, 4…のうち両方の1のタップが必ず同時でなくてはならない．さて，できただろうか？　あなたが熟練した鍵盤楽器や打楽器の演奏者でない限り，あなたの右手と左手は混迷を深めるばかりだったことだろう．このように1サイクルの中で左手と右手が異なる数のタップを刻むリズムのことを，ポリリズムという．上の例は，3：4のポリリズムである．

　ヒトが左右の手を使ってリズムを刻むとき最も安定しているのは，左右を同時にタップする1：1のリズムと，左右が互いにちょうど半拍ずれた交互タップである（1）．互いに割り切れないタップ数のポリリズムを左右の手で安定して行うことは困難で，多くの人はどちらかの手に反対の手が引きずられて，意図せず同時か交互のタップに切りかわってしまう．

　それでは，この呪縛を解いてポリリズムを刻めるようになるには，どのような練習が有効なのだろうか．Summersらは，被験者に5：3のポリリズムを2種類の方法で練習させ，その成果を研究している（2）．練習には，1サイクルの間に右の5回と左の3回で異なる音を出す特殊なメトロノームが使われた．被験者の半分は，メトロノームの右または左の音に合わせて片手ずつ練習を行った．残りの半分は，両手を使い5：1と1：3のリズムでサイクルの頭のみ両手でタップする練習を行った．結果は歴然，両手練習をしたグループが全員曲がりなりにもポリリズムをタップできるようになったのに対し，片手練習のグループでは，鍵盤楽器の未経験者は誰ひとりポリリズムをタップすることができなかった．つまり，片手練習はポリリズムの習得には無効ということである．

　ポリリズムを正確に刻む鍵盤楽器奏者は，左右の手を独立して動かしているように見える．しかし実際には，速くタップするほうの手に注意を向けつつ，その間の適切なタイミングに遅いほうの手のタップをはさみこむことでポリリズムを作っている．だから，片手ではなく両手で練習しなくてはならないのだ（図2）．

　もし左右の手がバラバラに脳から制御されているなら，片手練習は有効なはずだ．

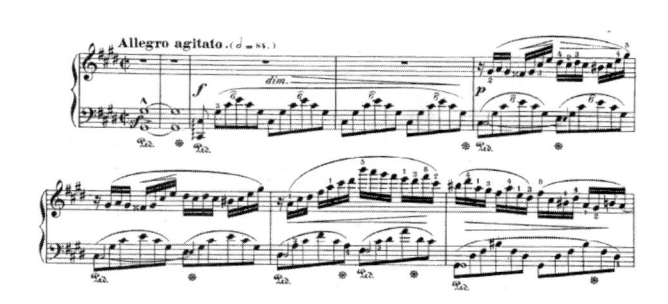

図1：ショパン作曲　幻想即興曲　冒頭部

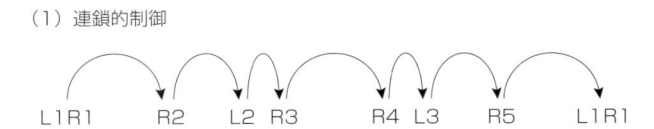

図2：ポリリズムを刻むための3種類の戦略．2：3など簡単な比のポリリズムでは，左右のタップを同等に扱って順番に並べる制御（1）が利用され，3：5など高い比のポリリズムでは，速いほうを基準にしてその間に遅い方のタップをはさみこむ制御（2）が利用される．左右をばらばらにコントロールする制御（3）は，ごく限られた非常にハイレベルのピアニストのみで見られたとの報告がある．（Summers J. Practice and training in bimanual coordination tasks: Strategies and constraints. Brain Cogn, 48: 166-178, 2002.より改変引用）

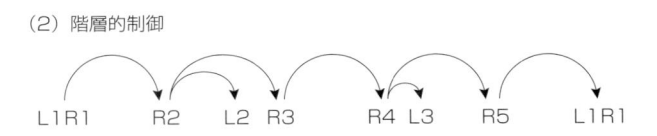

（1）連鎖的制御

（2）階層的制御

（3）平行的制御

しかし，実際には左右の手はひとつの中枢で制御されている．この制約のため左右をバラバラに独立して動かすことは不可能だが，だからこそ左右を協調させた動作が可能となる．そして日常生活の中では左右の独立性より左右の協調性が重要となる場面が多いことは想像に難くない．

ヒトに備わった左右の協調のしくみ，そしてその制約を超えようとする芸術の挑戦．次に幻想即興曲を聴かれるときには，そのせめぎあいを思い浮かべてみてはいかがだろうか．

[横山　慶一]

■引用文献
(1) Yamanishi J et al. Two coupled oscillators as a model for the coordinated finger tapping by both hands. Biol Cybern, 37: 219-225, 1980.
(2) Summers JJ, Kennedy TM. Strategies in the production of a 5 : 3 polyrhythm. Hum Mov Sci, 11: 101-112, 1992.

O-35

歩行のためのパターン発生器

　歩行や走行といった移動するために行われる運動（ロコモーション）は動物にとって最も基本的で重要な運動であり，高度に組織化されている．脊髄を胸椎レベルで切断したネコの後ろ脚には，もはや脳からの指令は届かない．しかしこの脊髄ネコは，トレッドミル上を歩行することができ，後ろ脚は切断される前と同様の周期的な筋活動パターンを示す．周期的な筋活動パターンは，脊髄後根からの感覚入力を絶ったとしても発生することから，脊髄内に周期的な筋活動を出力する中枢パターン発生器（Central Pattern Generator：CPG．CPGに関しては脳百話でも触れられているので合わせて参照されたい）があると考えられている．

　CPGは1つだけ存在してそれが左右交互に活動する筋活動を生成しているというわけではなく，どうやら左右の脚をそれぞれ担当するパターン発生器が存在して，それらが互いに協調して歩行様の筋活動パターンを生成しているらしいということが，ネコ・カメ・ウナギといった動物実験から明らかになってきた．次なる疑問はもちろん，意識的な制御の占める割合が大きくなっているだろうヒトにおいても，これらの動物と同様の左右別々のパターン発生器があるのか，という点である．

　これを確かめるべく，Yangら（1）は生後5カ月〜11カ月の45人もの幼児に実験室のトレッドミルの上に乗ってもらった．まだ四つん這いでしか歩けない幼児であっても，大人が腰あるいは脇を支えてあげて足をトレッドミル上に乗せると，トレッドミルの動きに合わせて歩いているかのような足の動きを見せる（これは原始歩行として知られている）．Yangの研究室のトレッドミルは少し特別で，2枚のベルトから構成されており，左足の下のベルトと右足の下のベルトをもし1つだけあるCPGが左右交互のパターンを生成しているのなら，2枚のベルトが同じスピードで動いた時には対応できても，2:1, 3:1というように異なるスピードで動いた際にはどちらかベルトのスピードに固定された筋活動しか生成できない．ところが実際に観察されたのは，左足で1回ステップする間に右足で2回あるいは3回ステップするという，ベルトのスピードに依存した左右非対称な原始歩行であった（図1）．驚くべきことに幼児は，左右のスピードが異なる条件だけでなく，左右のベルトが逆方向に回転する（左のベルトが後ろ回りをしながら右のベルトが前に回る）という条件においても，器用な歩行様の足の運動を示した．

　これらの結果は，生まれながらにして，左右の足を制御するパターン生成器が別々に存在することを示唆している．また，速いベルトにのった足のステップに要した時間は全て同じというわけではなく，遅いベルトにのった足が遊脚期にある際のステップだけ，ステップに要する時間が長くなっていた（図2）．そしてそのステップ時間の延長は遊脚期の延長によるものであった．この結果は，速い方の足のリズムが遅い

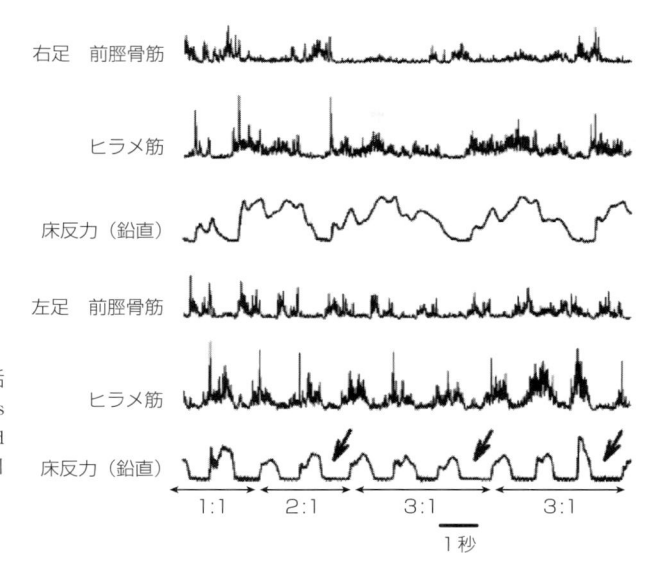

図1：右足と左足が別々の速度で動くときの筋電図活動．(Yang JF et al. Split-belt treadmill stepping in infants suggests autonomous pattern generators for the left and right leg in humans. J Neurosci, 25: 6869-6876, 2005. より引用)

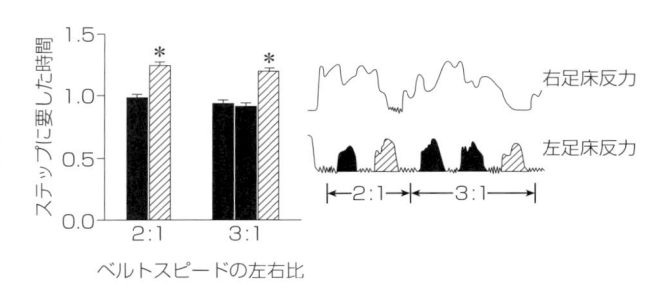

図2：左足のステップに要する時間は，右足が遊脚期に当たる時（斜線）の方が，右足が立脚期に当たる時(黒)より長い．(Yang JF et al. Split-belt treadmill stepping in infants suggests autonomous pattern generators for the left and right leg in humans. J Neurosci, 25: 6869-6876, 2005. より引用)

　方の足のリズムに引き込まれてしまっているということを示している．こういった互いに影響し合う左右の足を担当するCPGの存在が，つまずいたり滑ったりしたときに，どちらかの足のリズムをリセットしたり一時的に変更したりすることによる姿勢制御を可能にしているのだろう．
　様々な感覚入力はどのようにCPGの働きに貢献しているのか，脊髄より上位に存在する脳はこのCPGをどのように乗りこなしているのか，外乱が加わった際にCPGはどういう対応を示すのか，CPGの利用は脊髄損傷患者のリハビリに活路を開くのか，などなど興味はつきないが，ひとまずは決して快適とはいえない反射マーカーと筋電図を装着しながらこの困難なタスクをこなし，われわれに貴重な示唆を与えるデータを提供してくれた赤ちゃんたちに拍手を送りたい． 　　　　　　　　　　　　　　　　　　　　　　　　　　　　　　　　　　　　　　　[進矢　正宏]

■引用文献
(1) Yang JF et al. Split-belt treadmill stepping in infants suggests autonomous pattern generators for the left and right leg in humans. J Neurosci, 25: 6869-6876, 2005.

O-36

呼吸のリズムと動きのリズム，切っても切れない関係

　小学校の頃の2kmのマラソン大会．著者は当時は運動の苦手なひ弱な少年だった．最後尾に取り残され，聞こえるのは自分の荒い息づかいだけ．スッスッ，ハッハッ，スッスッ，ハッハッ…そのとき著者はふと自分が4カウントで呼吸をし，その呼吸が足運びに同調していることに気づいたのである．

　この現象は，著者が2kmの道行きに苦しんでいたまさにその時代，海の向こうでlocomotor-respiratory coupling（移動動作と呼吸の同調）として研究されていた．鳥の羽ばたき，犬や馬の駆け足，カンガルーのホップ，ヒトにおいては歩行・ランニング・ボート漕ぎ・自転車漕ぎ・車椅子漕ぎにいたるまで，サイクル的な移動動作と呼吸の同調が動物に広く見られることが分かったのである．

　マラソンのように長時間にわたって走り続ける選手の多くは，この現象をごく当たり前に利用している．走行中の足運びのリズムに同調した各人の呼吸のリズムがあり，そのリズムは，それ以外のリズムで呼吸をした場合に比べて楽に感じるはずである．しかし研究者の間では，このような同調が起こる理由もまだはっきりと分かっていないのである．

　歩行や走行などのサイクル的な移動動作は，脊髄にある中枢パターン発生器（CPG: central pattern generator）によってコントロールされている（1）．CPGは多数の神経細胞のネットワークからできており，腕と脚の各筋肉に必要なタイミングでリズミカルに指令を送ることによって，移動動作のサイクルを達成している．おかげでわれわれは足の踏み出し方をいちいち考えなくても歩いたり走ったりできる．

　一方，呼吸のリズムは，延髄にある呼吸リズム中枢で作られている．血中の酸素や二酸化炭素の濃度・肺の感覚神経など，全身からの情報をもとに，呼吸リズム中枢は最適なリズムで呼吸筋を働かせ呼吸を行わせる．おかげでわれわれは呼吸のことを忘れても窒息することはないし，運動すれば呼吸は自然に速くなるのである．

　この異なるリズムである移動動作と呼吸の同調について，ある研究者たちは，神経的な要因ではないかと考えている．歩いたり走ったりすると，足には着地の感覚や衝撃が左右交互に伝わる．このリズミカルな感覚が呼吸リズム中枢に伝わって呼吸を同調させるのではないかというのだ．

　一方，物理的な問題だとする研究者もいる．四足歩行動物では，歩行の1サイクルの間に内臓が前後にピストン的に移動する．それにより肺や気管が押されたり引かれたりするので，それに呼吸リズムを合わせると呼吸の効率がよくなるというのである．直立して二足歩行するヒトで同様のピストン運動が起こるかどうかは議論の余地があるが，進化の名残と考えることもできるかもしれない．

　それでは移動動作と呼吸が同調するのは，きつい運動を楽に行うためなのであろう

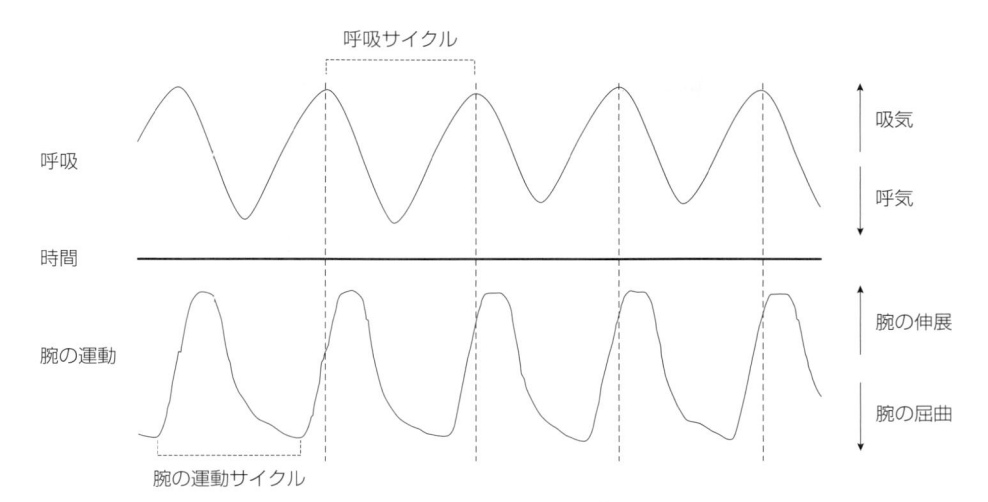

図：クロスカントリースキーヤーの呼吸曲線（上段）と腕の動き（下段）の同調．呼吸曲線は上が吸気，腕は上が伸展．(Fabre N et al. Neuro-mechanical and chemical influences on locomotor respiratory coupling in humans. Respir Physiol Neurobiol, 155: 128-136, 2007.より改変引用)

か．もしそうならば，運動がきつくなるほど同調が強く起こってもよいはずである．ここにクロスカントリースキーヤーがポールをつく腕の動きとそのときの呼吸の同調を調べた研究がある（図）．これによると，手の動きが速くなると呼吸も速くなり，運動強度の上昇が確認できた．しかし，運動強度が上昇しても，同調が強くなることはなかった（2）．移動動作と呼吸の同調は，きつい運動を楽に行うためのしくみではなく，もっと根源的に身体に備わった現象であるらしい．そして，楽に感じる理由は別のところにあるようだ．

　人と人の間にも目に見えないリズムがあるようで，リズムの合う相手と組んだ仕事は思いのほかはかどったりする．逆に2人のリズムが合わないと，同じ仕事がつらく長いものに感じることもある．移動動作と呼吸の関係もどこかそれに似ていないだろうか．2つのリズムを合わせて味方につければ，つらい運動も楽に感じられそうである．

[横山　慶一]

■引用文献
(1) Dimitrijevic MR et al. Evidence for a spinal central pattern generator in humans. Ann N Y Acad Sci, 860: 360-376, 1998.
(2) Fabre N et al. Neuro-mechanical and chemical influences on locomotor respiratory coupling in humans. Respir Physiol Neurobiol, 155: 128-136, 2007.

O-37

落し穴に落ちたとき

　昔を思い出して，あなたは今砂場にいて友達が作った落とし穴に引っかかった，という状況を想像しながら続きを読んでいただきたい．落とし穴に落ちた瞬間，穴の底まで落ちる前にきっとあなたは「やられた」と思うに違いない．しかしよく考えてみていただきたい．落とし穴に落ちた瞬間にそれに気づくということはどういうことなのか．不思議なことだとは思わないだろうか．

　落とし穴について真面目に研究している人々がいる．落とし穴は歩行中の外乱の一種として研究されている．日常的に経験する外乱としては，頭を揺らされる，腰を押される，障害物につまずくといったものがある．押される，つまずくといった外乱であれば，皮膚感覚や固有感覚などの，直接的にその外乱を示す入力が得られる．ヒトの姿勢制御において，外乱に対する最もすばやい対応は，これらの直接的な感覚入力に対する反射である．たとえば，歩行中に膝関節を伸展させると，伸長反射が引き起こされ，膝関節を屈曲させる筋が活動する．腰を押された時や腕を引っ張られたときは，脊髄の介在ニューロンの働きによってもっと複雑な反射がおきる．

　落とし穴はどうだろうか．穴に落ちた瞬間に，落ちたことを直接的に示す感覚入力は脊髄に入ってこない．直接的な感覚入力は底まで落ちて足を着いた瞬間に得られる（図B，下）．実際に歩行中に6.5cmの段差を踏み外した時の筋電図のデータがあるので見ていただきたい（図A）．縦の実線は段差がなければ本来着地するはずだった瞬間で，点線は段差の底に着地した瞬間である．濃い線で示された波形が踏み外した際の筋電図で，縦の実線と点線の間，すなわち足がまだ空中にある段階で足先を下げる（足首を伸ばす）筋肉である腓腹筋・ヒラメ筋が活動していることが分かる（踏み外した瞬間から100ミリ秒以内で筋活動が始まる）．足先を上げる筋である前脛骨筋も着地と同時に活動を始めており，これも実際の着地の衝撃が引き起こした反射とは考えられない（着地の衝撃が筋活動を引き起こすにはもっとも早い単シナプス脊髄反射でも30ミリ秒以上はかかる！）．穴の底に落ちる前に何らかの筋活動が起きていたらならばそれは何を意味するのだろうか．研究者たちは，ヒトは着地の瞬間に得られるであろう感覚入力を予測しているのではないか（図B上），と考えた（2）．そして予測された感覚入力と実際の感覚入力の差分を計算し（図B中），その差分が閾値を超えた際にそれを外乱とみなしてバランスを回復するための筋活動を行う，というアイデアだ（1，2）．しかもこの情報処理は大脳皮質を介しておらず（もし大脳皮質を介した反応ならば120ミリ秒以上は必要だろう），脊髄や脳幹や小脳といった原始的な中枢神経系に自動的な姿勢制御機構があると想像される．

　これらの筋活動はどのような意味をもつのだろうか．足首を伸ばす筋が働いて，その直後に足首を曲げる筋肉が働く．この活動パターンは高いところから着地する際に

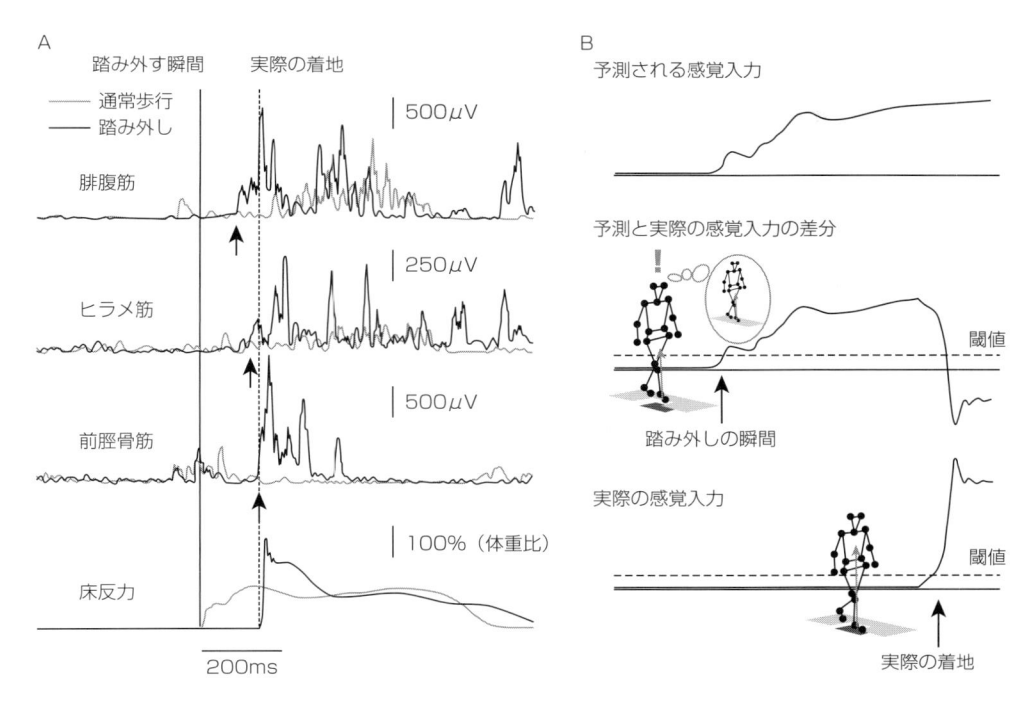

図：(Shinya M et al. Corrective postural responses evoked by completely unexpected loss of ground support during human walking. Gait Posture, 29: 483-487, 2009. より改変引用)

着地前に見られる活動パターンと非常に似ている(3).着地する際にはつま先から着地するわけだが,足首を伸ばす腓腹筋とヒラメ筋の活動はこの着地姿勢をとるために重要な役割を果たす.それに続く足首を曲げる前脛骨筋の活動は,足首を伸ばす筋肉の活動と併せて,足首を固定(完全に固めるという意味ではない)する役割を果たす.踏み外した際にも,足首を伸ばす筋と曲げる筋の両側を活動させて着地に伴う衝撃に負けない姿勢を作っているに違いない.何とよくできた素晴らしい姿勢制御ではないか.以上,世界一真面目に友人を落とし穴に落としてきた著者の独り言である.

[進矢　正宏]

■引用文献
(1) Shinya M et al. Corrective postural responses evoked by completely unexpected loss of ground support during human walking. Gait Posture, 29: 483-487, 2009.
(2) van der Linden MH et al. Muscle reflexes and synergies triggered by an unexpected support surface height during walking. J Neurophysiol, 97: 3639-3650, 2007.
(3) Santello M. Review of motor control mechanisms underlying impact absorption from falls. Gait Posture, 21: 85-94, 2005.

O-38

しなやかに歩いてみませんか

　ピンピンコロリという言葉がある．ピンピンと元気で長生きし，周りも苦しめず自分も苦しまずコロリと亡くなりたいという意味だという．歳をとっても最期の瞬間まで自分の意志で自立した生活を送りたいと望まない人はいないだろう．そして，この自立した生活の鍵が歩行能力である．Shinkaiらは，日本のある町で6年間にわたり高齢者の生活動作能力の変化を追跡調査した．その結果，調査開始時点で歩行速度が遅かった高齢者ほど，6年後に洗顔・入浴・着替えといった生活動作の能力が低下していたことが分かった(1)．いまや，研究畑でも健康運動指導の現場でも，高齢者の歩行能力をどうやって維持するかが大きな関心事となっている．

　老いは足から，といわれるように，加齢とともに下半身の筋肉量は低下していく．特に大腿の筋肉の萎縮が顕著である(2)．その結果，一歩一歩の歩幅も小さくなり，足も上がらないすり足歩行となる．また，不意のつまずきなどに対しすばやく踏みとどまることが困難になることから転倒の危険性が増大する．そこで，この筋量低下をくい止めることを目的に，高齢者に無理のない筋トレをしてもらおうという考え方が生まれ，最近では，デイサービスや入居型の高齢者施設で筋トレのマシンをよく見かけるようになった．

　たしかに高齢者でも筋トレを行えば若齢者に匹敵する筋肥大の効果が得られる．それでは筋肉を増やせば十分かといえば，話はそう単純ではない．高齢者の運動教室を主宰しているトレーナーから聞いた話である．これまでその教室では筋トレに力を入れていたのだが，最近，「軽い負荷をできるだけ速く動かす」という運動を取り入れたのだという．すると，どうやらこのほうが参加者の運動能力を伸ばすのに効果が高いという感触を得たとのことである．重りを速く動かす能力は瞬発力であり，一気に筋肉を収縮させて力を発揮する能力であることから，神経の働きの影響が大きい．神経の働きがよくなることで，リズミカルに大きく一歩一歩を踏み出して歩けるようになるのかもしれない．ゆっくりと重りを上げ下げする筋トレでは，この神経の働きを十分に伸ばすことはできないのである．

　さらに歩行にかかわる身体能力として，柔軟性やバランス能力も挙げられる．
　木村らは，高齢者の体力測定のデータを詳細に検討し，安定した歩行に必要な身体能力を明らかにしている．6分間の歩行テストで安定性の高かった被験者は，開眼片足立ち・垂直跳び・ステッピング(注1)・チェアスタンド(注2)の成績がよかった(3)．開眼片足立ちはバランス能力，ステッピングは敏捷性を要する課題であり，垂直跳びやチェアスタンドは瞬発力を要する．つまり，安定した歩行には下半身の筋力だけでは不十分であり，バランス能力や敏捷性，さらには関節の柔軟性などの要素も必要となるのである(図)．

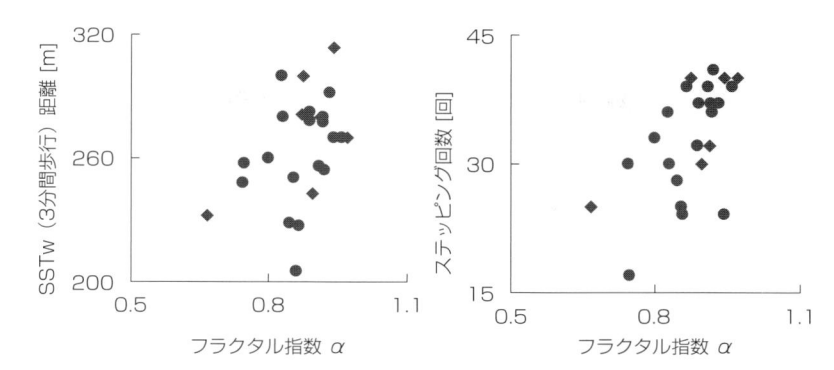

図：歩行の安定性の指標であるαが高い高齢者ほど，3分間で歩行できた距離やステッピングの回数が高く，さまざまな身体能力が維持されている．●：女性 ◆：男性
（木村みさかほか．Detrended Fluctuation Analysis（DFA）を用いて高齢者の歩調のゆらぎを測る（「しなやかさ・力強さ」指標から高齢者の歩行機能低下防止策を探る）．デサントスポーツ科学，29: 88-97, 2008.より改変引用）

　もちろん従来の筋トレは効果がないというわけではない．負荷をかけて関節を動かすことで，実は筋力だけでなく関節の動きやすさも改善されるし，総合的な体力の向上にもつながる．だがそれだけでなく，日常生活の中で積極的に体を動かし，柔軟性やバランス能力・敏捷性などさまざまな体力要素をフルに活かして毎日を送ることが，歩行能力の維持に効果的といえるようだ．

　そこで，あえて強さではなく，「しなやかさ」というキーワードを提案したい．強い木が風に折れてもしなやかな葦が生きのびるように，障害物や転倒の危険をかわして安定した歩調を続けられるような，そんなしなやかな歩みで末長く歩いてみませんか．

[横山　慶一]

■引用文献
(1) Shinkai S et al. Walking speed as a good predictor for the onset of functional dependence in a Japanese rural community population. Age Ageing, 29: 441-446, 2000.
(2) 山田陽介ほか．15～97歳日本人男女1006名における体肢筋量と筋量分布．体力科学，56: 461-472, 2007.
(3) 木村みさかほか．Detrended Fluctuation Analysis（DFA）を用いて高齢者の歩調のゆらぎを測る（「しなやかさ・力強さ」指標から高齢者の歩行機能低下防止策を探る）．デサントスポーツ科学，29: 88-97, 2008.

（注1）椅子に腰かけ，足元に30cm間隔で引かれた2本の線を踏まないように両足を開閉する課題．20秒間に反復できた回数を結果とする．
（注2）高さ43cmの台に腰かけた状態から，両手を胸の前に組み，反動を使わずに立って座る動作を繰り返す課題．30秒間でできた回数を結果とする．

O-39

妊婦の歩き方はアヒルに似ている？？

　妊婦の歩き方といえば，どのような歩行をイメージするだろう？　一般的には，お腹を突き出し，ガニ股で，よたよた歩くというようなイメージが強いようである．このような歩容（歩き方）は，しばしばアヒルや皇帝ペンギンなどに例えられる．医学用語にWaddling Gait（アヒル歩行）という言葉があり，ステッドマン医学大辞典によると，「体重を支える股関節が安定しない横揺れする歩行．立脚側の股関節は外側に突き出て，遊脚側の骨盤は下がり，交互する側方体幹運動になる．中殿筋の筋力低下による．筋ジストロフィーや他の疾患でみられる」と定義されている（図1）．その他，先天性股関節脱臼の患者にも見られる歩行だといわれている．このような疾患による歩行障害を，妊婦の歩行になぞらえる見解があり，そのイメージが一般的にいっそうデフォルメされているのかもしれない．

　妊婦歩行に関する先行研究は少なく，最初に三次元動作解析装置を用いて詳細な分析を行ったのはFotiら（1）である．彼らは15名の妊婦を対象に，妊娠後期と分娩後においてそれぞれ歩行分析を行い，妊娠中のほうが片脚支持期が短く両脚支持期が長いこと（図2），歩隔が広いこと，股関節外転モーメントが増加すること，骨盤前傾角度が増すことを示した．しかしそれらの僅かな差異のほか，著明な'Waddling Gait'の特徴は見られなかったとしている．体調が不安定となりがちな妊婦を対象に十分なデータを収集し，彼らが示した結果は貴重である．

　妊婦は妊娠中10kg程度の体重増加があるといわれている．約40週という短期間に起こる体型変化は一目瞭然であり，新たな生命を宿しているという事実も加味され，「大変そう，動きづらそう」と考えるのは著者に限ったことではないであろう．実際妊婦の身体には劇的な変化が起こっているのである．リラキシンホルモンの増加は関節を弛緩させ，腹部の組織量の増加による重心の前方変位を補償するために，体幹を軽度後傾させ立位を保たなければならない．そのため約半数の妊婦が腰痛に悩むともいわれている．

　そのような著明な身体変化が起こっている割には，歩行中の運動学および運動力学的な変化は僅かなのである．この点にヒトの運動適応能力の一端が表れているのではないだろうか．ヒトの二足歩行は，周期的で自動的な運動であるといわれているが，自身の内なる，あるいは外部環境の変化にある程度対応する能力が備わっている点が，ロボットの二足歩行と大きく異なる点である．加齢とともに身体機能が低下することは周知の事実であるが，筋力の衰えや関節可動域制限がある程度進行したとしても，歩ける高齢者は多く存在する．高齢者の歩行速度の低下（2）を歩行能力の低下と捉える考え方もあるが，身体機能が低下した分ゆっくり歩くことで安定性や安全性あるいは持久性を確保し，動作の質を上げていると考えることもできる．

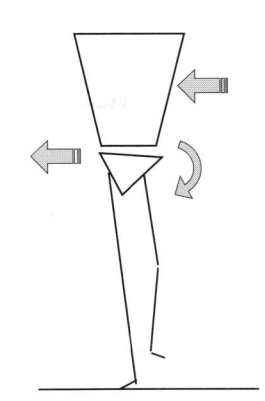

図1：Waddling Gait模式図（ステッドマン医学大辞典編集委員会編．ステッドマン医学大辞典　改訂第5版．メジカルビュー社, 2002.より青山作図）

図2：一歩行周期における片脚・両脚支持期の割合．分娩後に比べ妊娠中のほうが片脚支持期が短く（p=0.019），両脚支持期が長い（p=0.020）．(Foti A et al. A biomechanical analysis of gait during pregnancy. J Bone Joint Surg, 82: 625-632, 2000.より改変引用)

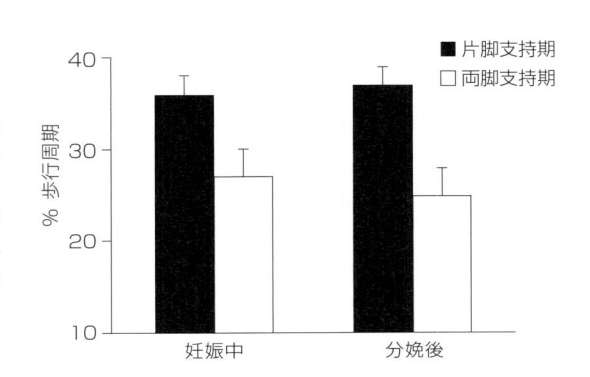

　妊婦が全員，妊娠末期に歩けなくなるとすれば非常に不都合である．彼女たちも高齢者と同様に，歩行中のパラメータを少しずつ変化させることで，妊娠に応じた安定的な歩行をポジティブに行っていると考えられる．

［青山　宏樹］

■参考図書
ステッドマン医学大辞典編集委員会編．ステッドマン医学大辞典　改訂第5版．メジカルビュー社, 2002.
灘本知憲，西川善之編．応用栄養学．化学同人，2003.

■引用文献
(1) Foti A et al. A biomechanical analysis of gait during pregnancy. J Bone Joint Surg, 82: 625-632, 2000.
(2) Murray MP et al. Walking patterns in healthy old men. J Gerontol, 24: 169-178, 1969.

O-40

高齢者の歩き方は効率的!?

　最新の研究では，約700万年前の初期の人類がすでに直立二足歩行をしていたかもしれないという証拠が示されているが，現在のヒトの直立二足歩行は動物の様々な地上移動の中でも特に効率が良い．この歩行のエネルギー効率は，老化に伴って低下することが知られており，若者に比べて高齢者では15-40%エネルギー消費量が大きい(1-3)．しかし，高齢者が歩くときになぜエネルギー消費量が大きくなるのかについては，まさに議論の最中である．

　高齢者は一般的に歩隔が広く，横方向の安定性が悪く，歩行中の横方向の動きのばらつきが大きい．横方向の不安定性はエネルギーコストを増大させることから，横方向にふらつくような歩行動作が動きの効率と関連している可能性が考えられる．ところが，2つの研究グループが下記に述べるような方法を用いて，高齢者の横方向の不安定性とエネルギーコストとの関連を調べているが両者で結論が全く異なっている．

　トレッドミル上を歩くヒトの腰部に左右両方から伸縮性のひもを取り付け，左右方向の安定性を高めると，歩隔が減少し，同じ速度で歩いてもエネルギー消費量が低くなる．この装置を用いると高齢者でエネルギー消費量が小さくなることから，左右不安定性の増大が，高齢者のエネルギー効率低下の一因だとDeanらは指摘している(2)．一方で，Ortegaらは，この装置を用いた場合のエネルギー消費量の減少量は，若齢者でも高齢者でも全く同じであることから，加齢による歩行中のエネルギー効率低下の原因に左右方向の不安定性はあまり関係がないと結論づけている (3)．この左右方向の不安定性については，歩隔や歩隔変動の影響が大きいため，このあたりの影響を十分に加味した実験が必要とされる．

　歩行中は身体重心が振り子状の運動をするが，このときに生じる力学的エネルギーと位置エネルギーの変換効率がもしかしたら，老化で変化するのかもしれない．しかし，下肢が重心に対して成す力学的な仕事効率は，若齢者と高齢者で差異がないばかりか，むしろ同じ歩行速度では高齢者で高かった (3)．つまり，単純な力学的な仕事効率を調べてみても，高齢者歩行のエネルギー効率低下の理由を説明できないのである．

　Mianら (1) は，歩行中の大腿直筋と大腿二頭筋の筋活動を筋電図（EMG）で調べ，両筋の活動が同じ瞬間に起こる共収縮の時間割合が高齢者で長いことがエネルギー消費量を高めている可能性があることを報告している．高齢者では，本人も驚くほど，片脚立ちの能力が低下するため，片脚立位中の体重心のバランスを維持するために，共収縮を起こして関節のスティッフネスを高めることが必要であると考えられる．

　高齢者の腰背部の関節可動域がエネルギー消費量に影響を与えている可能性も考えられる．腰背部の伸展角度制限により，股関節伸展角度が十分に伸びない状態であれ

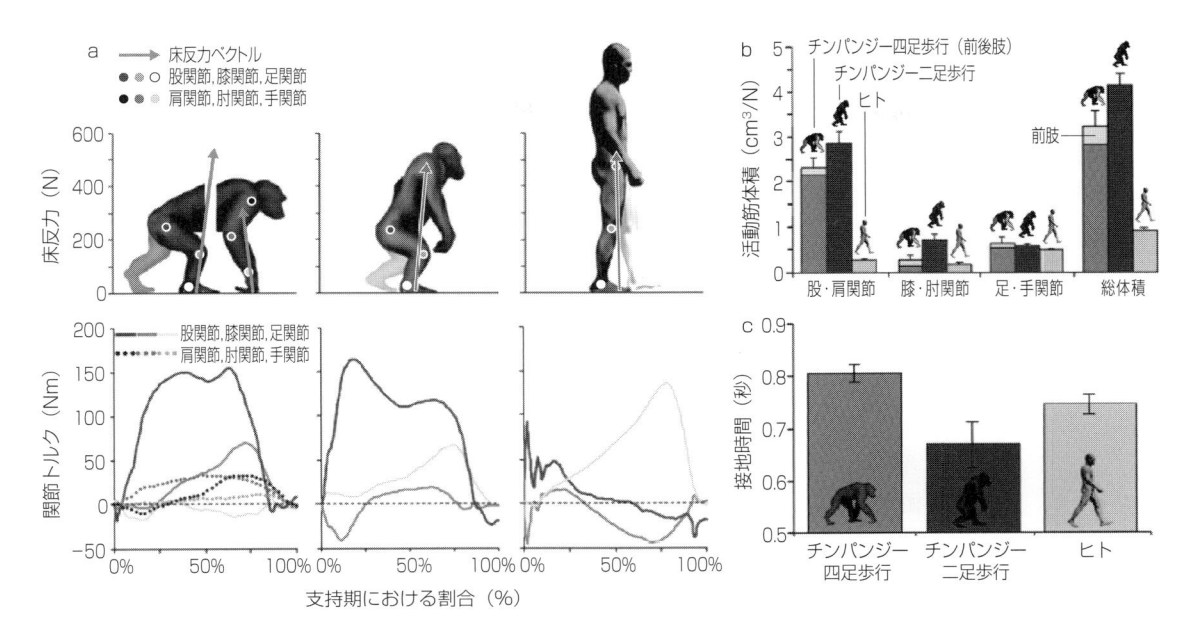

図：チンパンジー（ナックルウォークと二足歩行）とヒトの歩行動作比較．(a) 床反力ベクトルと関節トルク．トルクの正は屈曲トルクを示し，負は伸展トルクを示す．チンパンジーでは二足歩行であっても股関節トルクが非常に大きい．(b) 歩行時における単位体重あたりの推定活動筋体積．(c) 歩行時の平均接地時間．(Sockol MD et al. Chimpanzee locomotor energetics and the origin of human bipedalism. PNAS, 104: 12265-12269, 2007.より引用)

ば，片脚期には必然的に膝を屈曲させた状態で体重を支持しなければならない．このときには，同じ体重支持であっても高い筋活動を発揮する必要がある．これについては，Sockolら（4）がチンパンジーの二足歩行とヒトの直立二足歩行を比べてその違いを明らかにしている（図）．チンパンジーの二足歩行は非常にエネルギー消費量が大きいが，その理由は体重支持期に膝と股関節が屈曲していることによって，活動している筋が大きいことでほぼ説明できる．

　筋の活動を調べるとたしかに高齢者歩行のエネルギー効率は悪いのであるが，重心変位の位置エネルギーと力学エネルギーの変換効率は決して若齢者に劣らないばかりか，高齢者でより効率的である可能性もある．片脚立位バランス能力に優れた若齢者が高齢者歩行をまねして練習すれば，よりエネルギー効率に優れた歩行ができるかもしれない．90歳の高齢者は，歩行競技歴90年の超熟練者なのである．　　[山田　陽介]

■引用文献
(1) Mian OS et al. Metabolic cost, mechanical work, and efficiency during walking in young and older men. Acta Physiol, 186: 127-139, 2006.
(2) Dean JC et al. The effect of lateral stabilization on walking in young and old adults. IEEE Trans Biomed Eng, 54: 1919-1926, 2007.
(3) Ortega JD, Farley CT. Individual limb work does not explain the greater metabolic cost of walking in elderly adults. J Appl Physiol, 102: 2266-2273, 2007.
(4) Sockol MD et al. Chimpanzee locomotor energetics and the origin of human bipedalism. PNAS, 104: 12265-12269, 2007.

O-41

カバンと歩行

　世には多くのカバンがある．ハンドバッグ，ショルダーバッグ，ウェストバッグ，ブリーフケース，ボストンバッグ，リュックサック，スーツケース等々．必要なものを詰め移動させるため，あるいはファッションアイテムとして，我々は用途に合わせてカバンを持つ．大きさや形状によって，手に持ったり，肩にかけたり，腰に巻いたり，背中に背負ったりする．かつては世界的に一般的であったとされる頭に荷物を載せる頭上運搬は，さすがに今日の日本で見かけることは稀有であるものの，人力運搬が主流である地域では現代でも行われている運搬方法である(1)．この頭上運搬時の重心について考えてみると，運搬物が頭上にあることで重心は上方へ変位する．重心位置が高くなるため，バランスを保持するにはある程度の訓練が必要であろう．しかし前後あるいは左右方向においては，もともとの身体重心から大きく変位しないことが容易に想像される．多様なカバンが存在するなかで，このように身体重心と荷物の重心が水平面において一致するものは，なかなか思いあたらない．

　普段使用している，手に持つカバンや肩にかけるカバンを思い起こしてほしい．その中身が重ければ重いほど，カバンと反対側に身体が傾くことは，多くの人が経験的に知っている．Neumannら(2)は，30名の健常大学生を対象に，片手で重錘を持ったとき，両手で重錘を持ったときの歩行動作における中殿筋の筋電図を記録・分析した．その結果，何も持たないときと比較して右手で重錘を持ったとき左中殿筋の筋活動量が増加するが，同じ重さの重錘を両手で持ったときは，右手のみで重錘を持ったときと比較して，左中殿筋の筋活動量が減少することを示した．両側上肢に負荷をかけることで負荷量は倍増するが，片側の中殿筋に着目するとその負担は軽減しているのである．日常生活でカバンを右手で持つ動作の場合，おそらく右手あるいは腕の疲労をまず感じるであろう．しかしカバンを持ちながら歩いているかぎり，左の中殿筋にも負担はかかっているのである．

　では，前後方向（矢状面）で見るとどうであろう？ Hongら(3)は，10歳前後の小学生男子に異なる重さのスクールバッグを背負わせ，その歩行を分析した結果，バッグが体重の20％の重さになると歩行中の体幹前傾角度が著明に増すことを明らかにした．またKinoshita(4)は，通常のリュックサック型であるバックパック方式と，身体の前後均等に負荷がかかる特殊なリュック型であるダブルパック方式による錘負荷時の歩行様式の差異を検証した．バックパック方式に比べダブルパック方式による運搬時の歩行は体幹前傾角度が小さく（図），その他のパラメータにおいてもより通常歩行に近かったことから，ダブルパック方式のほうがより良い運搬方式であると述べている．身体の前と後ろに錘をぶら下げた状態は，両手に荷物を持つのと同じ効果があると考えられる．つまり荷物を持っても，新たな重心がもともとあった身体

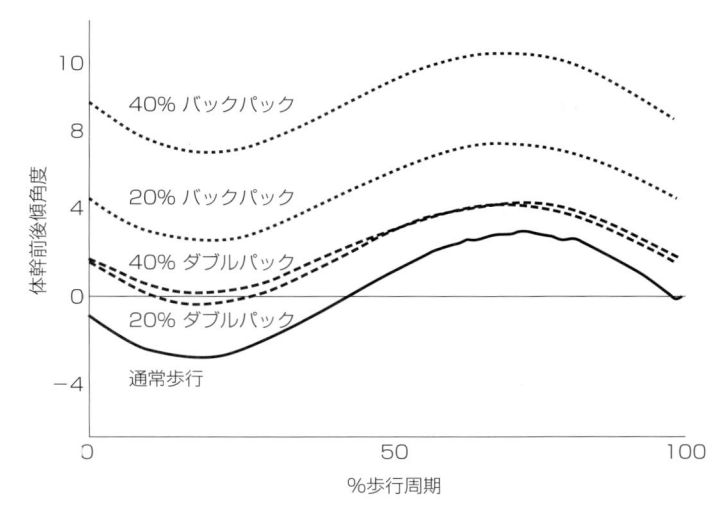

図：荷物運搬方式による体幹前後傾角度の違い（Kinoshita H. Effects of different loads and carrying systems on selected biomechanical parameters describing walking gait. Ergonomics, 28: 1347-1362, 1985. より改変）

重心からほとんど変位しない状態になっている．

　アフリカの女性には荷物を頭の上に乗せる人々がいる．Maloiyら（5）は，東アフリカのLuo族やKikuyu族の女性たちを対象に，頭上運搬歩行にて重さを増加させたときの酸素消費量を測定した．その結果彼女たちは，体重の20%までなら頭に何も乗せない通常歩行と同じ酸素消費量で歩くことができるという，驚くべき結果を示した．例えば体重が50kgの人であれば，10kgの荷物を持ってもエネルギー消費量が増えないのである．

　近代社会において頭上運搬が流行しない理由が何であるか，著者は知る由もない．単にファッション性の問題か，他に重大な不合理性があるのか，それとも今後，頭上に載せる新たなカバンが開発され，再びブームが起こることもあり得るのだろうか?!

[青山　宏樹]

■引用文献
(1) 佐藤弘明．コンゴ森林農耕民ボイエラの運搬活動．浜松医科大学紀要，18: 13-38, 2004.
(2) Neumann DA et al. An electromyographic analysis of hip abductor muscle activity when subjects are carrying loads in one or both hands. Phys Ther, 72: 207-217, 1992.
(3) Hong Y, Brueggemann GP. Changes in gait patterns in10-year-old boys with increasing loads when walking on a treadmill. Gait Posture, 11: 254-259, 2000.
(4) Kinoshita H. Effects of different loads and carrying systems on selected biomechanical parameters describing walking gait. Ergonomics, 28: 1347-1362, 1985.
(5) Maloiy GMO et al. Energetic cost of loads: have African women discovered an economic way? Nature, 319: 668-669, 1986.

O-42

歩行速度を比べる

　ガリバーは小人の国に行った．そこの住人の身長は45cm程度で彼の1/4ほどであった．小人の国の住人も我々と同じように歩き回る．ここで問題を1問，小人の国の住人の歩くスピードはどれくらいだろうか．サイズが違う者同士の歩くスピードを公平に比較するにはどうしたらよいのだろうか．

　小学校で習った相似という概念を思い出してほしい．一辺が1cmの正方形と一辺が5cmの正方形は同じ形だ．縦と横の比はともに1だからだ．なぜ辺の長さの比をとるとは形を比べることができるだろうか．物理学でいう次元解析という考え方をご存じだろうか．物理量を質量（M），長さ（L），時間（T）の組み合わせで考えるやり方だ．馴染みがない方は単位と思っていただいてもかまわない．辺の比をとるということは，長さを長さで割るということなので無次元の（単位がない）量をとるということである．長さの次元をもたない値をとることによって，長さの次元に依存せず形を比較することができるのである．

　では歩行速度は何で割ってやればよいのだろうか．まず思いつくのは，身長で割る，というアイデアだ．しかし歩行速度の単位は（m/s）で，身長の単位は（m）である．形を比較する際は，単位をなくす（＝無次元化する）ことが重要なのであった．歩行速度／身長では時間のマイナス一乗という次元が残ってしまう（単位は1/sとなる）．実はこの次元は重力加速度に由来するものである．歩行や走行は地球の重力に支配されているのだ．ということで，速度を無次元化する式は次のようになる．

$$Fr = \frac{v^2}{gl}$$

　分子は速度の二乗なので（L^2T^{-2}）の次元をもっている（単位はm^2/s^2）．分母のgは重力加速度で次元は（L^1T^{-2}）であり（単位はm/s^2），lは脚長で次元はLである（単位はm）．したがって分母の次元も（L^2T^{-2}）となる（単位はm^2/s^2で分子と同じ）ので，この値はこれがフルード数（Fr）と呼ばれている無次元量だ（文献1はフルード数を用いた歩行研究をわかりやすくまとめているレビューである）．無次元化することによって，体のサイズや重力の影響を受けることなく歩行速度を比較することができる．図（左上）は子どもの月齢を横軸に，縦軸に無次元化した速度 $\beta = \sqrt{Fr}$ をとったものである．60カ月，すなわち5歳くらいまでに歩行速度は収束していることが読み取れる．5歳の子どもは，体のサイズの違いを考慮に入れれば，大人と同じ速度で歩いている．

　フルード数を用いることでいろいろなことが分かる．重力が1/6になる月では分母が1/6となるので，同じ「形」で歩行すると（フルード数を一定に保つと）歩行速度は地球の40％程度にまで低下してしまう．重力が10倍になる星に行けば（そんなマンガがあった気がする）歩くスピードは3倍以上速くなるのである．ヒトと他の動物

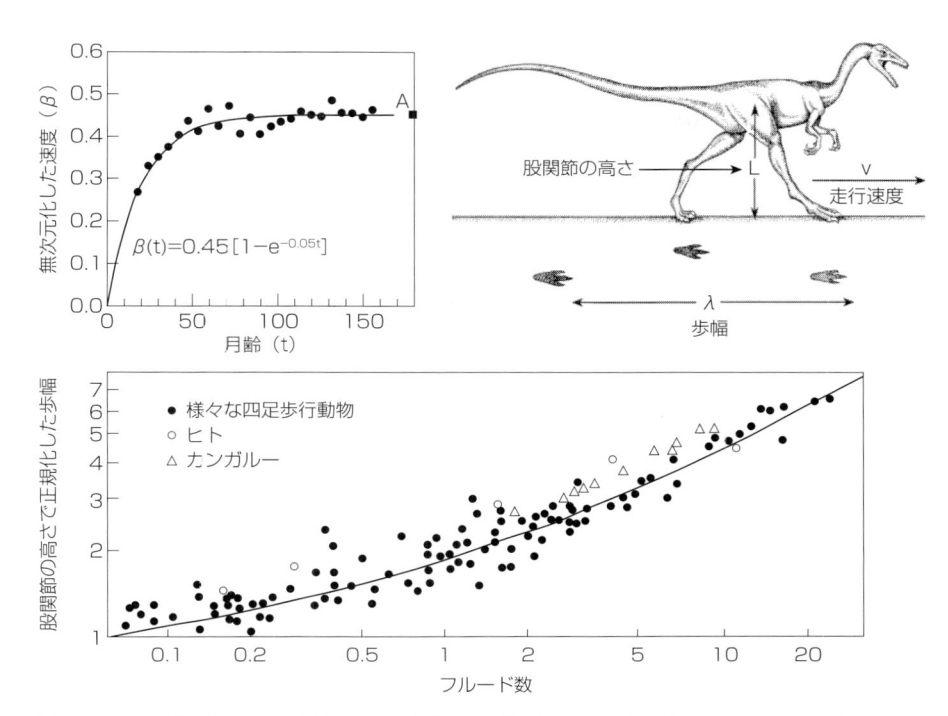

図：(Vaughan CL, O'Malley MJ. Froude and the contribution of naval architecture to our understanding of bipedal locomotion. Gait Posture, 21: 350-362, 2005. より改変引用)

の比較もできる．横軸に歩行（走行）速度をとり，縦軸に歩幅をとれば（もちろん歩幅も無次元化する必要がある！），驚くべきことに地球上の様々な生物が1つの曲線上にプロットされる（図下）．恐竜が歩いていた速度だって分かる．歩幅も脚の長さも化石を調べれば分かるからだ（図右上）．

なお，フルードとは船が波を作ることによって生じる抵抗がこの値に依存することを見出した19世紀の船舶工学者の名前である．この発見によって実物大の船を作る前に小さな模型でシミュレーションができるようになり（その際に船のサイズと速度を同じ割合ではなく，この式に従うように縮小しなければならない），巨大な船の建造が可能となったのだ．まったく関係ないと思われる分野と，突然繋がりが見えてくる．なんだかワクワクしてしまうのは著者だけだろうか． ［進矢 正宏］

■引用文献

(1) Vaughan CL, O'Malley MJ. Froude and the contribution of naval architecture to our understanding of bipedal locomotion. Gait Posture, 21: 350-362, 2005.

O-43

下肢のプロポーション

　陸上の脊椎動物は進化の過程で身体形態を生活行動空間に合わせて自在に変化させてきたが，前後・左右に対をなす4つの肢の存在はほとんどの種で保守的に保存されている．種によって四肢の機能は異なるが，もっとも多くの脊椎動物に見られる四肢の機能は，移動（"locomotion"）あるいは重力下での体重支持（"weight bearing"）である．ちなみに，魚類以外に4つの体肢を持たない脊椎動物としては，爬虫類のいくつかの種（ヘビ亜目やトカゲ類の一部）と両生類の無足類，およびクジラ類（クジラとイルカ）のみである．ヘビは，水中や地中で抵抗になる四肢を退化させ，体幹部そのものを移動や体重支持に用いている．水棲になったことで体重支持の必要性が無くなったクジラは後肢を退化させており（腰骨が痕跡的に存在），尾びれが代わりに移動機能を果たしている．

　ヒトは，直立二足歩行を獲得し，移動および体重支持の機能を後肢（下肢）に任せたことで，前肢（上肢）により高い自由度を得ることができた．さらに，二足歩行の獲得によって肺呼吸と四肢の動作の強い連関から解放され，より自由な動作が可能になったことで，両側同時運動や両側交互運動の他に，力強い一側単独運動も可能になった．さらには，脳の進化に伴って，後肢で物体を把持し（"keep"）力を加え（"hit"）たり受け渡し（"pass"）たり，あるいは前肢のみで移動したり体重支持したりすることもできるようになった．このようにヒトは四肢の動作に高い自由度を獲得したため，立つ，歩く，走る，掴む，に加えて，蹴る，打つ，押す，投げるといった様々な動作が可能になり，数多くの文化的な創造を行って自ら生活行動空間の環境を変化させてきた．さらに，無数のスポーツ競技を生み出し，その競争的な過程の中で，ヒトの身体動作の可能性を常に更新してきた．

　このようにヒトの四肢は他の動物に比べて非常に高い自由度を有しているが，それでもなおヒトの下肢の役割のほとんどは，体重支持と移動である（1）．四足動物においては，より体重支持の役割が高いものを抗重量型の動物（例えばゾウなど），より移動の役割が高いものを疾走型の動物（例えばチーターなど）と分類することがあるが，ヒトにおいてはこの両者の役割のうち，どちらがより重要であるかについては，そのヒトの身体状態や生活行動環境によって異なる．筋の環境適応は非常に早いために，肢の筋量分布の特徴も抗重量型か疾走型によって異なるのではないだろうか．

　肥満者においては，体重が重いために，歩行や日常生活活動中であっても体重支持の必要性が高い．その結果，特に足関節のスティッフネスを高めておく必要がある．肥満者の特徴としては歩行中に強い足関節トルクを使用するが，膝・股関節では非肥満者と同じトルク発揮であることが知られている．また身体不活動は下腿筋量よりも大腿筋量の大きな低下を惹起する．その結果，部位別生体電気インピーダンス法によ

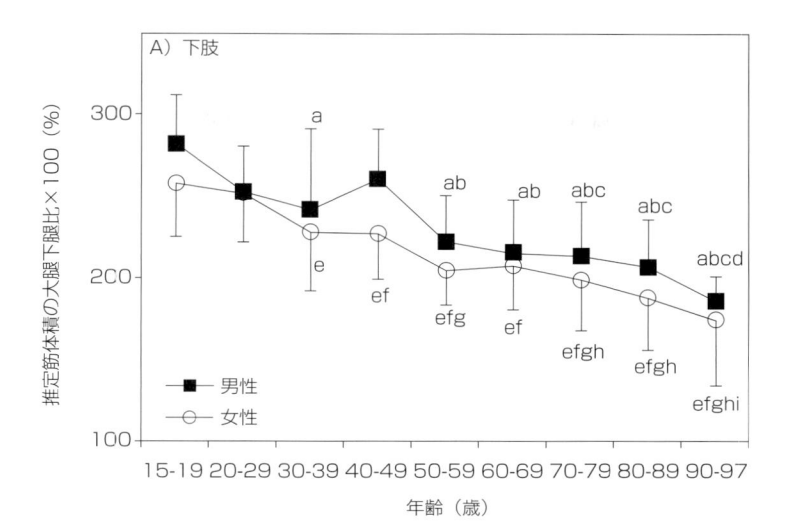

図：日本人男女1006名の部位別生体電気インピーダンス法で推定した下肢の筋体積の大腿と下腿の比（大腿/下腿）の加齢変化（平均±標準偏差）．男性群において，aは15-19歳と比べて，bは40代と比べて，cは20代と比べて，dは30代と比べて有意に低いことを示している．女性群において，eは15-19歳と比べて，fは20代と比べて，gは30代と比べて，hは40代と比べて，iは50代と比べて有意に低いことを示している．（山田陽介ほか．15〜97歳日本人男女1006名における体肢筋量と筋量分布．体力科学，56: 461-472, 2007.より引用）

って調べた下腿の筋量に対する大腿の筋量の割合は，肥満者で低値を示す（2）．また，この下腿の筋量に対する大腿の筋量の割合は，加齢によっても低値を示し（図），この低下率は，移動機能の低下した要介護者でより大きい（3）．高齢者，特に要介護高齢者は身体活動が低下していると同時に，バランス機能の大きな低下が起こり，より体重支持に必要なコストが増大するが，このことが筋量の大腿・下腿比と大きな関連を示しているのかもしれない．

　脚のプロポーションをみれば，どのような生活をしているか，どのような競技をしているのかがわかるような気がするが，それはあながち当てずっぽうではないのかもしれない．

[山田　陽介]

■引用文献
(1) Biewener AA. Biomechanics of mammalian terrestrial locomotion. Science, 250: 1097-1103, 1990.
(2) Yamada Y et al. Proximal electrode placement improves the estimation of body composition in obese and lean elderly during segmental bioelectrical impedance analysis. Eur J Appl Physiol, 107: 135-144, 2009.
(3) 山田陽介ほか．15〜97歳日本人男女1006名における体肢筋量と筋量分布．体力科学，56: 461-472, 2007.

O-44

なぜ陸上のトラックは左回りなの？

　陸上競技のトラックがなぜ左回り（反時計回り）であるか，不思議に思ったことはないだろうか．どのような基準で，なぜ左と決められたのだろうか．実際，1912年に世界陸上競技連盟によって陸上のトラックを左回りに走ることが統一されたが，それより前は右回りの競走も行われていた．当時の人々は，ヒトが先天的に回りやすい方向を経験的に知っており，より良い記録を求めるために左回りを基準として採用したのかもしれない．考えてみると，スピードスケートや野球のダイヤモンドも左回りである．この考えを支持する研究はあるのだろうか．

　この疑問に興味を持った研究者たちが，1920年ごろから様々な実験を行ってきた．研究者たちは，歩いた状態で障害物の周りを回ったり，T字路で曲がったりするヒトの行動を観察した．ヒトは左に回るのを好むのか，それとも右に回るのを好むのか．多くの研究が重ねられてきた．しかし，それらの研究では一致した見解は得られなかった．被験者が左を好んで回った研究もあれば，右を好んで回った研究もあったのである．これらの結果の多様性の原因として，課題がバラエティに富んでおり，個々の課題による結果への影響が大きかったからだとLenoirら（1）は考えた．どうやらあらゆる状況においてヒトが左に回るのを好むと断定することはできなさそうである．

　それでは，陸上のトラックは左回りの方が走りやすいと主張することはできないのであろうか．歩く動作と走る動作で方向転換の好みの強さは異なると考えたLenoirら（1）は，107人の被験者に次のような課題を行わせた．歩いたり走ったりしながら約10mの走路の往復（180度の方向転換を12回以上）を行わせるという課題である．その結果，歩行では59%，走行では71%の割合で左回り（反時計回り）の方向転換が行われた．Lenoirらは，この結果を説明する要因の1つとして，走る動作が，歩く動作よりも効率的に方向転換を行う必要性が強いからなのではないかと考えた．つまり，課題の時間や疲労，難しさなどが方向転換の好みをより顕著に引き出すと考えたのである．

　もっと自発的な，走り始めにおける方向転換を観察した面白い実験がある．Toussaintらは，図1のような装置を用いて，被験者に5つのターゲットのうち，1つを見ながら直径4mの円の周りをできるだけ速く走らせるという課題を行わせた（2）．対称性を保持するために，スタート位置をL，C，Rの3カ所に設定した．結果，左回りのバイアスが確認された．スタート位置がCの時は被験者が左回りを選択した試行はチャンスレベル（50%）よりも有意に高かった．また，被験者はスタート位置がRの時はほぼすべて（平均95.4%）左回りを選択していたのに対し，スタート位置がLの時は，右回りを選択した試行は70.8%にとどまった．（図2）．

　上の2つの研究から，どうやらヒトは左回りに走るのを好むといえそうだ．しかし，

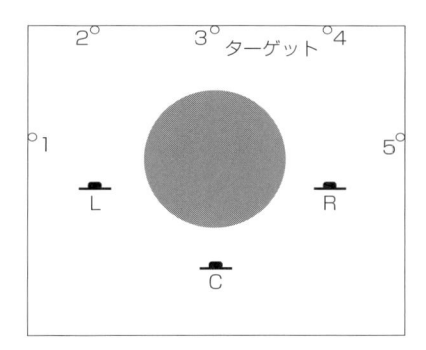

図1：Toussaintらの用いた実験の装置．L, C, Rの立ち位置から，壁に貼られた5つのターゲットのうちの1つを見ながら，右回りもしくは左回りでできるだけ速く1周する(Toussaint Y, Fagard J. A counterclockwise bias in running. Neurosci Lett, 442: 59-62, 2008.より改変引用)．

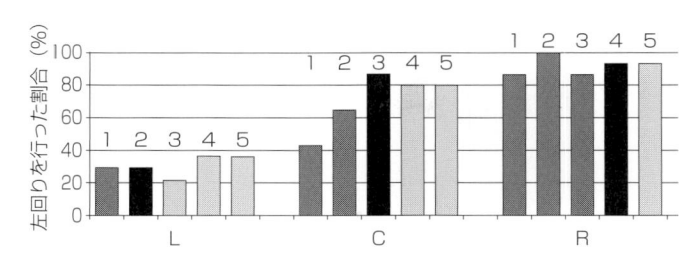

図2：被験者の注視の方向と，左回りの関係．図中の番号は図1のターゲットの番号を表す．5つのバーごとに左からL, C, Rの立ち位置での結果を示している．見た目にも明らかに左回りの平均が50%を超えている(Toussaint Y, Fagard J. A counterclockwise bias in running. Neurosci Lett, 442: 59-62, 2008.より改変引用)．

　少し立ち止まって考えてみてほしい．トラックの左回りが定められたのが1913年で，研究が始まったのが1920年ごろである．この事実からは，「陸上競技のトラックが左回りに定められたから，ヒトは後天的に左回りに走るのを好むようになった」という可能性も考えられないだろうか．つまり，ヒトが左回りに走るのを好むことを基準に，トラックの左回りを採用したわけではない可能性も考えられるのである．

　走者の立場ではなく，観衆の立場から左回りの基準が定められたという説もある．左回りに走るのならば，観客から見れば左から右に走者が走ることになる．ヨーロッパにおける文字の読み方と同じで観戦しやすいというわけである．もしかすると観客の立場から左回りと定められたから，ヒトは後天的に左回りに走るのを好むようになったのかもしれない．

　今のところどちらの説が正しいのかはわからないが，実際トラックを右回りで走ってみると，その走りにくさを感じることだけは確かである．

[藤井　慶輔]

■参考図書
日本博学倶楽部．スポーツの素朴な大疑問．PHP文庫，2008．
岡尾恵市．陸上競技のルーツをさぐる．文理閣，1996．
稲垣正浩，谷釜了正編．スポーツ史講義．大修館書店，1995．

■引用文献
(1) Lenoir M et al. Intrinsic and extrinsic factors of turning preferences in humans. Neurosci Lett 393: 179-183, 2006.
(2) Toussaint Y, Fagard J. A counterclockwise bias in running. Neurosci Lett, 442: 59-62, 2008.

ピッチとストライド

　速く走ることは人類にとって最大のテーマのひとつである．これまで，走ることに関する研究は様々な側面から数多くの研究がなされてきたが，本話では，走速度を構成するピッチとストライドに着目して「速く走れたときピッチやストライドはどうなっているのか」について紹介したい．

　改めていうまでもないが，走速度はピッチ×ストライドで表される．ピッチとは1秒間に何歩進んだかを表し，ストライドは1歩で進んだ距離を表している．

　トレーニングを積むと，ピッチにはそれほど変化がないがストライドが伸び，走速度が速くなったという報告がある．たとえば，日本の一流短距離選手である朝原選手や土江選手は，トレーニングによりピッチにはさほど変化がなかったが，ストライドの増大によって走速度が向上したことを報告している．これは，トレーニングにより，体組成や筋力，動作の改善などがみられ，結果的にストライドの増大につながったのではないかと考えられる．しかし，その日のうちで速く走れた時とそうでなかった時でも，ストライドが走速度に影響しているのだろうか．

　Hunter (1) らは被験者に7本の全力疾走を行わせた．その中から，1番速かった試行と3番目に速かった試行を比較したところ，ストライドは変化がなかったが，ピッチは1番速かった試行が3番目に速かった試行よりも速かったと報告している．つまり，速く走れた時は，ストライドが伸びたのではなく，ピッチが速くなったために速く走れたということがいえる．Luhtanen ら (2) や Hay (3) の研究でも，走速度とピッチとストライドの関係において同様の結果が報告されている．

　実は，ストライドは全力疾走の80%程度の速度でほぼ最大になり，それ以上の速度で走ってもあまり変わらないのである (4)（図1）．むしろ全力走ではストライドが短縮するという報告もある．一方，ピッチは走速度の増大とともに高まっていることが分かる（図2）．

　以上の研究知見をまとめると，長期的視野に立てば，ストライドが増大するようにトレーニングを重ねていくことが，速く走る上で重要であると考えられる．一方，その日のうちで一番速く走りたいといった短期的視野においては，ピッチが速くなることが重要である．著者も100mの選手であるが，速く走れた時はピッチが速く，無理にストライドを伸ばそうとするとピッチが低下してタイムが遅くなってしまうことがよくある．しかし，無理矢理ピッチを速くしようとするとストライドが短くなってしまう恐れがあるので注意が必要である．「ピッチが速くなっている」ということと「ピッチを速くしようとする」は必ずしも一致するとは限らない．

　スタートラインに立ったら無心でゴールまで駆け抜けよう．ピッチが最高潮に達したとき，最高の結果があなたを待ち受けているかもしれない．

［片山　拓］

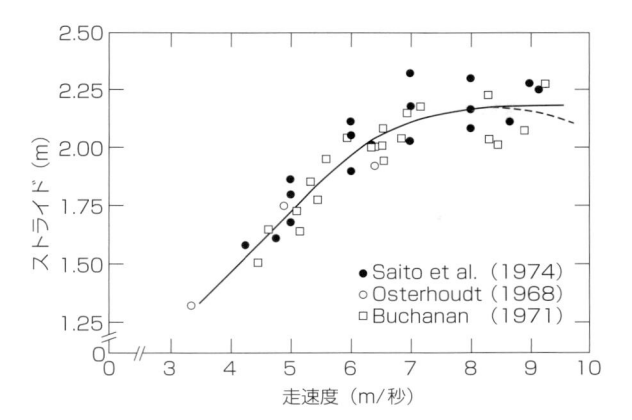

図1：走速度とストライドの関係（トレッドミル上を走行）
(Dillman CJ. Kinematic analysis of running. Exerc Sports Sci Rev, 3: 193-218, 1975.より引用)

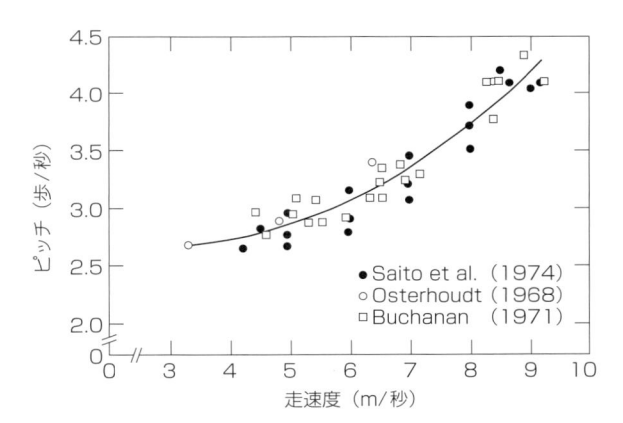

図2：走速度とピッチの関係（トレッドミル上を走行）
(Dillman CJ. Kinematic analysis of running. Exerc Sports Sci Rev, 3: 193-218, 1975.より引用)

■参考図書
宮下充正，小林寛道．走る科学．大修館書店，1990．

■引用文献
(1) Hunter JP et al. Interaction of step length and step rate during sprint running. Med Sci Sports Exerc, 36: 261-271, 2004.
(2) Luhtanen P, Komi PV. Mechanical factors influencing running speed, In Komi PV (ed) Biomechanics VI-B, University Park Press, pp.23-29, 1977.
(3) Hay J. Cycle rate, length, and speed of progression in human locomotion. J Appl Biomach, 18: 257-270, 2002.
(4) Dillman CJ. Kinematic analysis of running. Exerc Sports Sci Rev, 3: 193-218, 1975.

O-46

脚全体の一つ先を行く，骨盤の動き

　様々なスポーツにおいて股関節や骨盤の動きが重要だ．ランニング動作でも同様であるといわれている．ところで，股関節や骨盤を上手に動かした走りをしようとすると，骨盤からがコンパスの脚であるかのように骨盤を前後に動かした走りをしようとするのではないだろうか？高校時代，陸上部に所属していた著者も，股関節の重要性の話を聞いてからは必死に骨盤を前後に大きく動かそうとしていたことを覚えている．

　図1の太線を見て欲しい．これは人間の身体を上から見た時の骨盤の回転角度を示したものである．縦軸が0度の時，骨盤は進行方向正面を向いていることになる．まず歩行時の波形である（a）に注目する．波形が右足のものだとして考えてみよう．右足が接地した時，骨盤は内側に傾いている．すなわち右の腰が前に出ている．その後，右足で地面を蹴る動作に伴い，骨盤は外側に回転（右腰が後ろに動く）していく．右足が離地し地面を蹴る動作が終了すると，骨盤は内側に回転を始める（右腰が前に動く）．このように，歩行時において，骨盤は脚全体のスイングとほぼ同じような動きをしており，あたかも骨盤からがコンパスの脚であるような動きをしている．

　次に（b）を見て欲しい．同じく上から見た時の骨盤の回転角度であるが，これは走行時のものである．右足が接地した時，骨盤はすでに外側に傾いている．すなわち右の腰が後ろにある．その後，接地の中盤すなわち重心の真下を足が通過するあたりで右腰が最も後ろに下がる．そしてキック動作中なのにもかかわらず骨盤は内側への回転を開始する．すなわち脚の離地を待つことなく右腰は前に出て行くのである．接

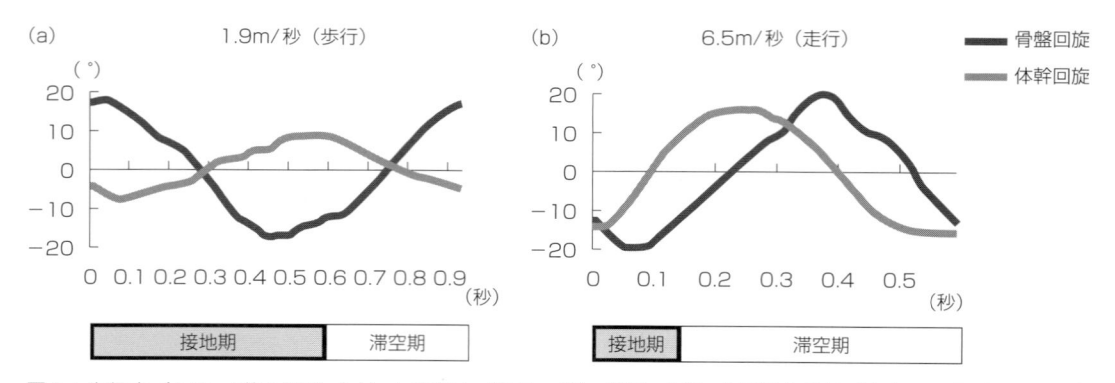

図1：歩行中（1.9m/秒；図の（a））と走行中（6.5m/秒；図の（b））の骨盤と体幹（左右の肩を結んだ直線）の回旋角度．回旋角度とは，人間の身体を上から見た時の骨盤と体幹の回転角度で，進行方向に対して正対している時が0度，それよりも支持脚側の骨盤が前方にあるときが正の角度とした．
（西守　隆，伊藤　章．歩行と走行の移動変化における骨盤と体幹回旋の相互相関分析．理学療法学．33: 318-323, 2006. より引用）

図2：接地の際に，接地脚側の骨盤が前にある歩行時の動き（左の図）よりも，接地脚側の骨盤が後ろに下がっているランニング時の動きの（右の図）ほうが，重心と接地点の水平距離を減らし，接地時のブレーキ力を小さくできるのという仮説が立てられている．
(Schache AG et al. The coordinated movement of the lumbo-pelvic-hip complex during running: a literature review. Gait Posture, 10: 30-47, 1999.より引用)

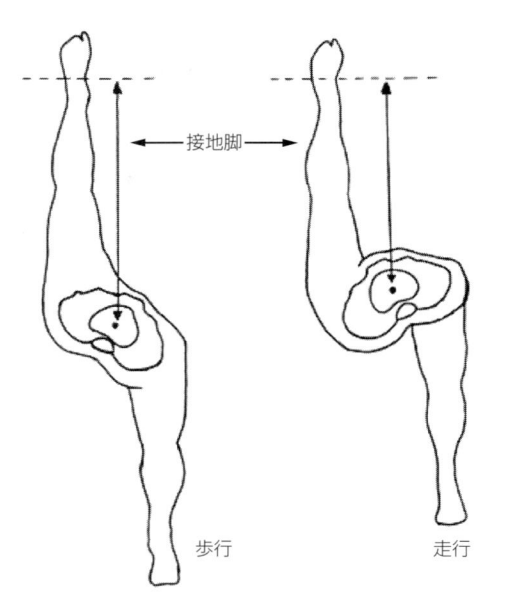

地期中盤から前方に動き始めた右腰は遊脚期中盤まで前方に動き続け，脚全体の後方スイングに先立って右腰は再び後ろに動き始める．つまり走行時は歩行時と違って，骨盤が脚全体のスイングをあたかも先するような動きをしているのである．

歩行とランニングの骨盤の動きで何故，このような違いがあるのかについて，はっきりとはわかっていない．1つの仮説として考えられているのは，接地の際に，接地脚側の骨盤が後ろに下がっていることで，重心と接地点の水平距離を減らし，接地時のブレーキ力を小さくしスピードの減速を抑えているのではないかと考えられている（図2）．

骨盤からがコンパスの脚であるかのように骨盤を前後に動かそうとしていた高校時代の著者であるが，なかなか思うような結果が出なかった．ひょっとすると，脚全体を先導する骨盤の動きに敢えてブレーキをかけ，さらには接地時のブレーキまで大きくしてしまっていたのかもしれない，と今になって思うものである．

[岡本　英也]

■引用文献
(1) 西守　隆，伊藤　章．歩行と走行の移動変化における骨盤と体幹回旋の相互相関分析．理学療法学，33: 318-323, 2006.
(2) Schache AG et al. The coordinated movement of the lumbo-pelvic-hip complex during running: a literature review. Gait Posture, 10: 30-47, 1999.

O-47

長距離走，パフォーマンス向上のキー！？
〜筋線維と腱の効率的な動き〜

もし筋線維と腱組織を協調させて効率よく力を発揮することが出来たならば，多くのスポーツ競技においてパフォーマンスが向上するだろう．特に，出来る限り効率的に力を発揮しながら走り続けねばならない長距離ランナーは下肢の筋線維と腱組織を協調させて効率よく力を発揮していることが予想される．しかし効率的に力を発揮するとはどのようなことをいうのであろうか？

骨格筋は収縮要素である筋線維と弾性要素である腱組織とを直列につないでモデル化される．張力を発生するのは収縮要素の筋線維である．弾性要素である腱組織はバネのようにふるまい，弾性エネルギーを貯蔵したり放出したりする．Arampatzisらの研究により，長距離走のランニング効率がよいランナーには，①弱い力に対して大腿四頭筋の腱がよく伸びる，②下腿三頭筋の腱が硬く，筋線維の発揮する張力が強い，という特徴があることがわかってきた（1）．では，このような特徴が何故，ランニング効率と関係するのだろうか？

AlbrachtとArampatzisはこの点に関して詳細な検討を行っている（2）．彼らはランニング効率のよいランナーと悪いランナーの筋腱の特性を反映した別々のモデル（図1）を用いてシミュレーションを行い，筋や腱の振る舞いにどのような違いがあるのか検討した．まず，大腿四頭筋についてみてみよう（図2（a））．効率のよいランナーでは弱い力に対し腱がより多く伸びる分，収縮要素である筋線維の伸び縮みする範囲が少なくなり，筋線維の収縮速度が低下する．筋線維は収縮速度が低いほど大きな力を出せるため，長距離走の時のような弱い張力に対して大腿四頭筋の腱がよく伸びるほうが効率的に大きな力を生みだすことができるのだ．次に下腿三頭筋につい

図1：腱組織の特性．大腿四頭筋（QF）ではランニング効率がよい選手（high）のほうが，弱い力に対してよく伸びる．一方で，下腿三頭筋（TS）ではランニング効率が良い選手のほうが，同じ力に対しても腱が伸びづらい（腱が硬い）（Albracht K, Arampatzis A. Influence of the mechanical properties of the muscle-tendon unit on force generation in runners with different running economy. Biol Cybern, 95: 87-96, 2006. より引用）

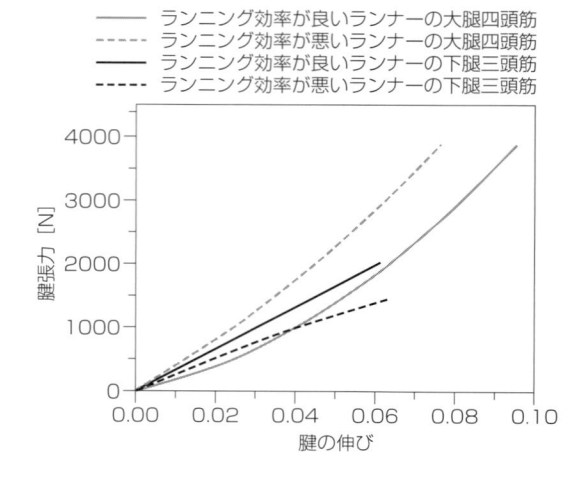

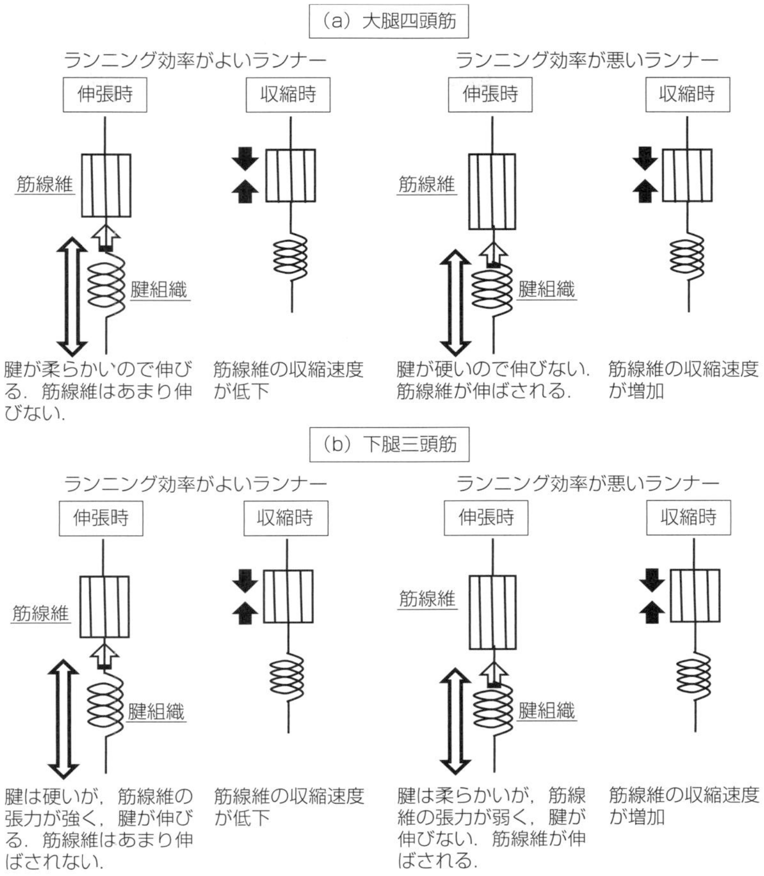

図2：ランニング効率がよいランナーと悪いランナーの大腿四頭筋および下腿三頭筋の伸張—収縮サイクルの模式図．

て見てみよう（図2（b））．大腿四頭筋とは逆に，ランニング効率のよいランナーは下腿三頭筋の腱が硬い．大腿四頭筋の時と同じように考えると，腱が硬いと筋線維の収縮速度が増加し，効率的に大きな力が出せないように思われる（実際，短距離走のように大きな力を発揮するとき（最大筋力発揮の60〜100％）では，大腿四頭筋の腱が柔らかい方が効率的に力を発揮できる）．しかし，長距離走のように小さな力を発揮するときは少し事情が違う．ランニング効率のよいランナーには，下腿三頭筋の腱が硬いことに加え筋線維の発揮張力が大きいという特徴もあったことを思い出してほしい．ランニング効率のよいランナーは，硬い腱を筋線維が大きな力で引き伸ばし，腱組織が伸び縮みする分，筋線維の収縮が少なく済むため，筋線維の収縮速度が低下し，効率的に大きな力を発揮できるのだ．

　ランニングの速度は上昇させても筋線維の収縮速度は上昇させない．このことが自己記録更新へのキーになるのかもしれない．　　　　　　　　　　　　　［岡本　英也］

■引用文献
(1) Arampatzis A et al. Influence of the muscle-tendon unit's mechanical and morphological properties on running economy. J Exp Biol, 209: 3345-3357, 2006.
(2) Albracht K, Arampatzis A. Influence of the mechanical properties of the muscle-tendon unit on force generation in runners with different running economy. Biol Cybern, 95: 87-96, 2006.

O-48

地面を強く蹴った方が速く走れる!?
～スプリンターの膝と足首の動き～

　速く走るためには地面から大きな力をもらわなければならない．そのためには，膝や足首でしっかり地面を蹴らないといけないと考えるかもしれない．実際，つい最近までは，このような考え方が支持され，スポーツの現場などでも指導がなされてきたのだ．

　しかし，伊藤らは速く走ることのできるスプリンターほど，膝や足首の伸展する速度が遅いという驚くべき結果を報告している (1)．図1のように，股関節の伸展角速度は疾走速度にかかわらずほぼ一定の値（もしくは，速い選手ほど股関節の伸展角速

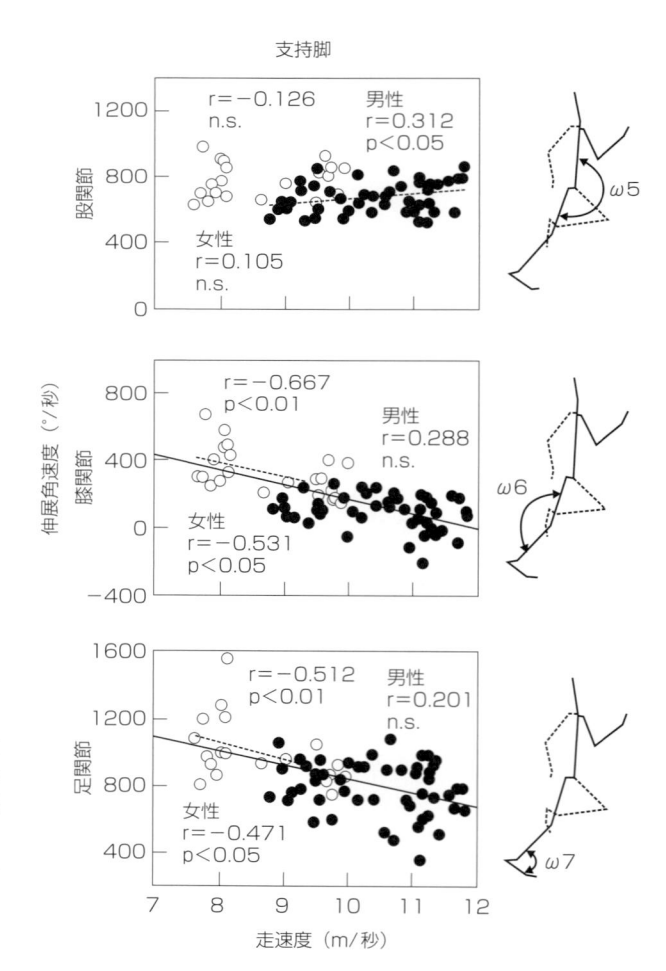

図1：様々な競技レベルのスプリンターの全力疾走速度と股関節，膝関節，足関節の伸展角速度の関係を示す．全力疾走速度が速いスプリンターほど，膝関節，足関節の伸展角速度が小さいことがわかる．
（伊藤章ほか．100m中間疾走局面における疾走動作と速度との関係．体育学研究，43: 260-273. 1998. より引用）

図2：股関節が同じだけ伸展しても，膝の伸展がない右の図のほうが，足先の移動距離が長い．右のキックの方が股関節の伸展速度を脚全体を後方へスイングする速度へ効果的に変換できる．
(伊藤章ほか．100m中間疾走局面における疾走動作と速度との関係．体育学研究，43: 260-273, 1998.より引用)

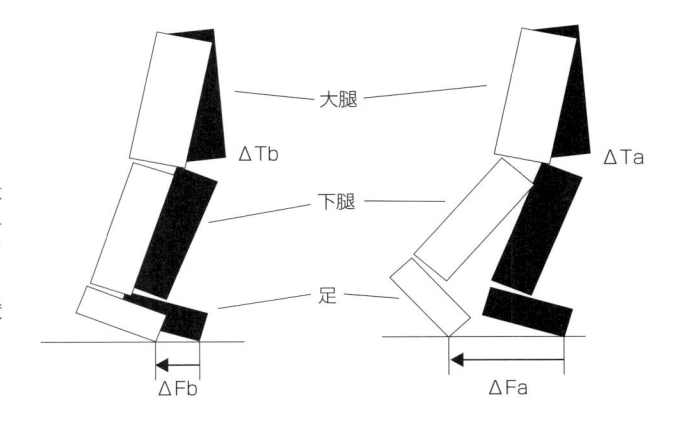

度が速い傾向）を示すが，膝・足関節の伸展角速度は全体として走速度と有意な負の相関を示していることがわかる．これまでは「膝や足首でしっかりと地面を蹴る」という走り方が正しいと考えられてきたが，このような結果から考えると，速いスプリンターが膝や足首で地面を力強く蹴っているとは思えない．

図2は，接地期後半のキック動作を模式的に示したもので，濃い色の足から白い色の足へとキック動作が行われた様子を示している．左は膝関節を大きく伸展させたキック動作，右は膝の伸展がないキック動作である．股関節の伸展角度は左右の図とも同じになっている．これを見るとわかるように，右の方が足先の移動距離が長いことが分かる．つまり右側のキック動作のほうが，股関節の伸展を効果的に前方への移動に伝えられるのだ(1)．また，足関節の伸展動作は身体を前に進めるのではなく，上方に持ちあげてしまう作用があり，上下動につながると考えられている(2)．上下動が大きくなると，結果的にピッチが落ちてしまうのだ．また，足関節を固定させ，あそびをなくすことで，短い接地時間にも対応できているのだと考えられている．

近年の世界や日本のトップレベルスプリンターでは接地中に膝が伸展せず，逆に終始屈曲を続けるキック動作を行うようになってきたことも明らかになってきた(3)．今後，ひょっとすると，接地中に膝が屈曲し続ける走り方が世界の主流なキック動作となり，100mの記録もどんどん更新されていくかもしれない． ［岡本　英也］

■参考文献
金子公宥，福永哲夫編．バイオメカニクス．杏林書院，2004.
■引用文献
(1) 伊藤　章ほか．100m中間疾走局面における疾走動作と速度との関係．体育学研究，43: 260-273, 1998.
(2) 伊藤　章，石川昌紀．短距離走におけるスナップの意味．バイオメカニクス研究，4 (2): 159-163, 2000.
(3) 福田厚治ほか．男子一流スプリンターの疾走動作の特徴―世界陸上東京大会との比較から―．バイオメカニクス研究，12 (2): 91-98, 2008.

O-49

脚を速く動かしたら一流短距離選手になれるか？

　オリンピックの花形種目といわれている陸上競技100m．誰もが1度は一流短距離選手の走りを目にしたことがあるだろう．号砲が鳴ったら物凄い勢いで加速し，わずか10秒足らずでゴールを駆け抜ける．私たちは，一流短距離選手の走りを目の当たりにし，呆気にとられるだけであるが，もしあなたが一流短距離選手のように脚を速く動かすことができたら，彼らと同じような動きができるのだろうか．

　実は，単に脚を速く動かしたからといって，一流短距離選手と同じような動きになるとは限らない．一流短距離選手は一流たる所以の動きをしているのである．本話では，速い選手の脚の動きに着目して話を進めていきたい．

　図は，中間疾走における疾走動作を引き付け，もも上げ，振り出し，振り戻しの4つの局面に分け，それぞれの局面における脚の最大スイング速度を様々なレベルの選手を用いて分析したデータである（1）．その結果，4つの局面の中で振り戻し局面の脚の最大スイング速度のみが疾走速度と関係があり，引き付け，もも上げ，振り出しの局面では脚の最大スイング速度と疾走速度との間に有意な相関関係はみられなかった．つまり，疾走速度の速い選手は，脚が速く動いているのは接地直前だけであり，脚を引き付ける局面やもも上げの局面では脚が速く動いたからといって疾走速度とは関係ないのである．

　さらに驚くべきデータがある．伊藤ら（2）は，様々なレベルの選手の接地中における足関節および膝関節の最大伸展角速度を調べたところ，走速度の速い選手のほうが接地中の足関節および膝関節の最大伸展角速度が遅かったという結果が得られた．つまり，速い選手のほうが接地中に膝や足首がゆっくり伸びているのである．これに関してはO-48で詳しく紹介しているのでそちらを参照して頂きたい．

　以上の結果より，疾走速度の速い選手は全ての局面の脚の動きが速いのでなく，速く動いているのは接地直前だけであり，接地中においては，疾走速度の速い選手のほうが膝や足首がゆっくり伸びているということが分かる．したがって，もしあなたが脚を速く動かせたとしても，一流短距離選手と同じような動きになっているとは限らず，動作の局面や身体部位によって脚が速く動いたり遅く動いたりしなければ速く走ることはできない．

　短距離選手は全力疾走ではなくても特異的な動きをしている．表は，短距離選手，長距離選手，一般人が一定速度（5.8m/秒）で走った時の動作データである（3）．短距離選手は，長距離選手や一般人に比べ，接地瞬間の重心とつま先の水平距離が短く，また，接地瞬間の両膝間の距離が短かった．これはつまり，短距離選手は，長距離選手や一般人に比べ，身体のより近い位置で接地しており，接地の瞬間に逆脚がより前に振り出されていることを示している．長距離選手と一般人はそれほど変わらない動

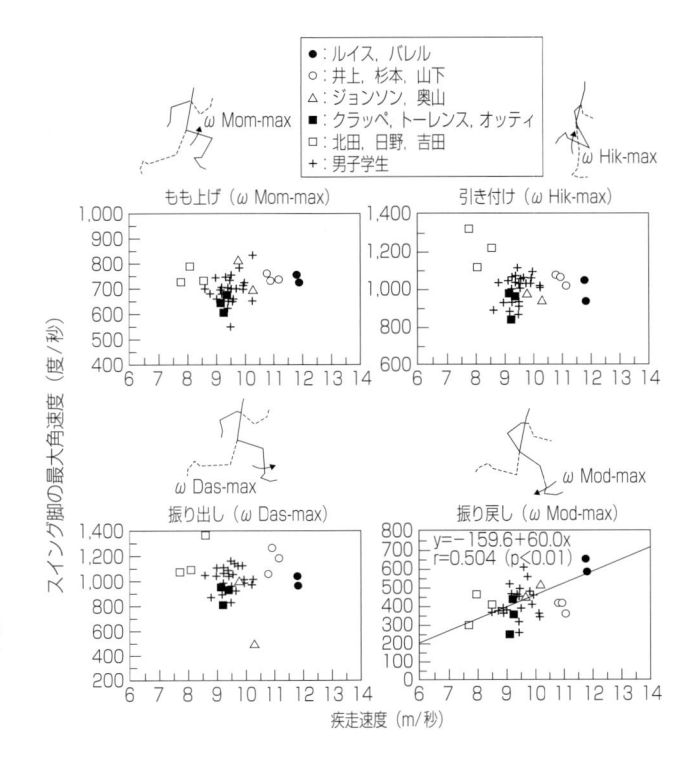

図：全力疾走中の各局面における脚のスイング速度（小林寛道．ランニングパフォーマンスを高めるスポーツ動作の創造．杏林書院，2001．より引用）

表：短距離選手，長距離選手，一般人が5.8m/秒で走行したときのキネマティック変数
(Bushnell T, Hunter I. Differences in technique between sprinters and distance runners at equal and maximal speeds. Sports Biomech, 6: 261-268, 2007. より引用)

	短距離選手（A）	長距離選手（B）	一般人（C）
走速度（m/秒）	5.81	5.81	5.78
最小膝関節角度（°）	39	45	48
最小股関節角度（°）	117[B]	126	125
離地瞬間の膝関節角度（°）	163	161	161
接地時間（秒）	0.168[C]	0.177	0.187
ストライド（m）	3.88	3.66	3.72
接地瞬間の下腿角度（°）	5	7	8
接地瞬間の重心とつま先の水平距離（m）	0.71[BC]	0.76	0.76
接地瞬間の両膝間距離（m）	0.46[BC]	0.59	0.62

B，C，BCはそれぞれB群，C群，BおよびC群と有意差があることを示す．

きをしており，短距離選手だけが特異的な動きをしていたことがわかる．短距離選手は，全力疾走を日々の練習で繰り返している中で身につけた，全力疾走でより速く走るために適した動きをしているのではないだろうか． ［片山 拓］

■引用文献
(1) 小林寛道．ランニングパフォーマンスを高めるスポーツ動作の創造．杏林書院，2001．
(2) 伊藤 章ほか．100m中間疾走局面における疾走動作と速度との関係．体育学研究，43: 260-273, 1998．
(3) Bushnell T, Hunter I. Differences in technique between sprinters and distance runners at equal and maximal speeds. Sports Biomech, 6: 261-268, 2007.

O-50

なぜ速く走るときは腕を振るの？

　信号が赤になる前に，走って渡ろう．そう思ったとき，まず足を前に速く動かそうとするだろう．両足を交互にすばやく前に出すことで，つられて頭や胴体といった足以外の部分が一緒に移動する．多くの人は日常生活ではこのようなイメージで走っていることだろう．しかし，50m走のように，短い距離をできるだけ速く走らなければならないときは，ヒトは足を速く動かすことに加えて，腕を大きく速く振る．腕を振ることによって，より速く走れるというわけである．ところがよくよく考えてみると，ヒトが走るとき，腕は地面に接していない．つまり，腕振りの作用は決して直接的には速く走ることには結びついていないのだ．そもそも，どうして速く走るときは腕を振るのだろうか？

　腕振りの作用を身をもって体験するために，腕組みをして腕を振れない状態にして速く走ってみるとどうだろう．実際にやってみるとわかるのだが，速く走れば走ろうとするほど，腰のあたりがねじれて上手く走れないのである．

　この現象を運動制御の観点から説明してみよう．両足がそろった状態から右足をすばやく前に出すことにより，鉛直軸周りにおいて下半身には（頭から見て）反時計回りに大きな回転力が生じる．しかしそのままでは，一度反時計回りにまわった下半身は，すぐに時計回りに転じることができず，すばやく左足を出すことができない．腕が自由に振れる場合は，腕を振ることで上半身に時計回りの回転力を生じさせ（図1, 2），下半身との回転力とのバランスをとって快適に走ろうとする．ところが，腕組みをして腕が振れない場合，上半身は1つの塊となるので，上半身全体を時計回りに回転させることでしか下半身の回転力とのバランスをとれないのである．腰がねじれるように感じるのはこういうわけなのだ．

　以上の説明からわかることは，速く走るときには，下半身と上半身の鉛直軸周りにおける回転のバランスをとるために，腕振りが必要不可欠であるということである（1）．しかしだからといって，速く走るためには，腕を大きく，速く振れば振るほどよいというわけではないことは，ここまで読んでくださった読者の方ならお気づきのことだろう．速く走るための腕振りの重要なポイントは，下半身の回転力とのバランスをとるために，上半身の回転力を生み出すことなのである．

　実際，腕振りが出来ない状況で速く走ろうとするためには，肩を垂直軸周りに大きく回転させることで，下半身の回転とのバランスを取ろうとする動作が確認されている．Fujiiら（2）は，バスケットボール選手にドリブル走と単純走を行わせた結果，単純走に比べドリブル走で肩の回転を大きくしたことを明らかにした．さらに，単純走に比べドリブル走で走速度が落ちない被験者ほど，肩を大きく回していたことが示された．バスケットボール選手は，速い走速度でドリブルをしたいのだが，同時に上

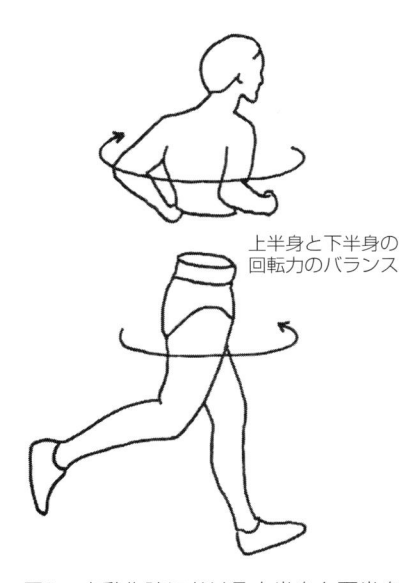

図1：走動作時における上半身と下半身の回転の概念図．下半身の回転力を打ち消すように，上半身は逆向きの回転力を生み出す．(Hinrichs RN. Upper Extremity Function in Running II: Angular Momentum Considerations. International Journal of Sport Biomechanics, 3: 242-263, 1987.より改変引用)

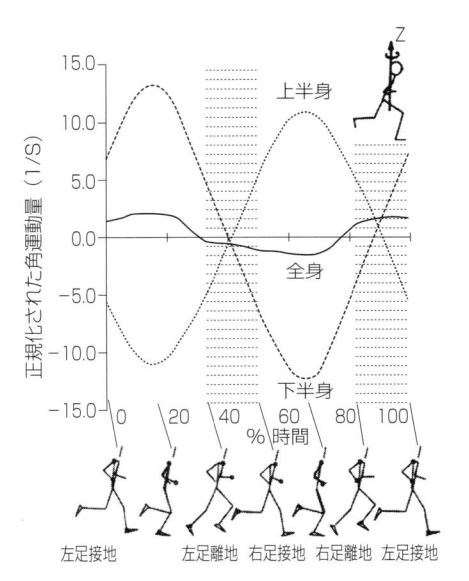

図2：走動作時における上半身と下半身，全身の角運動量（被験者の身長の二乗と体重で割って正規化した）の時系列データ．図1を支持するように上半身と下半身の角運動量は逆位相である．(Hinrichs RN. Upper Extremity Function in Running II: Angular Momentum Considerations. International Journal of Sport Biomechanics, 3: 242-263, 1987.より改変引用)

肢で正確にボールをコントロールしなければならないため自由に腕が振れないのである．このジレンマを克服するために編み出されたのが，この肩を大きく回転させるという工夫なのかもしれない．

腕を振らなくても速く走ることのできる球技選手が存在することは，その球技の試合を見たことのある者ならだれもが納得することだろう．その事実から，腕振りの役割は下半身の回転力とのバランスをとることであり，速く走るようになるためには，自分の感覚の中で脚の動きとうまくバランスをとる（協調する）腕振りを習得できるように，繰り返し練習することが大切であるということがいえる．

とはいっても多くの人がいる交差点で，いきなり腕を大きく振って走り出すのは危ないからやめておくのが賢明であろう．

［藤井　慶輔］

■参考図書
金子公宥，福永哲夫編．バイオメカニクス．杏林書院，2004．

■引用文献
(1) Hinrichs RN. Upper Extremity Function in Running II: Angular Momentum Considerations. International Journal of Sport Biomechanics, 3: 242-263, 1987.
(2) Fujii K et al. Skilled baseball players rotate their shoulders more during running while dribbling. Percept Mot Skills, 110: 983-994, 2010.

[I] 姿勢制御・筋科学編

Ichihashi Lab.
市橋　則明研究室

I-01

解剖学書に書かれている筋の作用は本当に正しい？

　医療関係やスポーツの関係の仕事をしている人や今学校で医療系を学んでいる学生は，分厚い解剖学の教科書を暗記することに大変苦労した（している）ことであろう．解剖学書に記載されている内容の中でも，筋肉が各関節をどのように動かすかを示す「筋肉の作用」は，ヒトの動きを考えるために最も重要である．理学療法学の教育を仕事としている著者も以前は，「ヒトの動きを理解するためにはすべての筋肉の作用を覚えないといけない」と教えていたわけであるが，この作用というものは，教科書を暗記すればいいというものではないところが難しいところである．なぜなら，肢位により作用が変化する筋肉が存在するためである．それでは筋の作用はどのようにして決まっているのか？これを理解するためにはモーメントアームを理解する必要がある．

　筋収縮によって生じた力は，腱を介して骨に伝達され，関節を介してテコの作用により外部に発揮される．この外部に発揮された力を我々は筋力（関節トルク）として測定している．それゆえ各関節角度で測定された筋力は，筋が発揮している力だけではなく，モーメントアームが影響する．モーメントアームとは関節の回転中心から筋（正確にいうと筋の仮想上の力発揮方向）までの距離であり，この距離が大きいほど同じ筋張力であっても関節トルクは大きくなる．つまり，関節のトルク（T），モーメントアーム（Ma），筋張力（F：筋線維張力が総合されて腱に作用された力）の関係は$T = Ma \times F$で表すことができる．モーメントアームは，関節の構造（腱の付着する位置）に影響され，筋張力は筋の構造（筋断面積）に影響される．同じ筋断面積を持った筋でもモーメントアームが大きな筋の方が実際に発揮される関節トルクは大きくなり，同じ関節でも関節の角度が変化することによりモーメントアームは変化する．このため，関節角度によるモーメントアームの変化が大きな筋では，作用の逆転が起こる可能性がある．ここでは，実際に筋の作用がどのように変化するかを研究した論文を紹介する．

　図1は股関節の回旋に関与する筋のモーメントアームを示したものである(1)．股関節の屈曲角度が0度のときの各筋の作用は外旋のモーメントアームを持っている筋が多い．この0度のときの（解剖学的肢位の）作用が解剖学書には記載されている．しかし，股関節の屈曲角度が90度に増加すると内旋のモーメントアームを持つ筋が多くなる．外旋筋として代表的な梨状筋や中殿筋後部線維も90度股関節屈曲位では内旋筋となり，角度が変われば教科書の知識では役立たないことになる．

　一方，教科書に書いてある作用は近位が固定され遠位が動くものとして記載されている．しかし筋は近位側にも作用を持っており，このこともヒトの動きを理解するために非常に重要である．図2は，大腰筋の近位部の作用を示したものである(2)．大

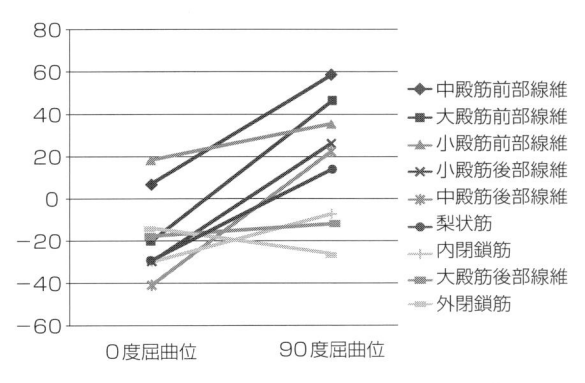

図1：股関節屈曲0度と90度における股関節回旋筋のモーメントアーム　＋が内旋，－が外旋モーメントアーム（mm）
(Delp SL et al. Variation of rotation moment arms with hip flexion. J Biomech, 32: 493-501, 1999.より作図）

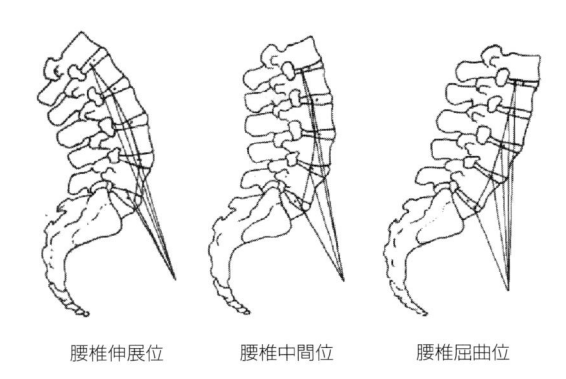

図2：大腰筋の近位部の作用
(Santaguida PL, McGill SM. The psoas major muscle: a three-demensional geometric study. J Biomech, 28: 339-345, 1995.より引用）

　腰筋は，腰部の垂直安定作用があるといわれているが，これは正常な腰椎前弯がある場合にいえる．図2中央に記載した腰椎中間位（正常な肢位）では大腰筋は第1-2腰椎椎体間には主に椎体間を圧迫する力が，第3腰椎以下は腰椎屈曲作用があることがわかる．第3腰椎以下のモーメントアームも短かく，主に腰椎を固定するために働くと考えられるために，大腰筋は腰椎を安定化させる筋として重要とされるのである．一方，右図の腰椎屈曲位（腰椎前弯が減少した肢位）では，第1腰椎以下すべてが腰椎屈曲作用となりモーメントアームも中間位よりも大きく，腰椎に屈曲のストレスを加えることになる．また，左図の腰椎伸展位（腰椎前弯が増加した肢位）では第1-3腰椎椎体間に伸展方向のストレスが生じ，それ以下は屈曲方向のストレスが加わるという相反するストレスが腰椎にかかることになり，大腰筋は腰椎を安定させる作用ではなくなってしまう．このように近位側でも腰椎の肢位により大腰筋の作用が変化することが証明されている．

　筋肉には，近位側の作用と遠位側の作用があり，そのどちらも関節の角度が変化すると作用が変化する可能性がある．分厚い解剖学書であっても作用に関しては，解剖学的肢位での遠位側の作用のみを示しているに過ぎないことになり，作用を覚えてもヒトの動きを理解できないことになる．大事なのは作用を覚えるのではなく，起始付着の関係からモーメントアームがどの程度かを想像できる柔軟な脳である．著者の最近の講義では筋の作用を丸暗記しようとしている学生に対して「ヒトの動きを理解するためには筋の作用は覚えるな．覚えても作用は変化するので意味がない．考えろ．」と逆説的に教えて，学生の脳にストレスを与えている．　　　　　　　　　　[市橋　則明]

■引用文献
(1) Delp SL et al. Variation of rotation moment arms with hip flexion. J Biomech, 32: 493-501, 1999.
(2) Santaguida PL, McGill SM. The psoas major muscle: a three-demensional geometric study. J Biomech, 28: 339-345, 1995.

I-02

関節深層筋は何をしているのか？

　インナーマッスルを鍛えよう！コアトレーニングが大切だ！　最近はスポーツをしている中学生にでも通じる言葉になってきているようである．関節深層筋をトレーニングすることの重要性については，リハビリテーションやスポーツ科学の領域で盛んに唱えられている．しかし，解剖書を眺めてみても，関節の深層にあるのはどれも小さな筋ばかりで，大きな力を生み出せるとは到底思えない．いったい，関節深層筋がなぜそれほど重要視されているのであろうか？　この分野に関しては，現在までのところまだ多くのことはわかっていない．しかし，現実としてそこには筋が存在している．そのことには必ず何か意義があると思える．ここでは，特に未知なことが多く残されている股関節周囲筋を例にとって，解剖・運動学的，あるいはバイオメカニクス的見地から，関節深層筋の神秘に迫りたい．

　まず，関節深層筋の走行を見てみよう．当然，関節深層筋は関節のすぐ近くを走行しており，その点から考えると，関節の回転に関わる筋のモーメントアームは表層の筋に比べると小さくなっている．したがって，筋のボリュームが小さいということだけではなく，モーメントの観点からも関節深層筋が関節の回転運動に対して大きな貢献をすることは難しいことがわかる．しかし，その反面，関節面を圧迫する力を生み出しやすい走行になっている．図1は小殿筋あるいは中殿筋後部線維の走行を示している．これらは，前額面で見ると大腿骨頚部と平行に走行していることがわかる (1)．すなわち，これらの筋が発揮する力は，関節面を圧迫する方向のベクトルが相対的に大きくなり，関節を物理的に安定させる作用を生み出しやすいと考えることができる．

　次に，さらに関節深層筋の奥深くまで入って行ってみたい．先に述べたように関節深層筋は関節のすぐそばに位置しており，筋によっては，関節包・靭帯に接するように走行している．その部分を解剖学的に分析すると，筋の深層の一部の線維が関節包と連続性を持っていることが報告されている．もしそれが確かであれば，そこにも何らかの意義があるに違いない．図2は小殿筋の線維と関節包との連続性を示したイラストである．このイラストでは，小殿筋が作用する局面，つまり股関節が外転する時に，関節包が緊張することを示唆している (2)．このような事例は，小殿筋だけではなく梨状筋や内・外閉鎖筋などでも確認されており，先に述べた物理的に圧迫して関節を安定させる作用とは意味合いが異なるメカニズムが考えられる．関節深層筋が緊張することによって，関節内の骨運動にとって重要な関節包の緊張が変化する．そのことによって，大腿骨頭の軌道を調整し動きを導く作用が関節深層筋にはあるのではないだろうか．ただ，これについてはまだ報告が少なく，確定的なことはいえない．これからの研究による解明が待たれるところである．

　最後に，筋のさらに詳細な組織に目を向けてみよう．ヒトではないが，ネコの股関

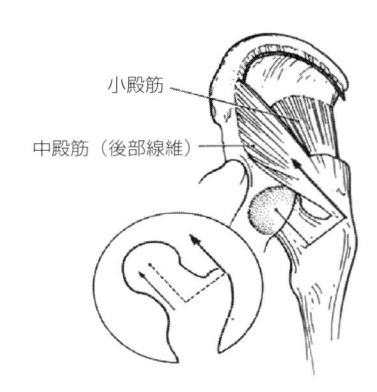

図1：小殿筋と中殿筋後部線維の走行
前額面では、小殿筋と中殿筋後部線維は大腿骨頸部と平行に走行しており、関節に圧迫力を加える働きがあることが推察される.
(Gottschalk F et al. The functional anatomy of tensor fasciae latae and gluteus medius and minimus. J Anat, 166: 179-189, 1989. より改変引用)

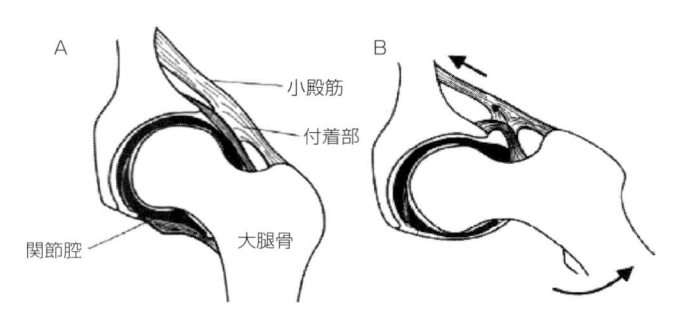

図2：小殿筋と関節包との連続性およびその作用
A：小殿筋の深層線維の一部は関節包と連続性をもっている.
B：股関節外転運動時に小殿筋が収縮すると関節包の緊張が増す.
(Walters J et al. Gluteus minimus: observations on its insertion. J Anat, 198: 239-242, 2001. より改変引用)

節深層筋の組成を分析した報告によると，小殿筋や内・外閉鎖筋，上・下双子筋，大腿方形筋など関節深層筋の多くの筋では，遅筋線維の割合が多いことが示されており，筋によっては，同一の筋においても表層よりも深層でより遅筋線維の割合が高くなっているというから驚きである．著者のRoyらはこの報告で，股関節の深層筋を"ヒップカフマッスル（hip cuff muscles）"と呼んでいる（3）．また，それらの筋では，筋の長さの変化を検知する筋紡錘の分布密度も高いことが報告されており（4），関節深層筋の役割について"運動学的モニター（kinesiological monitors）"という言葉が使われている．関節深層筋には，関節の近くに存在することによって，関節の動きを鋭敏に感知するという役割があるのかもしれない．

これまで見てきたように，関節深層筋には，筋としてただ単に力を発揮するだけではなく，いくつかの大切な機能があるようである．普段我々はなかなかその存在に気付いてあげることはできないが，今日も関節深層筋は，人目に触れないところで地味に大切な任務を果たしている．

[建内　宏重]

■引用文献
(1) Gottschalk F et al. The functional anatomy of tensor fasciae latae and gluteus medius and minimus. J Anat, 166: 179-189, 1989.
(2) Walters J et al. Gluteus minimus: observations on its insertion. J Anat, 198: 239-242, 2001.
(3) Roy RR et al. Architectural and histochemical properties of cat hip 'cuff' muscles. Acta Anat (Basel), 159: 136-146, 1997.
(4) Eldred E et al. Spindle representation relative to distribution of muscle fiber types in the cat capsularis muscles. Acta Anat (Basel), 159: 114-126, 1997.

I-03

縁の下の力持ち
～骨盤底筋群の構造と役割～

　腰痛の予防や正しく美しい姿勢の維持には，いわゆる腹筋や背筋が大事だという話は，すでに一般化されているに等しいだろう．しかし，それらと比較して，骨盤底筋群についてはあまり聞き慣れないかもしれない．四足動物とは異なり，直立二足歩行という特殊な移動形式をとっているヒトにおいては，重力に伴って骨盤内の臓器が垂れ下がってくるのを防ぐための支持構造が必要であり，骨盤底部には頑丈な靭帯や骨格筋が存在している．なかでも最も大きく関与しているのが，骨盤底筋群による下方からの支持力である．

　骨盤底部は臓側骨盤隔膜，骨盤隔膜，尿生殖隔膜の三層構造になっている．骨盤隔膜は主に肛門挙筋（恥骨尾骨筋，恥骨直腸筋，腸骨尾骨筋）と尾骨筋，尿生殖隔膜は浅会陰横筋，深会陰横筋，球海綿体筋，坐骨海綿体筋，尿道括約筋で構成されている．これらの筋の総称として骨盤底筋群と呼ばれている．図1のAが健康な人の骨盤底を示していると捉えると分かりやすいだろう．船が骨盤内の臓器，海水が骨盤底筋群を表わしており，海水が満たされていることで船底から上方に向かって浮力が生じている．また船が港内の適切な位置に停留するために船はチェーンでつながれており，これが骨盤内の筋膜や靭帯を表わしている．しかし，Bで示しているように海水が引いてくると浮力が小さくなり，相対的に船の重力が大きくなる．そのため船が沈み込み，船をつないでいるチェーンに頼らざるを得なくなってしまう．妊娠や出産などが契機となって骨盤底筋群が正常に機能しなくなると，骨盤内の臓器が垂れ下がり，周辺の筋膜や靭帯にとって大きな負荷となってしまう状態に似ている（1）．骨盤底筋群の機能不全が生じると，下腹が出てきてしまうだけではない．さらに悪化すると，腹圧性尿失禁のほか，性器下垂，膀胱瘤，直腸瘤や直腸脱などが引き起こされる危険性が高

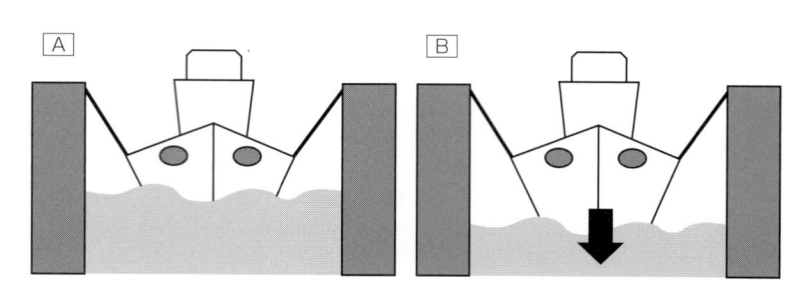

図1：骨盤底の模式図（Haslam J, Laycock J. Therapeutic management of incontinence and pelvic pain. Springer, 2002.を改変引用）
A：正常な骨盤底
B：骨盤底筋群に機能不全がある場合

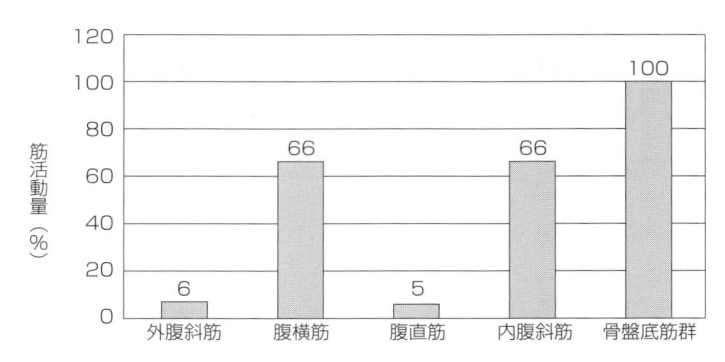

図2：背臥位にて骨盤底筋群を最大収縮させたときの腹筋群の筋活動量
(Neumann P, Gill V. Pelvic floor and abdominal muscle interaction: EMG activity and intra-abdominal pressure. Int Urogynecol J Pelvic Floor Dysfunct, 13: 125-132, 2002.より改変引用)
それぞれの筋の最大等尺性収縮を100％とし，正規化した値を示している．

まる．

また骨盤底筋群は，ローカル筋システムに分類される腹横筋や多裂筋に加え，さらに横隔膜とともにユニットを構成しており，これらが協調して円滑に働くことで体幹の安定性が確保されるといわれている(2)．Neumannらの研究では，立位および背臥位において骨盤底筋群を最大に収縮したとき，いずれの肢位においてもローカル筋群に分類される腹横筋および内腹斜筋の筋活動が高まるが，一方でグローバル筋群に分類される外腹斜筋および腹直筋の筋活動は低いと報告されている（図2）．つまり，この結果は，骨盤底筋群の筋活動を伴うことによって腹横筋や内腹斜筋といった腹部のローカル筋群の筋活動がより特異的に高まることを示しているといえるだろう(3)．

骨盤底筋群は下から支え土台を作っている．その構造も役割も，まさに"縁の下の力持ち"そのものである．
　　　　　　　　　　　　　　　　　　　　　　　　　　　　　　　　　　　　[太田　恵]

■引用文献
(1) Richardson C et al. Therapeutic exercise for spinal segmental stabilization in lower back pain. Churchill Livingstone, 1998.
(2) Haslam J, Laycock J. Therapeutic management of incontinence and pelvic pain. Springer, 2002.
(3) Neumann P, Gill V. Pelvic floor and abdominal muscle interaction: EMG activity and intra-abdominal pressure. Int Urogynecol J Pelvic Floor Dysfunct, 13: 125-132, 2002.

奥深い筋肉～ローカル筋システムとグローバル筋システム～

　一言に「腹筋」や「背筋」というと，腹直筋や広背筋などを想像しがちかもしれないが，それだけではないということをご存知だろうか．Bergmarkは，脊椎の安定化における主な機械的役割から，腹筋や背筋といった体幹筋群をグローバル筋システムとローカル筋システムに分類している．

　グローバル筋システムは，骨盤または胸郭の表在にある比較的大きな体幹筋群であり，これには胸部の最長筋，胸部の腸肋筋，腰方形筋の外側線維，腹直筋，外腹斜筋，内腹斜筋が含まれている．これらは脊椎の運動の方向性を決定する役割を有しているといわれている．一方，ローカル筋システムは，腰椎に起始または停止している深部の筋で，横突間筋，棘間筋，多裂筋，腰部の最長筋，腰部の腸肋筋，腰方形筋の内側線維，腹横筋，内腹斜筋の胸腰筋膜に付着する線維により成っている．後者は前者と比較してモーメントアームが小さいため，力の発生については不利であるものの，脊椎の分節を制御する機能を有している (1)．図1は脊椎を模式的に表現している．Aは正常な状態を示しており，グローバル筋による支え綱およびローカル筋による分節的連結で支持されている．しかしBに示したように，支え綱が強くても分節的連結が壊れると脊椎は不安定となる．ローカル筋システムが弱まったり，あるいは反対にグローバル筋システムが強く働き過ぎたりすることによって，ローカル筋システムとグローバル筋システムのバランスが崩れてしまうと脊柱は不安定な状態になり，それが腰痛の要因になり得るのである (2)．

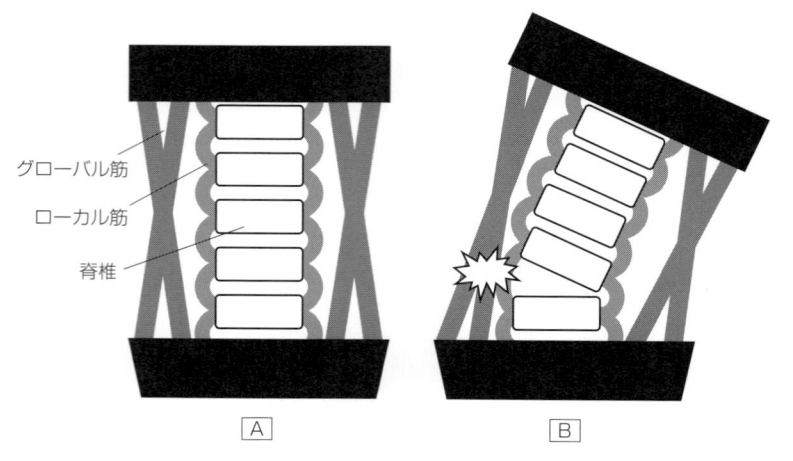

図1：ローカル筋群とグローバル筋群．(リチャードソン C 著，斉藤昭彦訳．脊椎の分節的安定性のための運動療法．エンタプライズ，2002.を改変引用)

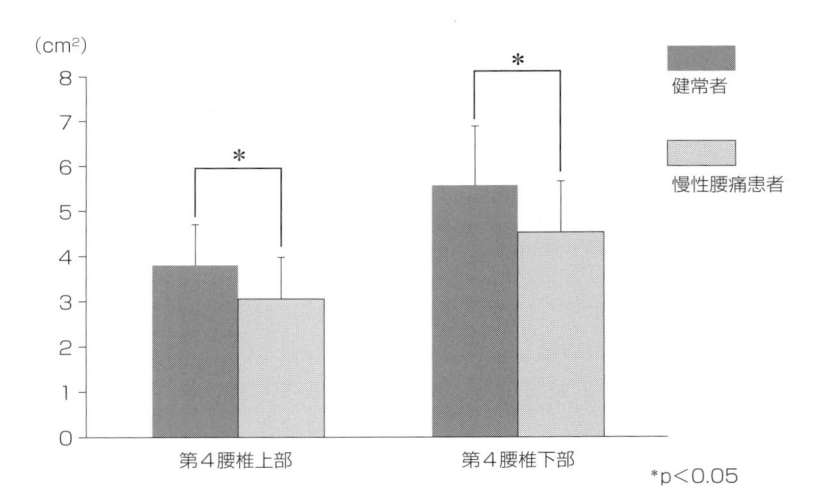

図2：健常者および慢性腰痛患者における多裂筋の筋横断面積の比較．(Kamaz M et al. CT measurement of trunk muscle areas in patients with chronic low back pain. Diagn Interv Radiol, 13: 144-148, 2007. より作図)

　ローカル筋の中でも特に腹横筋や多裂筋に着目し，その機能不全と腰痛との関連について検討した報告は多い．腹横筋については別項で説明することにして，本項では多裂筋について着目したい．多裂筋は，腰椎骨盤領域に広がる筋で，1個の椎骨から5本の筋束が起こり，それぞれ別の神経支配を受けているという特徴を有している．それにより，椎間関節の細かい運動をコントロールし，保護するという重要な役割を担っている．

　Kamazらは，コンピューター断層撮影法（CT）を用いて多裂筋の筋断面積を測定し，腰痛が1年以上続いている慢性腰痛患者（平均年齢43.2±6.9歳）と健常者（平均年齢44.4±6.9歳）について比較した（図2）．その結果，第4腰椎の上部および下部において，慢性腰痛患者では健常者よりも多裂筋の筋断面積が有意に小さかったと報告している（3）．これは慢性腰痛患者においては多裂筋に筋萎縮が起きていることを示しており，多裂筋の筋萎縮と腰痛に関連があることがいえるだろう．

　割れた腹直筋や張り出した広背筋は逞しく美しい．しかしながら，腹筋も背筋も，目に見える浅い部分だけでなくより深い部分も大事である．案外"奥が深い"といえよう． 　　　　　　　　　　　　　　　　　　　　　　　　　　　　　　　　　　[太田　恵]

■引用文献
(1) Bergmark A. Stability of the lumbar spine. A study in mechanical engineering. Acta Orthop Scand Suppl, 230: 1-54, 1989.
(2) リチャードソンC著，斉藤昭彦訳．脊椎の分節的安定性のための運動療法．エンタプライズ，2002.
(3) Kamaz M et al. CT measurement of trunk muscle areas in patients with chronic low back pain. Diagn Interv Radiol, 13: 144-148, 2007.

I-05

注目を集める大腰筋
～大腰筋の機能は万能？～

　速く走りたいという願望はだれにでもあるのではないだろうか．世界陸上やオリンピックで活躍した選手の大腰筋の大きさが一般の陸上選手に比べて大きいという報告があり，大腰筋が速く走るための筋肉であるということに注目が集まった．またリハビリテーションの世界においても高齢者に対して盛んに大腰筋のトレーニングが行われ，テレビや雑誌にも大腰筋について数多く取り上げられるようになった．なぜこんなにも大腰筋は注目を集めるのか？はたして本当に万能な筋肉なのか？その機能に迫る．

　はじめに大腰筋の特徴として，ヒト特有な走向が挙げられる．ヒトの大腰筋は，その走向が特徴的で，脊柱から起始しており骨盤前面を通り，股関節前方で後方に大きく屈曲する独特な走向を有している．つまり股関節屈曲位の四足動物では，まっすぐのはずの走向が立位になることによりこのような独特な走向になったことが想像できる．またヒトの大腰筋は，霊長類と比べて筋線維の構成が異なり（表），その機能が異なることを報告されている（1）．つまりそれはヒト独自の機能である立つ，歩く，走るなどの運動機能が影響しているのではないだろうか．

　大腰筋の研究の限界として，大腰筋は深部筋でありその研究は難しいとされてきた．しかし，近年，核磁気共鳴画像（MRI）や超音波画像診断装置の導入により深部筋の収縮動態を観察することができるようになり大腰筋のヒト特有の機能との関連性が徐々に明らかにされ始めた．

　立位保持に関する研究において，大腰筋は，前方から大腿骨頭を骨盤に押し付け，拮抗作用を持つ殿筋群とともに股関節の安定性に関与している．また脊柱を安定化し直立二足姿勢の維持に関与していると報告されている．また脊柱を安定化し直立二足姿勢の維持に関与していることも明らかにされている（2）．この直立二足姿勢の維持に関して大腰筋には，持久性に優れた遅筋線維など立位保持に有利な性質を持っていることや立位時に大腰筋が持続的に活動しているという報告からも裏付けられる(1)．

　その一方で大腰筋の歩く速さや走る速さとの関連に注目を高めている．若年者の100m走における速さと大腰筋横断面積との関連性や陸上選手は大腰筋の横断面積が大きいことが報告されている（3）．走る動作は，股関節を素早く屈曲させることが重要とされており，大腰筋の股関節を屈曲させる作用は，股関節の伸展による伸張反射を利用することでより素早く屈曲できるのではないかと推測できる．また高齢者における歩行速度にも影響するとされているなど大腰筋の歩行や走行に関する重要な役割が明らかにされている．

　立位保持や歩行，走行にも大腰筋は重要な役割を果たしており，その万能な大腰筋の機能が注目を集めている要因の1つであると考えることができる．しかしこれらの機能に矛盾や疑問も感じられる．

表：霊長類の大腰筋における筋線維型の割合（木村忠直．解説 数種霊長類における大腰筋の筋線維構築と組織化学的特徴．バイオメカニズム学会誌，24: 141-147, 2000.より引用）

種	性	（固体例数）	100計測点の筋線維数	赤筋線維 % (数)	中間筋線維 % (数)	白筋線維 % (数)
ヒト	♀	(4)	1,136.0	43.2 (498)	23.8 (265)	32.7 (373)
	♂	(13)	970.0	42.7 (404)	25.4 (247)	32.9 (319)
オランウータン	♀	(1)	519.0	29.3 (152)	22.7 (118)	48.0 (249)
	♂	(1)	341.0	26.4 (90)	21.4 (73)	52.2 (178)
ニホンザル	♀	(1)	370.0	28.9 (107)	26.8 (99)	44.3 (164)
	♂	(1)	221.0	34.8 (77)	24.9 (55)	40.3 (89)
アヌビスヒヒ	♂	(1)	481.0	32.9 (158)	27.4 (132)	39.7 (191)
	♂	(1)	533.0	33.4 (178)	27.0 (144)	39.6 (211)
ハマドラスヒヒ	♂	(1)	480.0	32.1 (154)	26.0 (125)	41.9 (201)
	♂	(1)	401.0	32.9 (132)	25.7 (103)	41.4 (166)

ヒトと霊長類の大腰筋との比較を行い，ヒトの大腰筋には，持久力を発揮するタイプⅠ型の赤筋線維（遅筋線維）の割合が高く，オランウータンやヒヒなどでは瞬発力を発揮するタイプⅡ型の白筋線維（速筋線維）が高いことを示している．

図：ヒトの大腰筋における筋線維の大きさ．ヒトの大腰筋では，速筋線維（W）に比べて遅筋線維（R）が太い筋線維を持つことが示されている．（木村忠直．解説 数種霊長類における大腰筋の筋線維構築と組織化学的特徴．バイオメカニズム学会誌，24: 141-147, 2000.より引用）

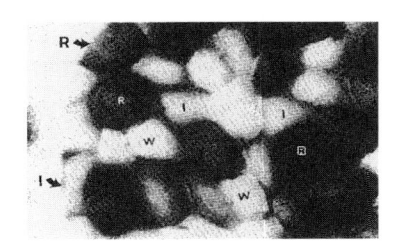

　一般的に立位保持に関しては，マラソンなどに使用するとされている「遅筋線維」が関与している．逆に走行においては，一瞬のパワーを発揮できる「速筋線維」が重要な役割を果たしており，大腰筋の上記の機能は一見矛盾しているようにみえる．この矛盾に関して，一般的に上肢などでは，速筋線維は遅筋線維より筋線維が太い．しかしヒトの大腰筋の遅筋線維は，速筋線維より太い筋線維を持っている（図）．つまり筋の断面積が力発揮と相関関係を示すことから，大腰筋が力発揮にも優れていることが報告（1）されている．このことは，大腰筋が持久性を必要とする立位保持に関与するだけでなく，パワーや瞬発力を必要とする走行においても重要な役割を果たしていることを示唆している．
　このように大腰筋は，多様な機能を持ち合わせている筋肉であり，そしてそのトレーニングが盛んに行われているが，まだまだ未知な部分は多く，今後更なる研究が必要な筋肉である．

[曽田　直樹]

■引用文献
(1) 木村忠直．解説 数種霊長類における大腰筋の筋線維構築と組織化学的特徴．バイオメカニズム学会誌，24: 141-147, 2000.
(2) Yoshio M et al. The function of the psoas major muscle: passive kinetics and morphological studies using donated cadavers. J Orthop Sci, 7: 199-207, 2002.
(3) 久野譜也．解説 大腰筋の筋横断面積と疾走能力及び歩行能力との関係．バイオメカニズム学会誌，24: 148-152, 2000.

なぜ筋バランスが重要なのか？

　よくこの筋力で歩けているな．臨床において，時々感じることである．明らかに筋力は正常レベルより低下しているものの，杖もつかずにすたすたと歩行できてしまう人を見ることが少なくない．全体としては決して力は強くないが，かといって極端にある特定の筋の力だけが低下しているということもない印象である．この現象を考えるとき，「筋バランス」というキーワードが浮かんでくる．

　そもそも「バランス」という言葉は，つりあい，均衡を意味するものであり，バランスという言葉が持ち出される場合には2つ以上のものの相互関係を論じていると考えてよい．したがって，筋バランスという場合には，明らかに2つ以上の筋の相互関係を意味していると捉えることができる．では，2つ以上の筋とは具体的にどういった筋の組み合わせを指すのであろうか．1つの関節運動について考えてみると，筋バランスは，1）共同筋群における筋バランス，2）主動筋と拮抗筋との筋バランス，3）固定筋と主動筋との筋バランス，の3つに分類することが可能であろうと考えている（1）．

　ここでは，特に1）の共同筋における筋バランスについて，2007年に発表されたLewis CLらの興味深い論文を基にさらに詳しくみてみよう．彼らは，任意に筋の特性や出力を調整することができる筋骨格モデルを用いることで，ある特定の筋の出力を増減させた場合に関節の動きがどのように影響を受け，またその時に，共同筋がどのような代償作用を示すかということについて詳細な解析を行っている（2）．彼らが対象としたのは，股関節の伸展運動あるいは屈曲運動という単関節運動であり，伸展運動については大殿筋の，屈曲運動については腸腰筋の出力を任意に変化させて解析を行っている．図Aは，股関節伸展運動時に大殿筋の出力を正常の状態（100％）から5％まで段階的に低下させたときに，大腿骨頭に加わる前後方向への力が，関節角度の違いによってどのように変化するかを示している．結果をみると，大殿筋の出力の低下に伴い，大腿骨頭を前方へ押す力が股関節伸展域において増大することがわかる．同様に図Bは，股関節屈曲運動時に腸腰筋の出力を変化させた場合の結果である．この場合，腸腰筋の出力低下に伴い，大腿骨頭を前方へ押す力が増大しており，特に股関節伸展域において顕著である．また，それと同時に，伸展・屈曲時にそれぞれ大殿筋と腸腰筋の出力が低下すると代償的に他の筋の出力が増加する．屈曲運動については，長内転筋，大腿筋膜張筋，縫工筋の出力が増加し，伸展運動については，半膜様筋，大腿筋膜張筋，縫工筋の出力が増加することが示されている．しかしなぜ，単に1つの筋の出力が低下しただけで，これほど多くの筋が出力を増加させなければならないのだろうか．その原因は，筋が有する3次元的な作用にある．例えば屈曲運動時には，腸腰筋の出力低下を代償するために大腿筋膜張筋や縫工筋が作用する．これ

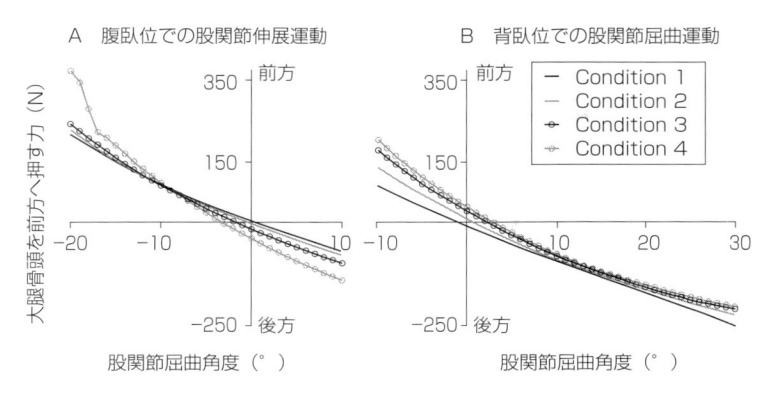

図：股関節伸展・屈曲運動における大殿筋と腸腰筋の出力変化と大腿骨頭を前方へ押す力の変化
出力について：Condition 1；100％，Condition 2；50％，Condition 3；25％，Condition 4；5％（正常な状態を100％）
伸展運動（A）屈曲運動（B）ともに，それぞれ大殿筋と腸腰筋の出力の低下に伴い，特に股関節伸展位にて大腿骨頭を前方へ押す力が増大している.
(Lewis CL et al. Anterior hip joint force increases with hip extension, decreased gluteal force, or decreased iliopsoas force. J Biomech, 40: 3725-3731, 2007. より改変引用）

らの筋は屈曲作用とともに大きな外転作用を有する．したがって，矢状面での屈曲運動を遂行するためには，その余分な外転作用を打ち消すために内転作用を有する長内転筋が作用しなければならなくなる．代償的に作用する筋の中でも，屈曲については長内転筋が，伸展については半膜様筋が，大腿骨頭を前方へ押す力に最も強く影響を与えていることも示されている．

このように，筋バランスが崩れることによって，関節への異常なストレスが増大するとともに，代償的に多くの筋が運動に参加しなければならず，運動の効率も低下する．このことが延いては，関節の傷害，あるいは筋の過使用から生じる痛みへとつながってしまうと考えられる．皮肉にも，筋のトレーニングによって筋バランスを崩してしまい，かえってパフォーマンスが低下することもある．他者と比べての優劣よりも，己の中でうまくバランスを保っていることのほうが，一固体にとっては重要であるのかもしれない．

[建内　宏重]

■引用文献
(1) 建内宏重. 股関節の病態運動学と理学療法II—関節運動・動作の捉え方—. 理学療法, 24: 474-482, 2007.
(2) Lewis CL et al. Anterior hip joint force increases with hip extension, decreased gluteal force, or decreased iliopsoas force. J Biomech, 40: 3725-3731, 2007.

I-07

思うように力が発揮できない
～筋力発揮時の同時筋活動～

さあ，今日から始めよう！と新しいことに挑戦した日のことを思い出してみよう．テニス，ピアノ，書道…何でもいい．その時，「鍵盤上の指がぎこちない」など，本当はもっと柔らかく動かしたいのに，関節の動きが硬くて思うように動かせなかったという経験がなかっただろうか？関節を思うように動かせなかった原因の1つに，動かしたい方向（主動筋）と反対側にある筋肉（拮抗筋）の力が不必要な時に入ってしまっていることが考えられる．主動筋と拮抗筋が同時に活動すると，関節の滑らかな動きが妨げられる．このように，主動筋と拮抗筋が同時に働くことを同時筋活動という．例えば，腕を曲げる（肘関節屈曲運動）時に，上腕二頭筋（主動筋）だけでなく上腕三頭筋（拮抗筋）も同時に働いてしまうような現象である．テニス選手と一般男性が様々な速度で肘を曲げた（等速性肘関節屈曲運動）場合，テニス選手の方が一般男性と比較して上腕三頭筋（拮抗筋）の筋活動が少ないことが報告（1）されている（図1）．テニス選手のようにラケットを振るのが上手い人は，肘関節の制御が優れており，肘関節周囲の同時筋活動が生じにくかったのである．このように，働いてほしくない局面では，同時筋活動を生じさせないことが好ましいと考えられる．では，働いてほしい局面はいつだろうか？

ある高さの台から跳び降りた後すぐに最大跳躍するトレーニング（ドロップジャンプ）がある．このドロップジャンプを走り幅跳び選手が行った場合，着地直前に，大腿直筋と大腿二頭筋の同時筋活動が高まることが報告（2）されている（図2）．着地直前であるから，同時筋活動が高まるようにあらかじめ上位中枢運動プログラムに組

図1：等速性肘関節屈曲運動時の上腕三頭筋（拮抗筋）の筋活動量
様々な速度（角速度0-240°）で肘を曲げた場合の上腕三頭筋の筋活動（角速度15°で遠心性収縮を行った時に生じた筋活動を100%として表示）を示している．どの速度でも，テニス選手の方が上腕三頭筋の筋活動が少なく，肘関節周囲の同時筋活動が生じにくいことを示している．
(Bazzucchi I et al. Tennis players show a lower coactivation of the elbow antagonist muscles during isokinetic exercises. J Electromyogr Kinesiol, 18: 752-759, 2008. を改変引用)

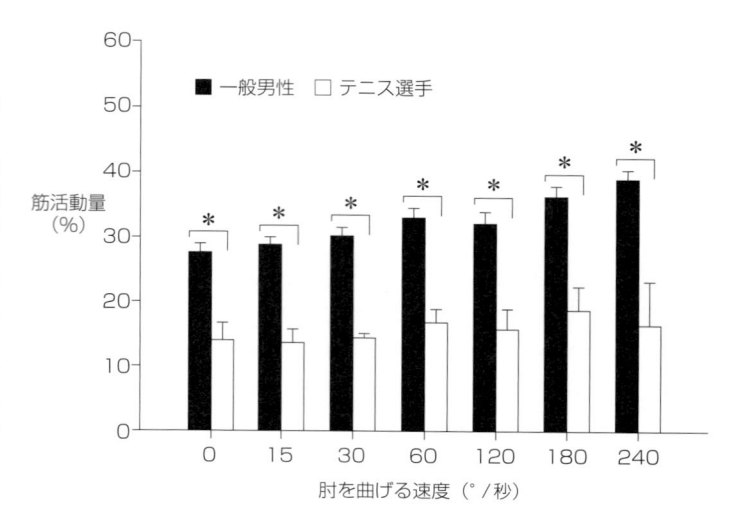

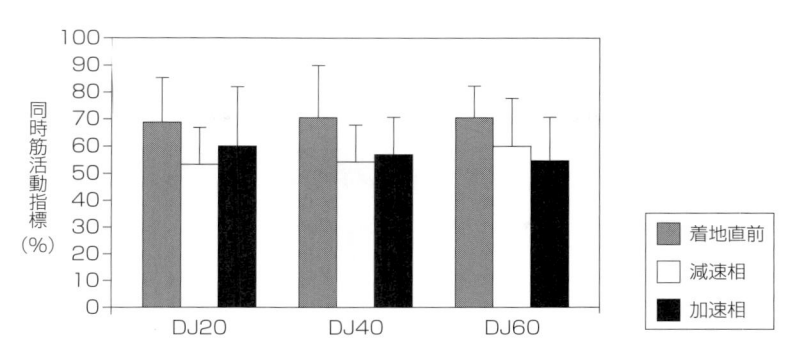

図2：ドロップジャンプ時の同時筋活動指標
DJ20：20cm台からのドロップジャンプ
DJ40：40cm台からのドロップジャンプ
DJ60：60cm台からのドロップジャンプ
同時筋活動指標（％）：大きいほど，同時筋活動が高まっていることを示す．
様々な高さの台を利用したドロップジャンプにおける，着地直前・減速相・加速相の大腿直筋と大腿二頭筋の同時筋活動指標を示している．どのドロップジャンプでも，着地直前に同時筋活動が高まることを示している．（Kellis E et al. Muscle co-activation around the knee in drop jumping using the co-contraction index. J Electromyogr Kinesiol, 13: 229-238, 2003.を改変引用）

み込まれていたと考えられる．台から跳び降りた場合，膝蓋大腿関節に体重の24倍もの力がかかるといわれていることから，着地時の一瞬で大きな力が膝関節にかかると想像できよう．その時に膝関節が不安定では怪我をしそうである．そこで，着地直前に膝関節周囲筋の同時筋活動を高めて膝関節を安定させ，着地時に膝関節が損傷しないように備えたのである．このように，同時筋活動は関節を安定させるのに役に立つ．そのため，台からの着地や歩行の支持期といった関節を安定させたい局面では，同時筋活動を高めることが好ましいと考えられる．

　滑らかに関節を動かしたい時には同時筋活動が生じないように，関節を安定させたい時には同時筋活動を高めて…と，あまり深く考えるとかえって動きがぎこちなくなりそうである．やはり熟練には経験の積み重ね，すなわち反復練習が大切である．本文は，動作を効率よく獲得するために，運動学習の過程で行き詰ったら参考にして頂ければ幸いである．　　　　　　　　　　　　　　　　　　　　　　　　　　[佐久間　香]

■参考図書
松村道一ほか編著．脳百話―動きの仕組みを解き明かす―．市村出版，2003．

■引用文献
(1) Bazzucchi I et al. Tennis players show a lower coactivation of the elbow antagonist muscles during isokinetic exercises. J Electromyogr Kinesiol, 18: 752-759, 2008.
(2) Kellis E et al. Muscle co-activation around the knee in drop jumping using the co-contraction index. J Electromyogr Kinesiol, 13: 229-238, 2003.

I-08

意外なところに力が入ってしまう
～脳卒中後遺症者の病的共同運動～

　目の前に，しっかりと固定された机があったら，机の下に腕を入れて机を持ち上げようと肘に（肘関節屈曲方向に）3秒ほど思いっきり力を入れてみよう．そしたら…．手や肩の周りの筋肉にも力が入らなかっただろうか？机が固定されていなかったら，肘が曲がるだけでなく，手や肩も一緒に動いてしまっているはずである．このような，ある関節を動かそうと力を入れた時に，その関節だけでなく他の関節も一緒に動いてしまうという特徴を持つ運動は，病的共同運動と呼ばれ，脳卒中後遺症者で顕著に観察される．例えば，目の前でまっすぐ手を挙げようとする（肩関節屈曲運動）と，健常な人では難なくまっすぐ手が挙がるのに，脳卒中後遺症者では脇が大きく開いた形で持ち上がってしまう（肩関節外転，外旋，肘関節屈曲，前腕回外，手関節掌屈，手指屈曲運動が伴う）．脳卒中後遺症者の動きが健常な人と違うように見えるのは，病的共同運動が影響していると考えられる．

　Dewaldら（1）は，この病的共同運動を定量化するため，ある関節に力を入れた時（随意筋力発揮時）に他の関節に2次的に生じる筋力を測定した．例えば，肘関節を思いっきり曲げ（最大等尺性肘関節屈曲運動）させ，肩関節に生じる力を測定した．その結果，健常な人も脳卒中後遺症者も，随意筋力の発揮方向と2次的に生じる筋力の方向に規則があることがわかった．この規則は健常者と脳卒中後遺症者で同じものもあれば，異なるものもあった．例えば，健常者と脳卒中後遺症者ともに，思いっきり脇を広げる（肩関節外転）方向に力を入れると，肘が曲がり（肘関節屈曲），掌が前を向く（肩関節外旋）方向に力が入った．一方，健常者では腕が前方に持ちあがる（肩関節屈曲）方向にも力が入ったのに対し，脳卒中後遺症者では後方に持ちあがる（肩関節伸展）方向に力が入った．また，脳卒中後遺症者は，麻痺側随意筋力が非麻痺側随意筋力と比較して弱く，2次的に生じる筋力が出現しやすいこともわかった．随意筋力が弱いために，2次的に生じる筋力が生じやすいのかもしれない．

　図：2次的に生じる筋力とその力に拮抗する筋力との関係
他の関節に力を入れた際に2次的に出現した肩関節内転筋力（最も大きく出たものを採用）と随意肩関節外転筋力（拮抗筋力：●），随意肩関節内転筋力（主働筋力：○）との関係．随意肩関節外転筋力が弱い人ほど，2次的に生じる肩関節内転筋力が大きいことを示している．
(Lum PS et al. Evidence for strength imbalances as a significant contributor to abnormal synergies in hemiparetic subjects. Muscle Nerve, 27: 211–221, 2003.を改変引用)

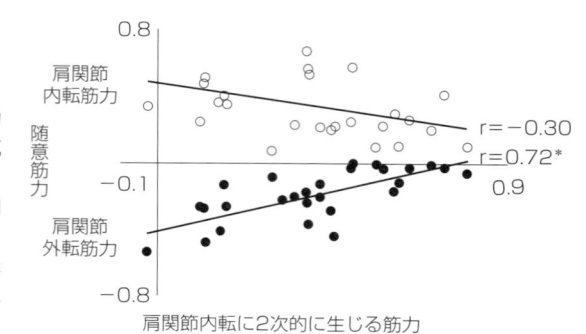

脳卒中後遺症者で異なる規則があったり2次的に生じる筋力が大きかったりする理由は他にないだろうか？この疑問に立ち向かうべく，Lumら（2）は2次的に生じる筋力とその力に拮抗する筋力（拮抗筋力）との関係を調べた．例えば，随意肩関節内旋筋力発揮時に肩関節内転筋力が最も2次的に出現しやすかったとすると，随意肩関節内旋筋力発揮時に2次的に出現した肩関節内転筋力と随意肩関節外転筋力との関係を調べたわけである．その結果，肩関節外転筋力が弱い人ほど2次的に肩関節内転筋力が出現しやすいことが示された（図）．

　脳卒中後遺症者で病的共同運動と呼ばれる特有の運動パターンが目立つのは筋力が低下しているからかもしれない．そうだとすれば病的共同運動が目立つからといって気に病むことはなさそうである．脳卒中後遺症者では，随意運動の司令塔である脳が損傷されるため，筋力の発揮が困難となっている．しかし，脳卒中後遺症者においても，筋力トレーニングを行うことで筋力は向上する．適度な筋力トレーニングを行うことは，身体を動かしやすくして，楽しみを増やしてくれることだろう．

［佐久間　香］

■参考図書
市橋則明編．運動療法学．文光堂，2008．

■引用文献
(1) Dewald JP, Beer RF. Abnormal joint torque patterns in the paretic upper limb of subjects with hemiparesis. Muscle Nerve, 24: 273-283, 2001.
(2) Lum PS et al. Evidence for strength imbalances as a significant contributor to abnormal synergies in hemiparetic subjects. Muscle Nerve, 27: 211-221, 2003.

I-09 まずは体幹の固定が大事！

　近年，健康指向が高まる中，ピラティスやコアリズムといった，体幹を鍛え，しなやかな動きを獲得するトレーニングが一般的にも広まり，体幹筋の重要性が認知されてきている．しかし，一言に体幹筋といえども，さまざまな筋肉が存在する．実際の運動時には，体幹筋はどのように活動しているのか？また腰痛などの体幹の傷害を抱えている人では，体幹筋の活動にどのような変化がみられるのだろうか？ここでは，筋肉が活動する順序に焦点を絞って，体幹筋の働きについて少し触れてみたい．

　体幹には，脊柱を安定させるために様々な筋肉が付着している．体幹の浅層もしくは脊柱から遠い位置に存在する筋肉はグローバル筋と呼ばれ，体幹の深層もしくは傍脊柱に存在する筋肉はローカル筋と分類される．これらグローバル筋とローカル筋についての解剖学的特徴の詳細については他項を参照していただきたい．

　実は，これら体幹筋は，単に体幹を動かす時だけでなく，四肢の運動の際にも活動が生じる．肩を屈曲運動させる時の体幹筋の活動を例にとってみることにしよう．肩関節を屈曲させるための代表的な筋肉は三角筋である．三角筋が収縮することで上肢は挙上され，肩関節の屈曲が生じる．Hodgesら（1）は三角筋と体幹筋に電極を挿入し，立った状態からすばやく肩を屈曲させた時の筋活動を調べた．すると，主動作筋である三角筋よりも腹横筋の方が約30ミリ秒先行して活動していた（図1）．これは，中枢神経レベルで腹横筋がフィードフォワード制御され，脊椎安定性に寄与していることを示唆している．この腹横筋のフィードフォワード制御は，上肢の運動の方向には関係なく発生する．また，この現象は上肢の運動時だけでなく，下肢の運動時でもみられるとされている．腹横筋は腹部前面を横方向に走行する筋肉であり，収縮すると腹部を引き締め，コルセットに似た役割を果たす．逆にいうと，脊柱の大きな運動

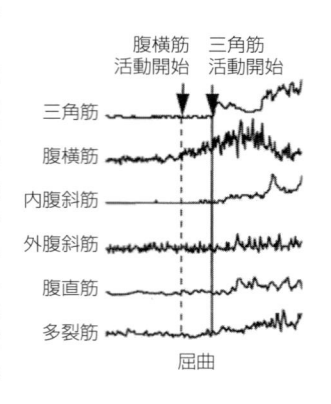

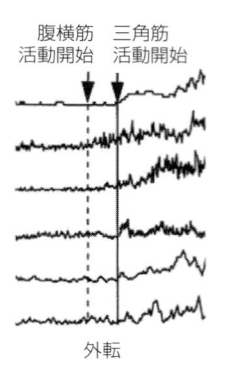

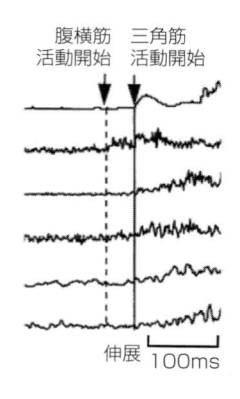

図1：肩関節屈曲，外転，伸展時の三角筋，腹横筋，内腹斜筋，外腹斜筋，腹直筋，多裂筋の筋電図波形．三角筋の筋活動開始時期は実線，腹横筋の開始時期は波線で示してある．腹横筋の筋活動開始時期が，肩関節の運動方向に関係なく三角筋に先行していることが分かる．（Hodges PW, Richardson CA. Feedforward contraction of transversus abdminis is not influenced by the direction of arm movement. Exp Brain Res, 114: 362-370, 1997. より改変引用）

図2:腰痛既往者の肩関節屈曲,外転,伸展時の三角筋,腹横筋,内腹斜筋,外腹斜筋,腹直筋,多裂筋の筋電図波形.三角筋の筋活動開始時期は実線,腹横筋の開始時期は波線で示してある.腹横筋の筋活動開始時期が,三角筋の活動開始よりも遅延していることが分かる.(Hodges PW, Richardson CA. Inefficient muscular stabilization of the lumbar spine associated with low back pain. Spine, 21: 2640-2645, 1996. より改変引用)

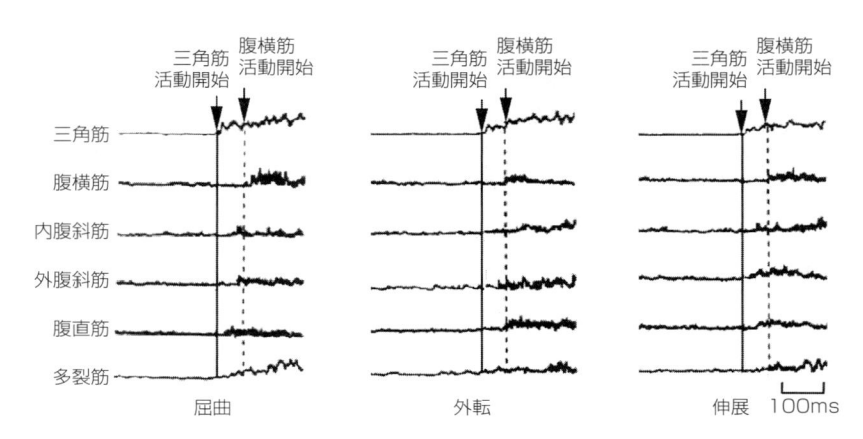

を生じさせるような機能は備わっていない.腹横筋が先行して活動することで,腹腔の内圧を高め,また背面の筋膜を緊張させて,脊椎が安定する環境をあらかじめ作っている.四肢が動く前に,体幹を固定することが大事ということである.

では,腰痛経験がある人ではどうなっているだろう.興味深いことに,腰痛の既往がある人では,四肢と体幹筋の筋活動開始のタイミングが少し異なってくる.先程と同様の方法で,過去に重度の腰痛経験がある被験者を対象として,肩関節運動時の体幹筋の活動を見てみる.すると,健常者では主動作筋である三角筋よりも腹横筋が先行して活動していたのに対して,腰痛既往者では腹横筋の収縮が遅延していたのである(2)(図2).これは,体幹固定のフィードフォワードがうまく機能せず,中枢神経系レベルでの変化が生じていることを表している.これらの筋活動開始時期の変化のメカニズムは,運動制御パターンの変化や,運動ニューロンの伝導速度の低下などが考えられているが,未だ統一した見解は得られていない.

日常生活においては,物を持ち上げたり,動き始めたりする時,そしてスポーツ場面においては,ボールや相手選手とのコンタクトの瞬間など,体幹には少なからず衝撃が加わる.予め体幹を固定できる機構が備わっていることで,これらの体幹への衝撃を抑えることが可能となっているのである.収縮開始時間がわずか数十ミリ秒早いのか,それとも遅いのか,これが腰痛に悩まされるか否かの分かれ道なのかもしれない.

[永井　宏達]

■参考図書
リチャードソンC著,斉藤昭彦訳.脊椎の分節的安定性のための運動療法.エンタプライズ,2002.

■引用文献
(1) Hodges PW, Richardson CA. Feedforward contraction of transversus abdminis is not influenced by the direction of arm movement. Exp Brain Res, 114: 362-370, 1997.
(2) Hodges PW, Richardson CA. Inefficient muscular stabilization of the lumbar spine associated with low back pain. A motor control evaluation of transversus abdominis. Spine, 21: 2640-2650, 1996.

I-10

筋力発揮はスピード勝負？

　ボーっと考え事をしながら歩いていると，ちょっとした段差を踏み外したり，小石につまずいたりしてバランスを崩して転びそうになることがある．このような場合，若年者では完全に転んでしまうことはほとんどなく，とっさに手や足を出して体勢を立て直し転倒を防ぐことができる（酔っ払っているときは別として…）．しかし，高齢者や脳卒中片麻痺者ではこのようなとっさの運動が難しく，ともすればそのまま転んでしまう．ではなぜ，彼らはバランスの崩れに対応しきれず転んでしまうのだろうか．姿勢の崩れに対する認知の問題や反応時間の問題も多分にあるが，瞬発的な運動のスピードにも問題があると考えられている．また，様々なスポーツの場面でも筋力発揮のスピードはパフォーマンスにおける重要な要素である．

　私たちが筋力を発揮しようとするとき，筋線維は一斉にその全てが働くのではなく，要求された運動を行うに足る筋出力が得られるまで，活動する運動単位の数を徐々に増加していく．運動単位とは1つのα運動ニューロンとそれに支配される筋線維のことであり，運動単位によって筋線維数や筋線維のタイプが異なる．筋力を発揮する際，通常は遅筋線維で構成されるS型（slow）の運動単位から動員が始まり，筋出力要求に伴って速筋線維で構成されるFR型（fast fatigue-resistant），FF型（fast fatiguable）の運動単位が順次動員される．これは「サイズの原理」と呼ばれるものである．さらに，動員した運動単位の活動頻度を増加して筋出力を高めるという調節もなされるため，最大筋力の発揮には数百ミリ秒の時間を要するのである．この動員の速さが筋力発揮すなわち運動のスピードの一翼を担っており，筋力の増加スピードのことをRFD（Rate of Force Development：筋力増加率）という．RFDは最大努力での筋

図1：年代別の膝関節伸展RFD．若年者に比べて，中年者および高齢者のRFDは低下している．（Pääsuke M et al. Age-related differences in knee extension rate of isometric force development and vertical jumping performance in women. J Sports Med Phys Fitness, 43: 453-458, 2003.を改変引用）

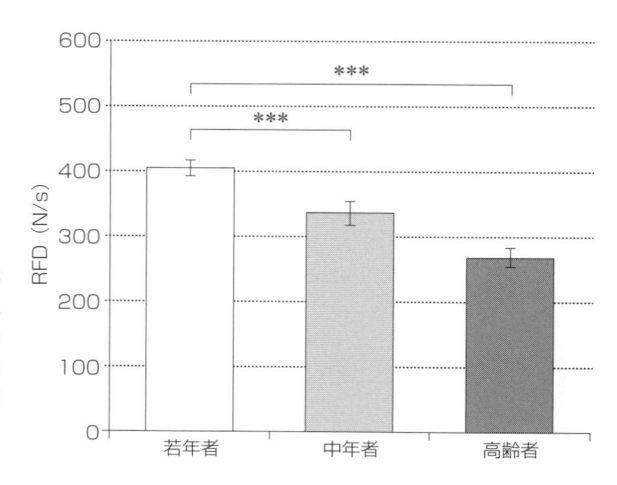

図2：筋力トレーニングによるトルク―時間カーブの変化．トレーニング後では，トルク発揮時から200ミリ秒までのトルク―時間カーブが急勾配であり，RFDの増加を示している．(Aagaard P et al. Increased rate of force development and neural drive of human skeletal muscle following resistance training. J Appl Physiol, 93: 1318-1326, 2002.を改変引用)

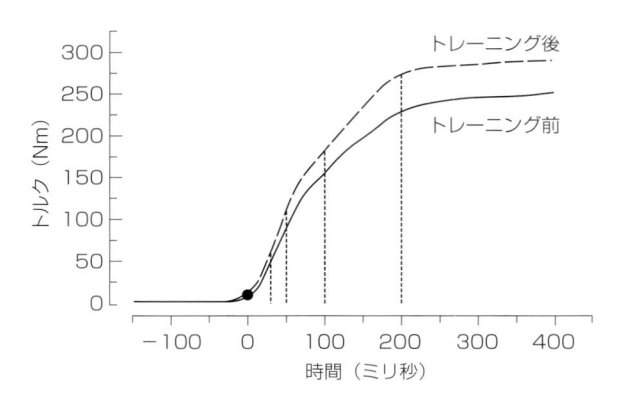

発揮開始から増加途中の数十～数百ミリ秒時点での筋力値を時間で除して算出する．年代別のRFDを調べた研究によると，RFDは若年者から中年者，高齢者へと低下する傾向にあり，高齢者は筋力発揮に時間がかかることが示されている（図1）(1)．また，RFDは高齢者だけではなく，関節疾患を患った場合や長期の臥床によっても低下するとされており，RFDは身体状態の悪化によって容易に低下することも示されている．しかし一方では，トレーニングによってRFDを高めることが可能である．若年者を対象として14週間の高負荷トレーニングを行った結果，図2に示すようにトレーニング後にはトルク―時間カーブがトレーニング前に比べてより急傾斜になり，RFDの改善が示されている．また，高齢者に関する研究では60歳代と80歳代のグループに12週間の筋力トレーニングを行い，最大筋力とRFDは60歳代のグループで21％および18％の増加，80歳代では28％および51％もの増加が見られたと報告されている(3)．80歳代のほうが60歳代に比べてRFDの増加が顕著であるが，これは日常生活での活動度が低いために潜在化していた神経性因子がトレーニングによって強く賦活されたためと考えられている．神経性因子はトレーニングの初期の筋力増加に大きく関与し，筋肥大よりも先に適応的な変化が起こりやすいとされている．

　筋は車に例えるとエンジンのようなもの．エンジン性能が良く馬力の大きいスポーツカーは数秒で時速100km/hまで加速することができるが，何万キロも走行したような古い車ではそうはいかない．私たちの身体では，弱ったからといって良質なエンジンに交換することはできないが，日頃から身体の整備を怠らず，高い回転数を保っていることでとっさの出来事に素早く対応できるかもしれない．　　　　　　　　　　　　　　　　　[塚越　累]

■引用文献
(1) Pääsuke M et al. Age-related differences in knee extension rate of isometric force development and vertical jumping performance in women. J Sports Med Phys Fitness, 43: 453-458, 2003.
(2) Aagaard P et al. Increased rate of force development and neural drive of human skeletal muscle following resistance training. J Appl Physiol, 93: 1318-1326, 2002.
(3) Caserotti P et al. Explosive heavy-resistance training in old and very old adults: changes in rapid muscle force, strength and power. Scand J Med Sci Sports, 18: 773-782, 2008.

I-11

筋力をつけたい～その前に……～

　筋力トレーニングは，アスリートのトレーニングや運動器障害のリハビリテーションにおいて，主要な位置を占めている．古くから，筋力トレーニングの適切な負荷量，方法やその効果について多くの報告がなされてきた．一方，姿勢安定性向上や関節障害予防のためのリハビリテーション手段としてバランストレーニングが用いられており，その内容としては，軟らかいマットや不安定板上での立位姿勢制御などが行われている．これらの筋力トレーニングやバランストレーニングは，単一に行うのではなく組み合わせて行うことで，よりその効果が得られやすいことが知られている．筋力増強のためには筋力トレーニングが行われるが，筋力トレーニングにバランストレーニングを加えることで，より筋力増強が得られやすくなる．これには，バランストレーニングが神経筋機能に与える陽性効果が関連している．

　筋力発揮には，神経性因子（大脳の興奮水準，拮抗筋の筋活動）や筋の形態的特徴（筋断面積や筋線維長，筋羽状角）などが関わっている（1）．神経性因子の指標としては，筋電図により計測した筋活動や，固有筋力指数（筋力値を筋断面積で除した値）の他，筋力増加率（Rate of Force Development, RFD）が使用されている．RFDは神経筋機能の質的な指標であり，筋力発揮開始から最大筋力に達するまでの速さ（⊿筋力/⊿時間）により規定される．高いRFDは瞬発的な四肢の運動が可能であることを示し，関節安定性のために重要と考えられている．バランストレーニングを行うことにより，特にこのRFDの向上や筋力発揮初期の筋活動向上が得られると報告されており（2），バランストレーニングは瞬発的な神経筋活動を向上させる効果があることが示されている．冒頭で述べた，バランストレーニングが関節障害予防に有効であるという知見は，ここに起因している．

　筋力発揮の神経性因子には中枢神経の興奮のみでなく末梢の感覚運動機構も関連しており，感覚入力が高まることで，運動ニューロンの興奮性がより促通される．バランストレーニングは神経筋システムに対する感覚入力増加をより効果的に高めることが考えられ，筋力トレーニングとバランストレーニングの双方を実施することで，感覚運動機構の効率はさらに高まることは容易に推察される．それでは，これらのトレーニングを行う際，どのような順序で行えば良いのだろうか？

　Bruhnら（3）は，健常成人を対象とし，高負荷筋力増強トレーニング（high-intensity strength training, HST）とバランストレーニング（感覚運動トレーニング：sensorimotor training, SMT）の組み合わせの効果について調べている．最初に4週間のHSTを行い，次に4週間のSMTを行った群（HST-SMT群）と，最初にSMT，次にHSTを行った群（SMT-HST群）の，最大脚筋力とRFDについて比較した．その結果，最初4週のトレーニング後には両群ともに筋力，RFDが増加した．しかし次の4週の

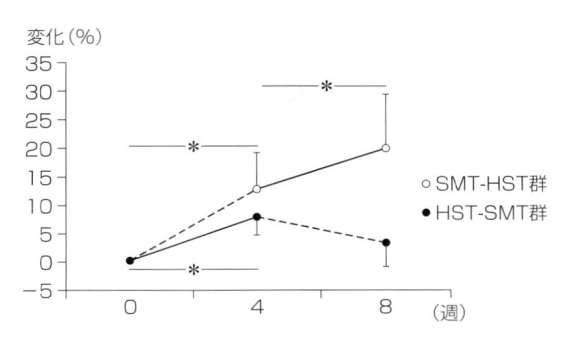

図：上は脚伸展筋力，下はRFDの推移（Bruhn S et al. Combinatory effects of high-strength training and sensorimotor training on muscle strength. Int J Sports Med, 27: 401-406, 2006.より改変引用）
*P<0.05
**P<0.01

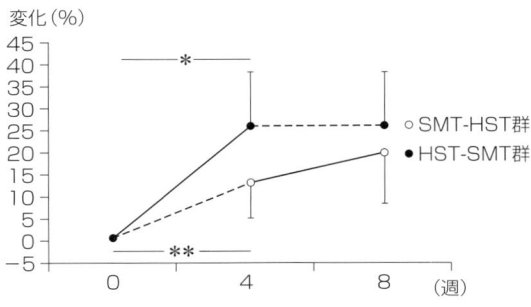

　トレーニング後には，SMT-HST群では筋力，RFDともに増加したものの，HST-SMT群では筋力は低下し，RFDは変化がなかった．結局，合計8週間のトレーニング後には，RFDは両群で同程度であったが，筋力はHST-SMT群よりもSMT-HST群の方が大きい向上を示した（図）．

　筋力トレーニングとバランストレーニングを組み合わせてトレーニングを行う場合，バランストレーニングを先に実施することが推奨される．バランストレーニングは筋力トレーニングのためのコンディションを整える効果を有していると推察される．特に低いレベルのパフォーマンスから開始する場合，バランストレーニングは筋力トレーニングのための準備として利用できるかもしれない．成長期やスポーツ外傷の急性期におけるリハビリテーションでは，高負荷がかけられないケースが多い．このような場合，低負荷で行えるバランストレーニングの有効性は大きいだろう．

　筋力をつけたい―そんな時はそう焦らず，まずは自分のバランス感覚に目を向けてみよう．

[福元　喜啓]

■引用文献
(1) 市橋則明, 池添冬芽. 筋力増強のメカニズム. 理学療法, 21: 468-475, 2004.
(2) Gruber M, Gollhofer A. Impact of sensorimotor training on the rate of force development and neural activation. Eur J Appl Physiol, 92: 98-105, 2004.
(3) Bruhn S et al. Combinatory effects of high-strength training and sensorimotor training on muscle strength. Int J Sports Med, 27: 401-406, 2006.

I-12

関節を思いやろう〜関節にかかる負荷〜

　ゆっくりと歩いてショッピングを楽しむ，会議に遅刻しそうなので必死に走る，山寺に参拝するために坂道や石段を息を弾ませて昇るなど，私たちは日常生活の中で様々な運動を行っている．このような身体運動は股関節や足関節といった身体の各部位に存在する関節の運動の結果として現れている．関節の表面は関節軟骨で覆われ，その隙間は滑液によって満たされている．そのため，骨同士の摩擦係数は約0.01と非常に低く，この低摩擦のおかげで私たちは滑らかに動くことが出来るのである．ところが，関節への大きな外力や度重なる負荷などによってこのような関節構造が傷害されると，関節には炎症や変性が生じてしまう．関節が変形する疾患である変形性関節症の多くは股関節や膝関節といった下肢の関節に発生するが，これは下肢の関節が常に大きなストレスにさらされていることが原因の1つとされている．

　それでは，日常的な動作で関節にかかる負荷はどのくらいだろうか．歩行時の股関節を例として考えてみよう．歩行は左右の片脚立ちの連続動作として捉えることができるので，単純化するために体重60kgの人が片脚立ちしているときに股関節にかかる負荷を計算してみる．頭部と体幹と上肢を合わせた重量を体重の60％，片方の下肢を20％とした場合，一見すると立脚側の股関節には60kg×0.8＝48kgの負荷がかかると考えてしまいがちである．しかし，物事はそう単純ではない．片脚立ちをしているときの股関節には，体重のほかに身体の平衡を保つための筋力（股関節外転筋；脚を開く筋）が作用しているため，より大きな負荷がかかる．図は右脚での片脚立ちを正面からみた簡単なモデルである．このモデルから計算すると，股関節には144kgと体重の2倍以上もの負荷がかかっていることが分かる．片脚立ちは静止した状態だが，実際の歩行では大腿骨頭に対して骨盤の加速度が作用するため関節反力はさらに大きくなる．また，手荷物を左右どちらに提げるかによっても関節反力は大きく変わってくる．5kgの荷物を右手立脚側に提げた場合，図のモデルで荷物と関節中心との距離を10cmとすると，荷物の重さは反時計回りのトルクを生じて股関節外転筋力を補助するように作用するので，右股関節への関節反力は計算上手ぶらよりも低い136.5kgとなる．逆に左手遊脚側に提げた場合には，関節中心と荷物との距離を35cmとすると，今度は時計回りのトルクを生じて股関節外転筋に更なる筋力発揮を要求するので，関節反力は193kgもの大きな値となる．このように，身体の外部から作用する力によっても関節内の負担は大きく増減するのである．股関節への負荷を計算によって求める方法（1）以外に，生体内で直接測定する方法（2）も行われている．strain gauge（歪み計）を組み込んだ人工股関節を用いた研究から，歩行時の関節反力は体重の2.5〜3倍，ジョギングやジャンプでは6〜7倍に達するとされている．さらに，椅子からの立ち上がりや階段では体重の10倍以上もの力が発生する．これは

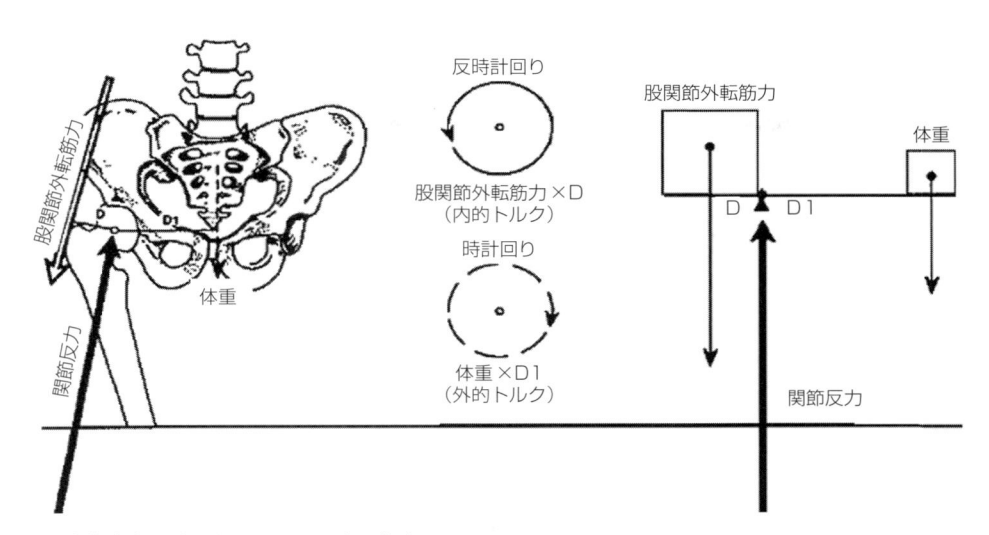

図：右片脚立ち時における正面の力の釣合い（Neumann DA. Biomechanical analysis of selected principles of hip joint protection. Arthritis Care Res, 2: 146-155, 1989.を改変引用）

反時計回りのトルク（実線）は股関節外転筋の力とモーメントアーム（D）の積である．時計回りのトルク（破線）は体重とモーメントアーム（D1）の積である．股関節を支点として両者は釣合っているので〔股関節外転筋力×D＝体重×D1〕となる．また，関節反力は股関節外転筋の力と体重との合力なので，〔関節反力＝股関節外転筋力＋体重〕と表せる．右図のシーソーモデルは片脚立ち時の力学的事象を簡素化したものである．簡潔にするため全ての力ベクトルは垂直方向と仮定した．
上記の2式から股関節への関節反力が算出される．
例：D＝4cm，D1＝8cm，総体重（BW）＝60kgの場合．
　股関節外転筋力×D＝(0.8体重)*×D1
　股関節外転筋力＝48kg×8cm/4cm＝96kg
　関節反力＝股関節外転筋力＋体重＝96kg＋48kg＝144kg
　＊右下肢の重さ（体重の20％）を除外

　体重60kgの人であれば，瞬間的にではあるものの600kgもの負荷がかかることであり，如何に関節への負担が大きいかが分かるだろう．そのため，関節にとっては1kg，2kgの減量が大きな助けとなるのである．
　ある程度の年齢になると，多くの人が関節の痛みを経験する．歩行時に下肢の関節にかかる力は体重の数倍，長年使い込んで弱った関節にとっては大変な負担である．巷では関節痛に利く高価なサプリメントが流行しているようだが，まずは脂肪という重い荷物を降ろして関節にやさしい体を目指してみたらいかがだろうか．

［塚越　累］

■参考図書
Neumann DA著，嶋田智明，平田総一郎監訳．筋骨格系のキネシオロジー．医歯薬出版，2005.
■引用文献
(1) Neumann DA. Biomechanical analysis of selected principles of hip joint protection. Arthritis Care Res, 2: 146-155, 1989.
(2) Hodge WA et al. Contact pressures from an instrumented hip endprosthesis. J Bone Joint Surg Am, 71: 1378-1386, 1989.

I-13

肩甲帯の知られざる重要性～上肢運動を可能にする土台としての役割～

　肩甲帯？初めて聞く方もおられるのではないだろうか．肩甲帯とは肩甲骨および鎖骨の両者を合わせた構造であり，上肢運動の際には必ずこの肩甲帯の運動と支持性が必要とされているものの，普段，肩甲帯が意識されることは少ない．この理由と肩甲帯の動きについて説明したい．

　まず，肩甲帯を骨標本で眺めてみよう．まるで背中の上を浮島のように漂っている平たい骨が肩甲骨である．肩甲骨は，唯一鎖骨を通じて，体幹の一部をなす胸骨とつながっているだけの不安定な状態にあり，この肩甲骨に上腕骨が結合することで，体幹―肩甲帯―上肢という構造を形作っている．肩甲骨を付着しているのは僧帽筋，三角筋，広背筋，大円筋，前鋸筋，肩甲挙筋，小菱形筋，大菱形筋，肩甲舌骨筋，小胸筋，棘上筋，棘下筋，小円筋，肩甲下筋，上腕二頭筋，烏口腕筋，上腕三頭筋（長頭）の17種にも及ぶ筋肉であり，また，鎖骨にも僧帽筋，三角筋，大胸筋，鎖骨下筋，胸鎖乳突筋，胸骨舌骨筋と6種類の筋肉が付着している．これらの筋肉が連動し，鎖骨，そして胸郭上で浮遊した存在の肩甲骨を支持・安定させ，なおかつ，動かすという，「静」と「動」とを司っているにもかかわらず，肩甲骨は人間の意識に上ることが少ない．これには次のような理由がある．肩甲骨と胸郭とが成している関節を肩甲胸郭関節と呼ぶが，ここには通常の関節に存在している関節包や靱帯がなく筋肉しか存在していないため，靱帯や関節包に多く分布している位置覚（自己の四肢や体幹の各部位の相対的位置関係を知る感覚）を感知する神経が，他の関節に比べると乏しい．つまり，人間にとっては肩甲骨がどの位置にあるのか，どのように動いているのかを感知することはそもそも困難なことなのである．

　では一体，肩甲帯はどのような動きをしているのであろうか？これまで，さまざまな手法を用いて，研究者はこの動きを探ってきた．しかしながら，結論から述べると，上肢を動かしている際に肩甲帯がどのような動きをしているのかについて，その実態はまだ掴みきれていないというのが本当のところだ．上肢挙上時の動作解析研究は，古く1944年，Inmanらにより上肢挙上時には上腕骨の動き（肩甲上腕関節）と肩甲骨の動き（肩甲胸郭関節）が2対1の割合で動くというScapulo-humeral rhythm（肩甲上腕リズム）について報告されてから始まる(1)．つまり，180°上肢を挙上した際には，肩甲上腕関節が120°，肩甲胸郭関節が60°動くというものである．以降，レントゲン，写真，映像，果ては肩甲骨自体に麻酔下でピンを差し込み動作解析するという手法もとられ，肩甲上腕リズムの解析は進んできたが，肩甲骨は丸みを帯びた胸郭上を滑るように動くため，二次元的な解析では限界があった．

　そのようななか，近年open MRI（上肢を挙上するスペースがあるMRI）により，肩甲帯の動きを三次元的に解析した研究がなされた（図）．肩を外転させていく際の，

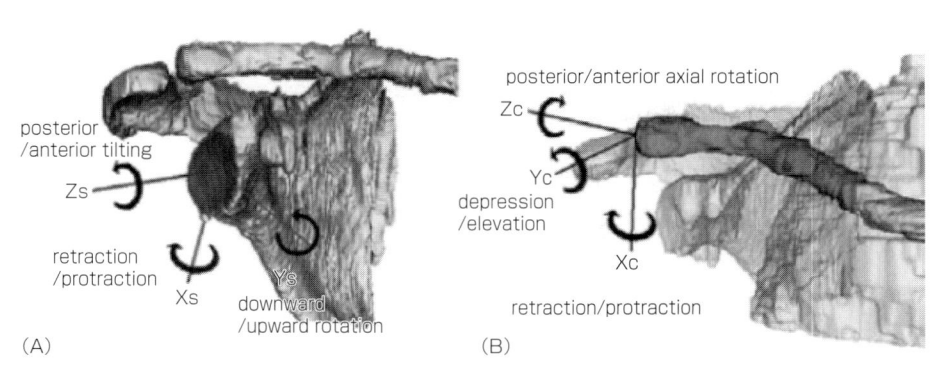

図：(A)肩甲骨の運動軸 (B)鎖骨の運動軸 (Sahara W et al. Three-Dimensional Clavicular and Acromioclaviclar Rotations during Arm Abduction Using Vertically Open MRI. J Orthop Res, 25: 1243-1249, 2007.)

　胸鎖関節（体幹に対する鎖骨の動き）と肩鎖関節（鎖骨に対する肩甲骨の動き）を調べたものである．この研究によれば，上肢を180°外転させると，肩甲骨は15.6° protraction・21.5° upward rotation（上方回旋）・22.2° posterior tilting（後傾）し，鎖骨は30.6° retraction・7.3° elevation（挙上）・33.2° posterior axial rotation（後方軸回旋）するという (2)．この研究により，ヴェールに包まれていた肩甲帯の詳細な動きがようやく顕になったのである．

　この研究では外転動作だけを解析しているが，その他の上肢運動でも肩甲帯の動きが同様に欠かせない．逆にいえば，肩甲帯の動きが制限されると，上肢の可動範囲も制限されてしまう．リハビリテーションの臨床では，例えば，投球障害肩で来院した中学生や高校生を評価してみると，肩甲帯の動きが著しく低下していることに驚くことがある．しかし，本人はそれに気付いておらず指摘されて初めて認識することが多い．臨床では左右差がどの程度あるのかを評価することが多いが，研究としては，正常に比べてどの程度動きが制限されているのか客観的データで示していくことが求められる．しかしながら，肩甲骨・鎖骨は皮下で三次元的に動いてしまい，その動きを正確に身体表面から捉えることは至難の業であることから，肩甲骨・鎖骨の重要性は指摘されつつも，投球動作といったスポーツ動作におけるその詳細な動作解析までは至っていないのである．こうした肩の動きを解明していくことは研究者および臨床家の双肩にかかっている．人体にはまだまだこんなことすらわかっていないのかというところが多く残されているが，それだけ，人体とは不可思議な魅力を持つ，そして尽きることのない研究対象なのである．

[宮坂　淳介]

■参考図書
田中直史．天使の翼がゴルフを決める．文芸社，2001．

■引用文献
(1) Inman VT et al. Observations of the function of the shoulder joint. J Bone Joint Surg Am, 26: 1-30, 1944.
(2) Sahara W et al. Three-Dimensional Clavicular and Acromioclaviclar Rotations during Arm Abduction Using Vertically Open MRI. J Orthop Res, 25: 1243-1249, 2007.

I-14 人体最大の可動域をもつ肩関節とその安定化機構

　肩で風を切る，肩を落とす，人の肩を持ったり，肩を貸したり，いずれは人に肩を並べたいと，肩を怒らせて頑張ると，肩で息をすることになる．そんな自分に肩をすくめる自分がいる…と，人生にまつわる言葉で，「肩」を使っている言葉は多い．これらの言葉から浮かびあがるのは，肩がいろいろな表情を生み出しているということである．つまり，肩がいろいろな方向に動いていることにお気づきいただけよう．本稿では，人体のなかで最大の可動域をもつ肩関節の構造とその安定化機構について説明したい．

　二足歩行を獲得した人類の上肢は，自身の重力から解放されることで，運動の自由を得，これにより，道具の使用が可能となるまでの進化を遂げた．上肢動作の鍵となる関節は，あらゆる上肢運動の中心となる肩関節であり，現在，われわれが何気なく動かすその肩の動きは，実は5つの関節により成し遂げられている．正確に記述すれば，肩関節は3つの解剖学的関節と2つの機能的関節から成り立っている．前者は，胸鎖関節・肩鎖関節・肩甲上腕関節（狭義の肩関節）であり，後者は肩峰—烏口肩峰靭帯—肩甲上腕関節でなす構成体を大きく関節窩とみなした第二肩関節と肩甲胸郭関節である（図）．これらの関節が協調して動くことにより，人間は腕を前方からでも，側方からでも180°まで挙上することができ，さらには後方にも動かすことができるのである．

　このように肩関節は人体最大の可動域を有するが，その一方で，構造的には宿命的な弱さを背負った．狭義の肩関節である肩甲上腕関節では，同じ球関節（正確には球関節の一種である臼関節）である股関節とは異なり，関節窩（カップ）は浅く上腕骨頭（ボール）よりも小さいために，上腕骨頭は関節からはみ出している状態にある．この肩関節を安定化させるためには，3つの静的安定化機構と2つの動的安定化機構が関与している．まず，静的安定化機構には，関節液による吸着作用がある．これは水にぬらした2枚のスライドガラスを重ね合わせた状態に例えられ，互いにずらすことはできるが，引き離すことは困難な仕組みのことをいう．第2には，関節窩と関節唇による吸盤作用である．関節窩とそれを覆う柔らかい関節唇により関節窩側は吸盤のように働き，上腕骨頭に吸いつく作用が働く．第3には陰圧となっている関節内圧が関与する．関節腔内では関節液の産生よりも吸収作用の方が活発であり，内腔は常に陰圧（−4mmHg）となっているため，骨頭を関節窩から引き離す力が加わると陰圧が増大し，元の位置へ戻ろうとする力が発生する．次に動的安定化機構としては，第1に腱板と呼ばれる4つの小さな筋肉（棘上筋・棘下筋・小円筋・肩甲下筋）による骨頭の関節窩への引きつけ作用がある．これらはいわゆる肩のインナーマッスルと呼ばれるものであり，これら腱板の働きにより，肩関節周囲筋によって生み出された力のベクトルを関節窩の中心に向け，骨頭に安定した支点を与える．第2に，靭帯による支持性が関係する．関節の最終可動域では，靭帯には伸張ストレスがかかること

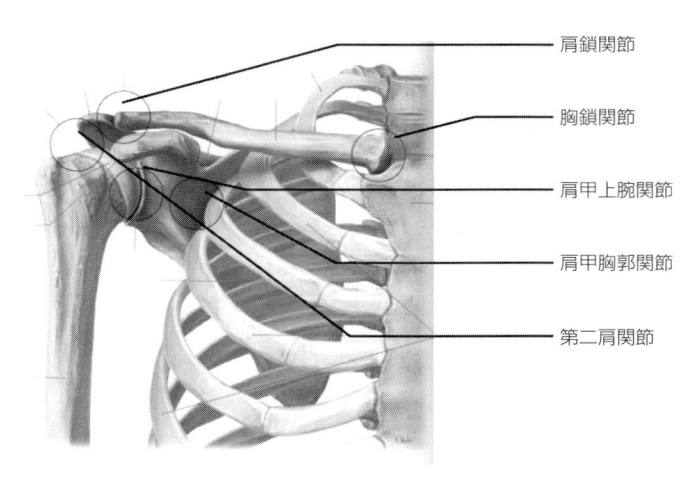

図：肩関節にかかわる5つの関節（Schunke Mほか著，坂井建雄，松村讓兒監訳．プロメテウス解剖学アトラス 解剖学総論／運動器系．医学書院，2007．より）

で，関節の破綻を防ぐ(1).

　しかしながら，繰り返されるスポーツ動作により，上記安定化機構のいずれかに微細な損傷が積み重なり，ある時点で閾値を越えると，いわゆる肩を壊した状態となる．投球動作を例にとってみよう．投球動作時に肩に加わる力を調べた研究によれば，プロ野球選手ではボールリリース直後に肩関節へは何と1000N（約100kg）を超える圧迫力が加わる．小中学生レベルでも500N（約50kg）に近い力が加わってしまう(2).また，投球時の最大外旋角度は約175°程度（著者注　胸椎・肩甲帯の動きも含めた値）にまで達し(2)，そこから上肢を加速させ，ボールリリースに向けて急激に肩を内旋させていく．そして，ボールリリースからは急激に上肢を減速させ，止めるという，非常にダイナミックな動きを伴う．120km/hの球速でボールを投げるとすれば，上肢を0km/hから120km/hまで加速させ，ボールリリース後再び0km/hに減速させるという動きを何球も繰り返すこととなる．こうした投球動作により，肩関節には大きなストレスが加えられることとなり，上記の安定化機構が破綻すると，例えば，肩関節前方不安定症，関節内インピンジメント，肩峰下インピンジメント，腱板損傷，SLAP病変（上方関節唇損傷），Bennett病変（関節窩後縁の骨性増殖）などの障害が生じてくるのである(3).

　こうした肩にかかるストレスを知っていただければ，まさに肩は消耗品であり，アメリカのメジャーリーグにおける球数制限に対する考え方にも，ご納得いただけよう．

[宮坂　淳介]

■引用文献
(1) 皆川洋至，井樋栄二．肩関節．J Clin Rehabil, 14: 668-673, 2005.
(2) Fleisig GS et al. Kinematic and kinetic comparison of baseball pitching among various levels of development. J Biomech, 32: 1371-1375, 1999.
(3) Park SS et al. The Shoulder in Baseball Pitching Biomechanics and Related Injuries―Part1, 2. Bull Hosp Jt Dis, 61: 68-79, 80-88, 2002-2003.

脊柱の動きにおける機能的リンケージ

ヒトの身体には，200を超える骨がある．
そしてそれらは，物理的に連結しているだけではなく，機能的にも密接な関わりを持っている．その機能的なリンケージを知ると，ヒトの身体の妙に改めて感心する．ここでは，四肢の運動の土台となる脊柱の運動に着目して，その運動に影響を与える要因について考えてみたい．

まず，脊柱の運動に影響を与える要因の1つとして，自然な立位姿勢における骨盤と胸郭との位置関係が挙げられる．一般にヒトは，骨盤と胸郭とが水平面上で全く平行に位置していることは少なく，多少なりとも捻じれた位置関係にあることが多い．この安静状態における自然な立位姿勢そのものが，脊柱の動きに影響を与えていることがある．たとえば，立位で骨盤に対して胸郭が右側にわずかに回旋しているとする．その場合に脊柱の回旋運動を行うと，多くは左回旋よりも右回旋が大きくなる．これは，臨床での知見から得られたものであるが，そもそも上記のようなアライメントでは，自然な立位姿勢から脊柱は右側に回旋した状態になっているため，相対的に右回旋方向へ柔軟性が高まっている可能性が高い．

次に，脊柱のすぐ下に位置する骨盤に目を向けてみたい．骨盤を形成する左右の腸骨についてその位置関係を分析すると，左右腸骨の高低差，および左右腸骨の前傾・後傾の相対的な位置関係が，脊柱の側屈や回旋可動域と関わっていることが分かっている（1）．例えば，左の腸骨よりも右の腸骨が高位にある場合には，腰椎の動きとして右側屈が左側屈よりも増大するとともに，左回旋が右回旋よりも増大する．また，左の腸骨に対して右の腸骨が後傾位にある場合には，左回旋よりも右回旋が増大する傾向にある．これら骨盤アライメントと脊柱運動との関連性の原因については，明確には分かっていない．しかし，腸骨に高低差がある場合，姿勢の代償として腰椎は腸骨の高位側へと側屈することが考えられるため，側屈可動域に左右差が生じる可能性がある．また，脊柱の回旋については，正常な運動学として腸骨の前後傾が連動して生じることが知られており，回旋側の腸骨は後傾方向へわずかに動く．したがって，相対的に後傾している側へ脊柱の回旋可動性が増大するのではないだろうか．このように，骨盤の構造的な特徴と脊柱の運動とは密接にリンクしている．

最後に，筋骨格系から少し離れて，体の中に目を向けてみたい．脊柱の回旋アライメントに対して内臓の形態が関連しているという報告がある．側弯症などを有しない健常人を対象として，各椎体の水平面におけるアライメントを分析したところ，ある一定のパターンが存在した（2）．T5レベルから胸腰椎移行部あたりにかけて，椎体は右に回旋する傾向を示している（図）．つまり，ヒトは脊柱の変形を有していなくても，潜在的に椎体の回旋変位を有しているということであるが，興味深いことにそ

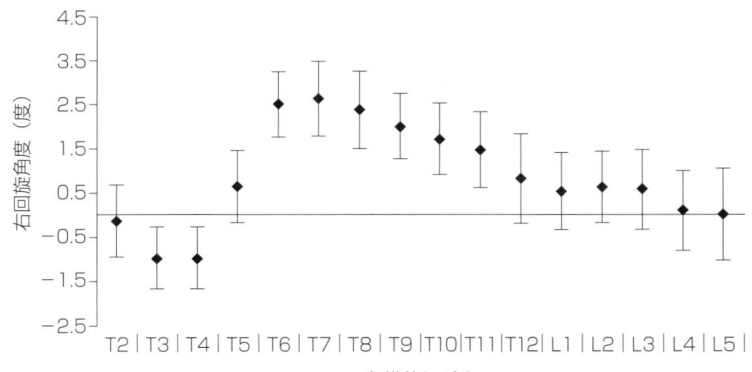

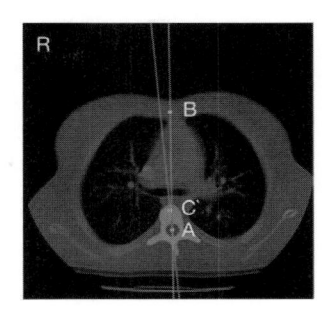

図：ヒトが有する潜在的な椎体の回旋．
T5レベルから胸腰椎移行部あたりにかけて椎体は右に回旋している．
脊柱管の中心（A）と椎体前半分の中心（C）を結ぶラインとAと胸骨の中心（B）を結ぶラインのなす角度により椎体の回旋を算出している．
（Kouwenhoven JW et al. Analysis of preexistent vertebral rotation in the normal spine. Spine, 31: 1467-1472, 2006.より改変引用）

の回旋は，胸部大動脈に由来している可能性が高いというのである．胸部大動脈はちょうどT5レベルから胸腰椎移行部にかけて椎体のすぐ左側を下降する．その胸部大動脈の拍動によって椎体が右へ回旋していると推察されている．加えて，胸部には，心臓や肺など左右非対称な形態の臓器が存在するためそれらの影響も考えられる．この研究の著者らは，それら内臓の形態と椎体のアライメントの関係を実証するために，内臓の配置が正常とは左右逆転している全内臓逆位症の症例を対象として同様の解析を行った．その結果，やはり椎体の回旋パターンも健常人の場合とは逆のパターンを示した（3）．内臓の形態さえも，骨のアライメントに影響を与えている可能性があるのである．この報告では脊柱の動きにまでは言及していないが，潜在的に椎体のアライメントが変位しているのだとすれば，脊柱の運動も潜在的な左右差を有していても不思議ではない．

　このように，脊柱の運動1つをとってみても，様々な身体的特性と関連していることが理解して頂けるであろう．我々の想像をはるかに超えたところで，ヒトの身体は機能的に影響しあっている．このような機能的リンケージをひとつ一つ知ることで，体を使う者も体を診る者も，新たな視点で身体の可能性を引き出すことができるのではないだろうか．

[建内　宏重]

■引用文献
(1) Al-Eisa E et al. Effect of pelvic skeletal asymmetry on trunk movement. Spine, 31: E71-79, 2006.
(2) Kouwenhoven JW et al. Analysis of preexistent vertebral rotation in the normal spine. Spine, 31: 1467-1472, 2006.
(3) Kouwenhoven JW et al. The relation between organ anatomy and pre-existent vertebral rotation in the normal spine. Spine, 32: 1123-1128, 2007.

I-16

猫背の落とし穴〜脊柱回旋に対する体幹アライメントの影響〜

　机に座ったまま後ろにあるものに手を伸ばす，歩行中に後ろから呼びかけられて振り返る，さらにはボールを投げ，そして打ち返す…このように身体（脊柱）を「ひねる」動作，つまり身体の「回旋」動作は，日常生活や野球などのスポーツで頻回に繰り返される動作である．ここでは，その脊柱の回旋動作に焦点を当ててみよう．

　脊柱の回旋動作に影響を与えるものは何だろうか？それは，椎間関節や脊柱に付着する靭帯，または筋肉や，全身に網の目のように張り巡らされた筋膜であるかもしれない．しかし，思いもよらないことで，回旋動作は大きな影響を受けているのをご存じだろうか？それは回旋動作を開始する際の姿勢である．つまり，背中を伸ばして「ひねる」か，背中を曲げて（猫背で）「ひねる」（図）かだ．

　脊柱は，頸椎・胸椎・腰椎・仙尾椎から構成されている．これらのうち，ここでは姿勢への関与の大きい胸椎・腰椎について考えてみることにしよう．胸椎レベルでは，背中を伸ばした姿勢・普段の姿勢・猫背の姿勢での回旋動作を比較すると，猫背での回旋動作で可動域が低下する（1）（表）．腰椎レベルにおいては，普段の姿勢と比較すると，背中を伸ばした姿勢・猫背の姿勢とも回旋可動域が低下する（2）．すなわち，胸椎・腰椎に限っていえば，普段の姿勢での回旋が最も可動域が大きく，猫背での回旋が最も可動域が小さいということになる．

　このような，猫背での回旋動作が，どのようにスポーツに影響するのだろうか？スポーツでは，多くの種目で大きな回旋可動域が必要とされる．例えば，野球の投球動作を考えてみよう．投球動作では，下肢および体幹で生み出した力を効率よくボールへ伝えることが重要となる．この時，猫背での投球では，脊柱の回旋可動域が小さくなるため，体幹で力を生み出すことも，下肢からの力を伝えることも不十分となる．また，猫背での投球動作の繰り返しは，椎間関節や靭帯に過度な負担をかけてしまい腰痛の原因となるだけでなく，さらにはエネルギーの伝達障害により肩や股関節など

図：回旋動作開始肢位
A：胸椎伸展位
B：胸椎中間位
C：胸椎屈曲位
（Edmondston SJ et al. Influence of posture on the range of axial rotation and coupled lateral flexion of the thoracic spine. J Manipulative Physiol Ther 30: 193-199, 2007. より引用）

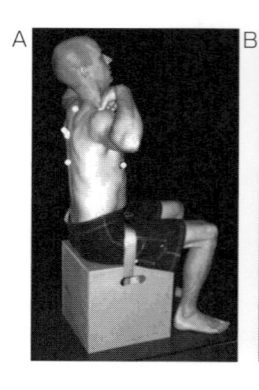

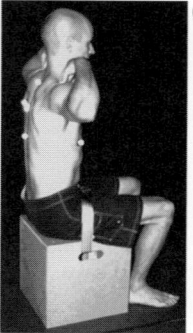

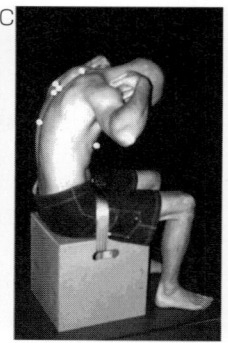

表：各肢位における胸椎平均回旋角度および付随する平均側屈角度（標準偏差，範囲）

	左		右	
	回旋	付随する側屈	回旋	付随する側屈
伸展位	39.6（8.1，24.9〜56.0）	4.0（2.9，-6.5〜11.8）	41.8（7.0，21.8〜53.3）	3.3（2.4，-8.8〜4.2）
中間位	40.0（7.9，21.5〜55.6）	5.7（4.7，-4.2〜17.6）	41.6（7.4，28.4〜59.4）	5.9（4.3，-17.9〜1.5）
屈曲位	31.8（11.1，24.6〜51.9）	8.1（6.6，-23.5〜9.5）	33.5（7.5，17.1〜52.3）	7.1（5.9，-7.4〜22.3）

（−；左　−；右を示す）

胸椎屈曲位では回旋可動域が低下する．また回旋動作時，胸椎屈曲位では同側への側屈，中間位・伸展位では反対側への側屈を伴う傾向がある．（Edmondston SJ et al.: Influence of posture on the range of axial rotation and coupled lateral flexion of the thoracic spine. J Manipulative Physiol Ther, 30: 193-199, 2007. より改変引用）

の隣接関節の故障につながる可能性もある．

　しかし，猫背での回旋動作による可動域の変化は，スポーツパフォーマンスにさらなる悪影響を与える．スポーツでは，体幹回旋側の下肢への荷重が原則とされる．前述したように，猫背の回旋動作では可動域自体が小さくなるために，しっかりと体幹回旋側の下肢に荷重出来なくなってしまう．そのため，スポーツに必要な重心移動が不十分なものになり，パフォーマンスの低下につながってしまう．また，脊柱の運動はその構造上，ある一平面での運動に他の平面での自動的な運動が伴う．猫背では回旋可動域だけでなく，回旋動作に付随する，側方に曲がる動き（側屈）も変化する．胸椎では，猫背では同側への側屈，普段の姿勢では反対側への側屈が伴う（1）．腰椎では，報告により様々であるが，全般的に回旋と反対側に側屈が起こり，猫背では回旋に伴う側屈角度が大きくなることが示唆されている（3，4）．つまり，猫背での回旋動作では，その可動域だけでなく，側屈してしまう角度や方向までもが変化してしまうことになる．

　まとめると，猫背で回旋動作を行うと，回旋の可動範囲が低下し重心移動が不十分となるため，スポーツパフォーマンスの低下や身体各部位の故障につながる．ここまで，猫背での回旋の欠点を述べてきたが，読者の中には「猫背の野球選手も多くいるではないか」と思っている方もいらっしゃるだろう．たしかに，野手の場合，その構え上，猫背となっていることも多い．しかし，松坂やダルビッシュなど一流投手を見て欲しい．彼らは，十分に脊柱を伸展し体幹を回旋させることで，体幹回旋側の下肢にしっかりと重心を移動し，下肢や体幹で生じた力をボールに伝えている．

　「ボールに力が伝わらない」「投球時に腰が痛い」「しっかりと重心移動が出来ない」など，これらの背景には，実は猫背が絡んでいるかもしれない．「スポーツに猫背は関係ない」と思っているアナタ，すでに猫背の落とし穴にはまってますよ．

［和田　治］

■引用文献
(1) Edmondston SJ et al. Influence of posture on the range of axial rotation and coupled lateral flexion of the thoracic spine. J Manipulative Physiol Ther, 30: 193-199, 2007.
(2) Burnett A et al. Lower lumbar spine axial rotation is reduced in end-range sagittal postures when compared to a neutral spine posture. Man Ther, 13: 300-306, 2008.
(3) Legaspi O, Edmond SL. Does the evidence support the existence of lumbar spine coupled motion? A critical review of the literature. J Orthop Sports Phys Ther, 37: 169-178, 2007.
(4) Panjabi M et al. How does posture affect coupling in the lumbar spine? Spine, 14: 1002-1011, 1989.

I-17 良い姿勢をとり続けることは良いこと？

　今この瞬間，大半の読者の皆さんは座位でこの本を手に取っておられるだろう（あるいは，満員電車に揺られて立ったまま読んで頂いている熱心な方もいるかもしれないが）．読書に限らず，日常生活で座っている時間はかなり多くの割合を占め，その姿勢が身体の機能に与える影響は見過ごせない．骨盤が後傾し脊柱全体が屈曲した姿勢では脊柱の軟部組織へのストレスが増大するとともに椎間板内圧が高まることはよく知られている．逆に，脊柱の伸展を強めた座位は一見良い姿勢のように見えるが，胸部や腰部の脊柱起立筋の強い活動が必要であり，脊柱に対する圧縮力が強まるとともに筋の疲労をきたし，到底長時間にわたって維持できるような姿勢ではない．したがって，骨盤をある程度前傾させて腰椎の前弯を保ちながら胸椎部の筋はリラックスしている座位姿勢を，機能的な良い姿勢として推奨している研究者もいる（1）．

　しかし，我々は本当にそのような姿勢を常に保持して日常生活を営んでいるだろうか．今，座ってこの本を読み進めている方は，ぜひ一度自分の姿勢に目を向けて頂きたい．おそらくほとんどの方が，前述したようないわゆる「良い姿勢」をとってはいないであろう．ある人は背中を丸めて，またある人は机に肘をついて，もしかすると，足を組んで座っている人もいるかもしれない．しかし，そのような姿勢は，「良い姿勢」

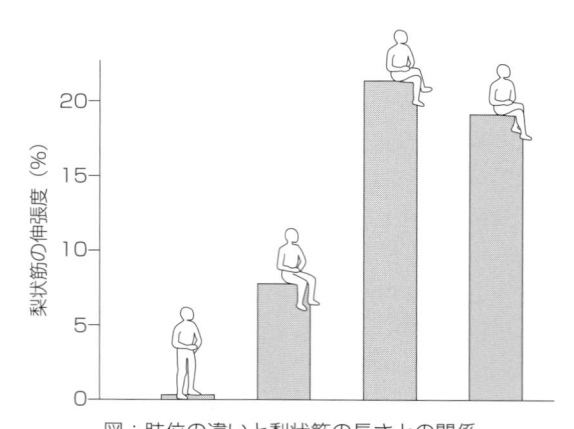

図：肢位の違いと梨状筋の長さとの関係
立位姿勢を基準とした各肢位での梨状筋の伸張度を示している．
立位よりも座位で，通常の座位よりも足を組んだ座位において，梨状筋は伸張される．
(Snijders CJ et al. Functional aspects of cross-legged sitting with special attention to piriformis muscles and sacroiliac joints. Clin Biomech, 21: 116-121, 2006.より改変引用)

に対して「悪い姿勢」と捉えなくてはいけないのであろうか．

　ここで，足を組んだ座位姿勢に関する興味深い報告を紹介したい．その名も"Why leg crossing?"である．Snijdersらは，通常の座位姿勢と足を組んだ座位姿勢とで，腹直筋および内・外腹斜筋の筋活動を測定し，その結果，足を組んだ座位姿勢では，腹直筋の筋活動には変化がみられないものの，内・外腹斜筋の活動は有意に減少したことを報告している（2）．一般に，腹斜筋群は，仙腸関節の安定化作用があるといわれている．それでは，足を組んだ姿勢では仙腸関節の安定化が得られていないのであろうか．実は，その時には，主役である腹斜筋群に代わって脇役の安定化作用が働いていることがわかっている．足を組む，すなわち股関節を屈曲・内転することによって，仙腸関節をまたいで付着している軟部組織である大殿筋や梨状筋，あるいは後仙腸靭帯が伸張位になる．Snijdersらは後の研究で，立位，座位，足を組んだ座位姿勢で梨状筋がどの程度伸張されるかを実際に確認している（図）．立位に比べて，普通の座位では7.8％，足を組んだ座位では21.4％，梨状筋が伸張される．また，その張力によって仙腸関節への圧迫力も高まることを確認している（3）．すなわち足を組んだ座位では，仙腸関節をまたぐ筋の伸張による張力が，腹筋群の収縮に代わって仙腸関節の安定化作用を担っている．

　このようにヒトは，骨盤・腰椎の安定性を得るための全く異なる方法を巧みにスイッチングしながら，筋の疲労や関節周囲組織への過剰なストレスを避けて座り続けるという戦略をとっているようである．たとえ「良い姿勢」であっても，ある1つの姿勢を取り続ければ，いずれどこかの組織に無理がかかって破綻してしまう．長時間にわたって同一の姿勢が続くと，椎間板を構成する髄核や線維輪から水分が絞り出されてしまうという危険性もある（クリープ現象）．そういった意味では，他の座位姿勢のパターンは「悪い姿勢」なのではなく，その人が使うことができる手持ちの札であると考えた方が良いかもしれない．手持ちの札が少ないことこそが，快適な座位での生活を妨げる．実際に，腰痛症の患者では，良い姿勢の座位から姿勢を崩した座位へ変換する際も骨盤や脊柱の動きの幅が小さく，姿勢を変化させる能力も低くなっていることが知られている（4）．

　皆さんは自分の座位姿勢をいくつお持ちだろうか．時には，自分自身の体に目を向けて，姿勢の多様性について思いを巡らせて頂きたい．

　さて，それではここで一旦姿勢を変え気分も一新して，次のページへどうぞ．

[建内　宏重]

■引用文献
(1) O'Sullivan PB et al. Effect of different upright sitting postures on spinal-pelvic curvature and trunk muscles activation in a pain-free population. Spine, 31: E707-712, 2006.
(2) Snijders CJ et al. Why leg crossing? The influence of common postures on abdominal muscle activity. Spine, 20: 1989-1993, 1995.
(3) Snijders CJ et al. Functional aspects of cross-legged sitting with special attention to piriformis muscles and sacroiliac joints. Clin Biomech (Bristol, Avon), 21: 116-121, 2006.
(4) Dankaerts W et al. Differences in sitting postures are associated with nonspecific chronic low back pain disorders when patients are subclassified. Spine, 31: 698-704, 2006.

姿勢は口ほどにものをいう
～腰痛になりやすい姿勢とは？～

　周囲を見渡してみると，様々な姿勢の人がいることに気付く．普段，何気なくとっているその姿勢は，実は多くのことを物語っている．

　すぐ近くの人を見てみよう．例えば，その人が猫背なら胸椎後弯増大，内股なら大腿骨前捻角の増大が予測される．しかし，その人の姿勢から分かるのは，こういった骨形態だけではない．各関節にかかる負担や，筋肉の状態も推測出来るのだ．さらに，これらが分かることで，その人と疾患の関係まで推察可能である．

　例えば，世界中で多くの人が悩まされている疾患に腰痛がある．腰痛は，人類が四足歩行から直立二足歩行に進化したために起きた宿命的な疾患である．しかし，全ての人が腰痛になるわけではない．では，どのような姿勢の人が腰痛になりやすいのか？

　ここでは，その人の姿勢の特徴が最も表れる立位姿勢について考えてみる．Kendallら（1）は，ヒトの矢状面における立位姿勢は，大きく4つのパターンに分類できるとしている（図）．またSmithら（2）は766人を対象とし，その姿勢をこの4パターンに分類して，腰痛発生の有無について調べている．この報告によれば，4つの中で最も腰痛になる可能性が低いのは理想的アライメントの姿勢であり，これは体幹の筋活動（モーターコントロール）や，椎骨の位置，および脊柱にかかるストレス配分が最適な状態になるためであるとされている．一方，腰痛になりやすい姿勢は，平背姿勢と後弯―平坦姿勢である．これはなぜなのだろうか？

　まずは，これらの姿勢と体幹の筋活動の関係に焦点を当てて考えてみたい．後弯―平坦姿勢では，内腹斜筋／腹横筋・多裂筋の活動が低下し，腹直筋の活動が上昇する（3）．また，平背姿勢で認められる骨盤後傾位では，内腹斜筋の筋活動が低下する（4）．内腹斜筋や腹横筋および多裂筋はlocal muscleと呼ばれ，腰椎―骨盤の分節的な安定に寄与している．一方，腹直筋はglobal muscleと呼ばれ，体幹の動きを作るのに寄与している．平背姿勢で認められるlocal muscleの筋活動低下，および後弯―平坦姿勢で認められるlocal muscleに対するglobal muscleの優位性は，腰痛の原因とされる．よって，これらの姿勢では腰痛が生じやすいといえる．

　視点を下肢の筋活動に移してみる．腰椎―骨盤の安定化に寄与している下肢の代表的な筋に，腸腰筋と大殿筋がある．腸腰筋（特に大腰筋）は，適度な腰椎前弯の維持に貢献し，また多裂筋と協働して腰椎安定化に寄与する．大殿筋は，仙腸関節に垂直に走向し，胸腰筋膜に付着することで腰椎―骨盤帯の安定性に寄与することが知られている．これら2つの姿勢では，股関節屈筋である腸腰筋が弱化または延長する．さらにこれらの姿勢，特に後弯―平坦姿勢では，重心線は股関節後方に大きく変位するため，股関節伸展筋群をあまり使用せず，大殿筋の発達が認められない．つまり，これら2つの姿勢では，腰椎―骨盤の安定化に寄与する下肢筋までもが働きにくい状態

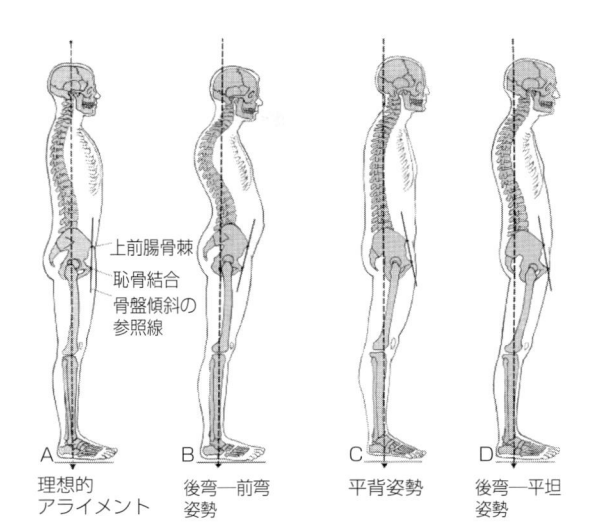

表：ヒトの立位姿勢の分類（Kendall HO著，栢森良二監訳．筋：機能とテスト．西村書店，pp.70-118, 2006より引用）
胸椎─腰椎─骨盤のアライメントに着目すると，ヒトの姿勢は4種類に分類できる．

A 理想的アライメント
B 後弯─前弯姿勢
C 平背姿勢
D 後弯─平坦姿勢

上前腸骨棘
恥骨結合
骨盤傾斜の参照線

となっているのである．

　ここでは，姿勢と筋活動の関係を取り上げた．現在，腰痛を有している読者，また有していない読者も，自分は4つの中のどの姿勢に一番近いか確認してみてはどうだろうか？自分の姿勢を知り，その姿勢に特有な筋活動を知ることで，腰痛を未然に防ぎ，さらには腰痛を改善することもできるかもしれない．　　　　　　　　　　[和田　治]

■引用文献
(1) Kendall HO著，栢森良二監訳．筋：機能とテスト．西村書店，pp.70-118, 2006.
(2) Smith A et al. Classification of sagittal thoraco-lumbo-pelvic alignment of the adolescent spine in standing and its relationship to low back pain. Spine, 33: 2101-2107, 2008.
(3) O'Sullivan PB et al. The effect of different standing and sitting postures on trunk muscle activity in a pain-free population. Spine, 27: 1238-1244, 2002.
(4) Snijders CJ et al. EMG recordings of abdominal and back muscles in various standing postures: validation of a biomechanical model on sacroiliac joint stability. J Electromyogr Kinesiol, 8: 205-214, 1998.

I-19

ヒトの姿勢の老化について
～変わるものと変わらないもの～

　実家に帰るたびに，少しずつ丸くなっていく母親の背中を見て，年をとったなと感じる．
　姿勢から受ける印象は，ヒトの見た目の年齢に大きな影響を与える．
　実際にヒトは老化に伴って，胸椎後弯の増大，腰椎前弯の減少，骨盤の後傾化，膝関節屈曲など，様々な姿勢の変化が起こる．姿勢の変化としてまず目につくのは，このような関節の角度や身体部位の変位・位置関係（アライメント）など見た目の姿かたち，すなわち運動学的なパラメータであろう．しかし，ここで姿勢に関連したもう1つの重要なパラメータを思い出してほしい．それは身体重心である．高齢者の重心位置に対する皆さんの印象はいかがであろうか．これについては，姿かたちほど明確な印象がないかもしれないが，一般的に，高齢者では重心の位置が若年者に比べて後方化しているといわれることが多いようである．しかし，それは本当であろうか．
　実際に，21歳から40歳，41歳から60歳，60歳以上と年齢で対象者をグループ分けして，各々のグループにおける姿勢と重心の前後位置の違いを調べた報告がある（1）．図1はその結果であり，矢状面における踵と仙骨，大腿骨頭の位置と，重心線の位置関係を示している．21歳から40歳のグループに比べて60歳以上のグループでは，踵から大腿骨頭までの距離，および踵から第1仙椎までの距離は，有意に減少している．しかし一方，踵から重心線までの距離については，各グループで有意な差が認められていない．日本人を対象とした報告においても，若年者と高齢者で重心の位置は有意に変化しないという結果が得られている（2）．すなわち，姿かたちは老化に伴って大きく変わっていくものの，それらを収束させた身体重心の位置は変わらないということになる（もちろん，これらの結果は平均値の比較であるため，個人によっては重心が前方あるいは後方へ変位している者もあるが）．
　ここで改めて，老化に伴う姿勢変化のダイナミクスをみてみよう（加齢の伴う脊柱の変形については16項を参照）．一般的には，老化に伴って上半身の重心が前方化し，そのままでは姿勢の保持が苦痛になる．そのため，骨盤を後傾化させたり膝関節を屈曲させたりして，全身の重心を再び中央に引き戻すための代償的な戦略がとられる．前述した報告においても，加齢によって，胸椎の後弯の増大に伴う第7頸椎の前方変位が生じ，上半身の重心位置が前方化することが示されているが（図2），その上半身重心の前方化を，図1に示すような骨盤（下半身）の後方変位によって補正し，全身の重心位置は大きく変化させないということになる．つまり，老化によって必然的に変わっていくアライメントを巧みに他の身体部位を使って再配列させ，立位保持にとって必須の条件である"支持基底面内に重心の投影点を収めること"を達成しているのである．

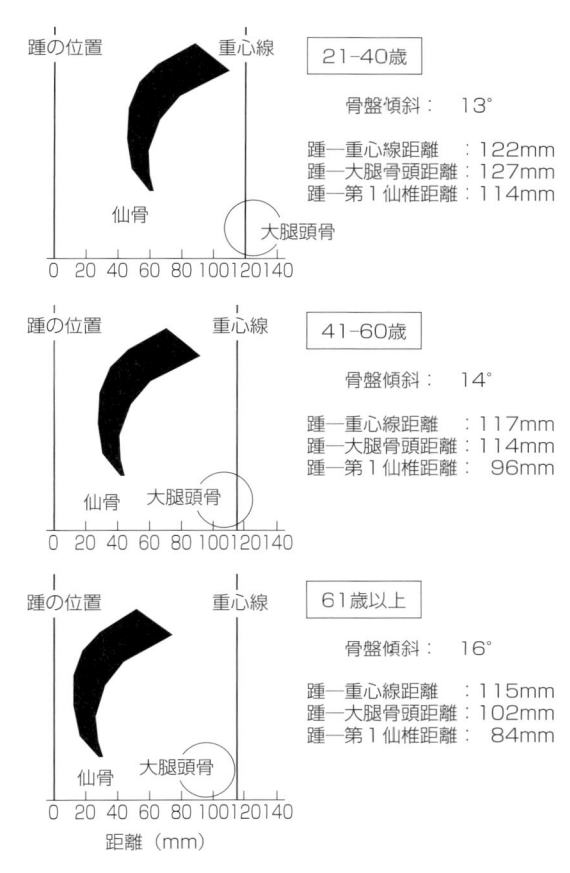

図1：各年代における踵，仙骨，大腿骨頭，重心線の位置関係
踵から重心線までの距離は各年代で有意な差がない．
（Schwab F et al. Gravity line analysis in adult volunteers. Age-related correlation with spinal parameters, pelvic parameters, and foot position. Spine, 31: E959-967, 2006.より改変引用）

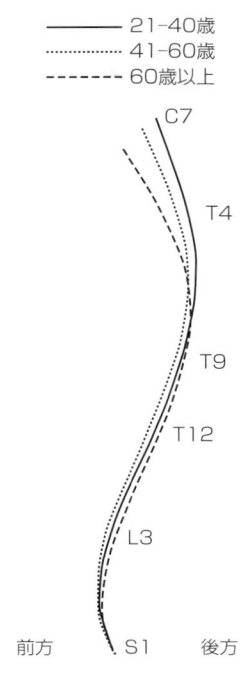

図2：各年代における矢状面の脊柱アライメント変化
加齢に伴い胸椎後弯の増大に伴う第7頸椎の前方変位が生じる．
図は第1仙椎の位置を合わせて表示している．
（Schwab F, et al. Gravity line analysis in adult volunteers. Age-related correlation with spinal parameters, pelvic parameters, and foot position. Spine, 31: E959-967, 2006.より改変引用）

このように，加齢による見た目の姿かたちの変化は，重心の位置を適切な場所に収めるための巧妙な姿勢調節の結果であると捉えた方がよさそうである．したがって，たとえ見た目に姿勢アライメントの大きな崩れがないとしても，足元から体が前後や左右に傾いているような姿勢をとり重心位置が大きく変位している状態は，立位保持の危機であるとも考えられる．

我々はついつい変わりゆくものに目を奪われがちだが，変化し続ける流れの中で変わらないもの，変えられないものにこそ物事の本質が潜んでいるのかもしれない．

［建内　宏重］

■引用文献
(1) Schwab F et al. Gravity line analysis in adult volunteers. Age-related correlation with spinal parameters, pelvic parameters, and foot position. Spine 31: E959-967, 2006.
(2) 原田　孝ほか．高齢者の姿勢―脊柱変形と重心線の位置―．総合リハ，22: 133-136, 1994.

I-20

曲がると困るのは腰？それとも背中？

　夏休み，両親に連れられて田舎に帰ると，おじいちゃんとおばあちゃんがあなたを笑顔で迎えてくれる．あなたの想像するおじいちゃんとおばあちゃんは，少し腰が曲がっているだろう．しかし，ここで1つの疑問が湧いてくる．曲がっているのは，本当に"腰"なのか？，背中なのか？

　腰椎は，生理学的には前弯といって，側方からみると前方に凸変形している．腰が曲がるとは，これが直線または後方に凸（後弯）変形することをいう．腰椎の生理学的な前弯は，骨盤の傾斜角度と非常に強い関連性がある（1）といわれており，スムーズに立ったり歩いたりするためにお互いの位置関係は非常に重要である．この位置関係は，腰椎骨盤リズム（図）といわれており，体幹の屈伸時には，腰椎の屈伸が先行し，骨盤・股関節の動きが腰椎の動きに伴って出現するといわれている（2）．では，腰椎が後弯変形を呈することで，どのような不利益が生じるのであろうか．

　まず，立位において，腰椎が後弯することで前方に偏位した重心を，骨盤を後傾させ，股関節を伸展させることで後方に戻そうとする動きが出現する．しかし，股関節を，腰椎後弯の代償として伸展位に固定するということは，股関節での姿勢制御が困難になることを意味している．加齢によりバランスを取る際のストラテジーは，足関節から股関節へと移行するため，腰椎後弯変形により，股関節のストラテジーが十分に発揮できないと立位バランスの低下に繋がることになる．さらに，腰椎が後弯することで，常に軽度体幹前屈位と同じような筋肉の使い方になり，脊柱起立筋が疲労しやすくなるといわれている．そのため，長時間の立位では，脊柱起立筋の機能不全が

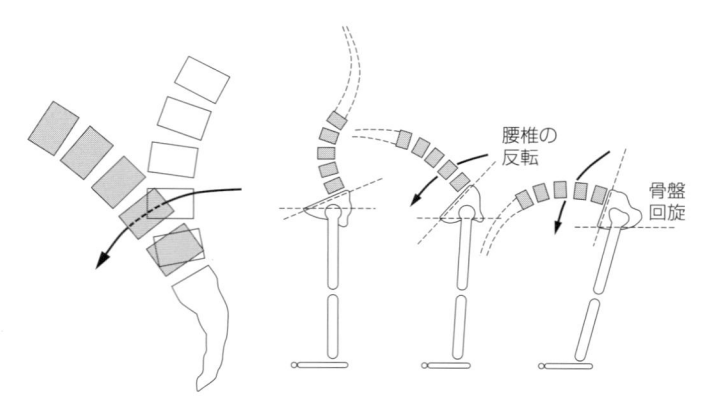

図：腰椎骨盤リズム．腰椎が屈曲するにしたがって骨盤は後傾する．
(Cailliet R. Low Back Pain Syndrome. 3rd ed. F.A. Davis Co. Philadelphia, 1981.
大井淑雄，須永　明．腰椎の運動学と機能解剖学．医学のあゆみ，147：1009-1012, 1988.より引用）

引き起こされ，さらに腰椎後弯を増悪させるという悪循環まで生じる可能性がある．

　また，歩行に及ぼす影響として，歩幅の減少とそれに伴う歩行速度の低下が挙げられる．一般的に，ヒトが足を前に出す際には，軸足の股関節伸展だけでなく腰椎の伸展が生じる．そのため，腰椎の変形により伸展角度が減少し歩幅が狭小化，すり足などのつまずき易い歩き方を作り出している可能性がある．粕川ら(3)は，腰椎前弯群で91％の高齢者が自力で歩行可能であったのに対して，後弯群では74％しか自力歩行可能な高齢者がいなかったと報告している．つまり，腰が曲がることで，歩幅の減少⇒転倒の危険性の増大⇒歩く意欲の低下⇒歩く機会の減少⇒下肢の筋力低下⇒歩行が自力で困難になる⇒寝たきり…いった悪循環がここでも生まれてしまう可能性がある．

　一方，背中（胸椎）が曲がるとどうなるのか．胸椎は生理学的には後弯であり，一般的に，加齢に伴いさらに後弯する．胸椎は，肩関節の運動と密接に関わっているといわれている（4）．例えば，手を挙げる際，肩甲上腕関節（上腕骨と肩甲骨の間の関節）のみの運動では十分ではなく，肩甲骨を後傾させ，さらに上方回旋させる必要がある．肩甲骨は肋骨の上に載っており，肋骨の動きは胸椎の動きである程度決まってくる．つまり，手を挙げる動作ひとつにしても，円背では，胸椎の伸展が困難であり，高いところに手が届かないのである．無理に挙げようとすれば，重心が後方に移動しすぎて転倒に繋がってしまう可能性がある．また，胸椎は，骨の形状から回旋に優れているという特徴を持っているが，変形により回旋の可動域が減少すると，振り向く際，大きな骨盤の回旋運動が必要となることは容易に想像できる．そのため，胸椎の回旋を代償することで骨盤・股関節ストラテジーは低下し，バランスの悪い姿勢を取り易いと考えられる．

　このように，背中が曲がっているように見えても，実際にどこが曲がっているかによって周囲のひと（あなた）が注意してあげなくてはいけない場面が異なるのである．腰が曲がっている場合は，歩行能力の低下などが起因する寝たきり，背中が曲がっている場合は，転倒予防のためにも，物を置く高さなどに注意が必要である．今夜，家に帰ったら，ぜひ，おじいちゃん，おばあちゃんの背中のどこが曲がっているのか確認してほしい．気をつけるべき場面を知ることで，転倒・骨折といった不幸から家族を守ることが出来るかもしれない．

[竹岡　亨]

■参考図書
武藤芳照．転倒予防百科事典．日本医事新報社，2007．
嶋田智明，平田総一郎．筋骨格系のキネシオロジー．医歯薬出版，2007．

■引用文献
(1)　Lord M J et al. Lumber Lordosis. Spine, 22: 2571-2574, 1997.
(2)　大井淑雄，須永　明．腰椎の運動学と機能解剖学．医学のあゆみ，147: 1009-1012, 1988.
(3)　粕川雄司ほか．骨粗鬆症患者における脊椎可動性，重心動揺および筋力の差異が転倒に及ぼす影響．Geriatric Medicine, 44: 211-214, 2006.
(4)　上田泰之ほか．若年者と高齢者における上肢挙上時の体幹アライメントの違い．体力科学，58: 485-490, 2008.

I-21

止まっているエスカレーターで転ぶのはなぜか？

　大事な会合に間に合うように，あわてて駅の階段を登ろうとしている場面を想像してほしい．この駅には階段と並んで，エスカレーターが設置されている．あなたはエスカレーターで上ることを選択し，エスカレーターに近づいたとしよう．ところが，あろうことかそのエスカレーターは止まってしまっていて動かない．しかし，そうと知ってもあなたは方向転換する時間も惜しい．仕方なくエスカレーターを駆け上がろうとしたところ，足を滑らせて…．

　あなたはこのような経験をしたことがないだろうか？たとえ，転んでしまうことは無くても，足が地面に吸い込まれるような感じがしたという経験を持つ人は，案外多いのではないだろうか．この現象の大事なことは，エスカレーターが止まっているのを知らなかったわけではなく，十分認識していたという事実である．「知っているのに転んでしまう．」この現象は，我々に移動制御の大事なポイントを伝えている．

　この「故障エスカレーター現象」をヒントに，Reynoldsら(1)は，この現象と同様な状況を設定し，そのときに生じる運動の解析を行った（図）．まず，健常者に止まっているベルトコンベアーの上を歩いてもらう課題を行わせた．このときの歩行は，平地での普通の歩行となんら変わるところはない．次に，ベルトコンベアーを前向きに動かした状態で歩かせた．このとき前向きに進むベルトコンベアーの動きに合わせるため，ベルトコンベアーに1歩踏み込む前に身体が少し前傾していた．我々の歩行は，意識することなく環境に合わせて，次に生じるであろう運動の乱れを予測して調整される．環境による運動の乱れが起こってから適応するのでは遅いからである．ベルトコンベアーに乗る直前に身体が前傾するのは，ベルトコンベアーによって生じる歩行の乱れを予測して，身体の動きを調整する機構が働くからに他ならない．

　しかし，この研究の重要な点はその後である．Reynoldsらは，ベルトコンベアー上での歩行を反復させた後，被験者に再び止まったベルトコンベアーの上を歩かせている．この歩行では，ベルトコンベアーが止まっていることを十分に認識させて行っているにもかかわらず，身体はベルトコンベアーが動いているときと同じように前傾してしまった．被験者もこのような運動が生じることに驚いたようである．つまり，ベルトコンベアーが止まっていることを知っており，正確に状況（ベルトコンベアーが止まっているので普通に歩けばよい状況）を認識しているにもかかわらず，身体は勝手に状況を判断し（この場合，動いているベルトコンベアー上を安定して歩くために身体を前傾させる必要があること），動いているベルトコンベアーでの歩行と同じような歩行の仕方を選択したのである．このような結果は，歩行などの運動に対して，認識によるコントロールが効きにくく，認知にかかわる機構と運動にかかわる機構がある程度，独立している可能性を示唆している．彼らは，この理由として，移動運動

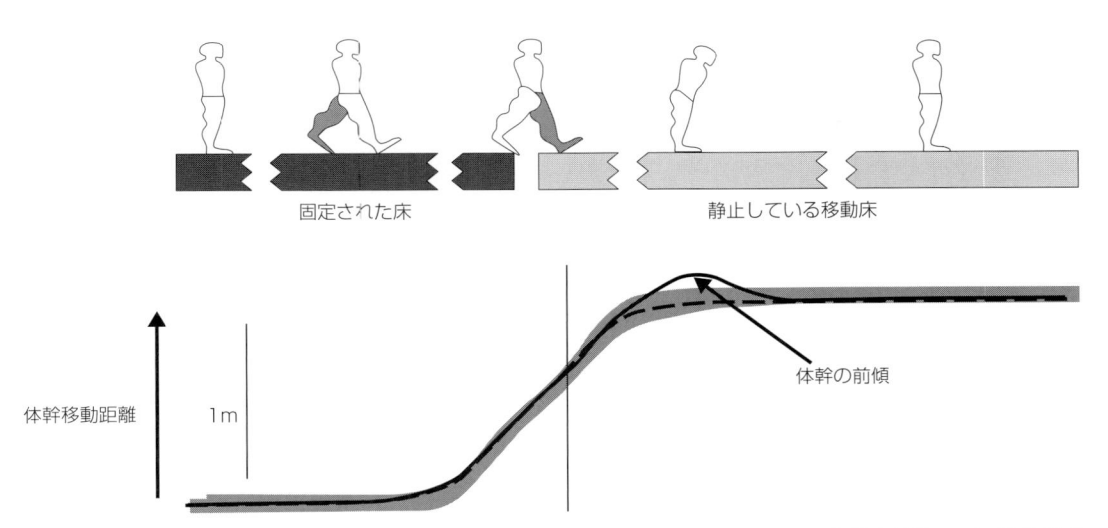

図：歩行における認識と運動の齟齬．固定された床から移動床へ歩いていく課題で，移動床が動いている状態で10回歩行を行った後，移動床を静止させて同様に歩行させた．静止していることを被験者も認識しているにもかかわらず，体幹は前傾する．破線は通常の体幹変位，実線は10回歩行した直後の体幹変位で，10回歩行した直後では移動床に乗った時点で過剰な移動（体幹の前傾）が生じている．
(Reynolds RF, Bronstein AM. The broken escalator phenomenon. Aftereffect of walking onto a moving platform. Exp Brain Res, 151: 301-308, 2003.より改変引用)

が脊髄を含めた系統発生的に古い脳のシステムにより行われているからであるという理由をあげている．認識と運動の齟齬については，これ以外にもいくつかの報告がある．しかし，通常，このような齟齬は，認識が間違っていても，運動が正しく行われることをさす場合が多い（例えば，視覚的に錯覚を起こさせた場合でも，運動は正確に行われることなど）．Reynoldsらの研究はこの反対も起こりうることを示したものである．そのように考えると知覚系が認識している世界と運動系が認識している世界が，実は異なる世界であるということができるかもしれない． [大畑　光司]

■参考図書
Stafford T, Webb M著，夏目　大訳．MIND HACKS．オライリー・ジャパン，2005．
■引用文献
(1) Reynolds RF, Bronstein AM. The broken escalator phenomenon. Aftereffect of walking onto a moving platform. Exp Brain Res, 151: 301-308, 2003.

I-22

できると思っていたのにできない！？
～またげると思ったハードルがまたげない～

　雨上がりの街中を散歩していると，前方に水溜りが現われた．水溜りはそれほど大きくはない．あなたはそのまま真っ直ぐ進んで，水溜りをまたぐだろうか．それとも進路を少し変更して水溜りを避けるだろうか．我々は普段何気なく送っている日常生活の中で，周囲の環境に応じて様々な判断を無意識に行いながら，行動を巧みに変化させている．それらの判断は何を基準にして行われているのだろうか．また，その判断を間違うことはないのだろうか．

　我々は水溜りをまたぐ，狭い隙間を通り抜ける，コップを持つ，などの様々な動作で，無意識に状況を判断して行動を起こしている．これは環境の特性と，自分の行為遂行能力を無意識に知覚し，次の運動のための準備をあらかじめ行うことで成り立っている．日常生活における環境の中には，知覚する者にとって価値のある情報が多く実在するのである．しかし，この情報は同じ環境下で，すべての人に同様に与えられるわけではない．例えば，重そうな荷物を見て，力持ちの男性であれば「持ち上げられる」という情報が提示されるが，小柄な女性が見れば「持ち上げるのは難しい」という情報が提示されるかもしれない．つまり環境から与えられる情報の意味は，環境と行為者との関係によって決まるのである．

　ここで興味深い研究を紹介する．健常若年男性から参加者を募り，ある部屋に来てもらう．部屋には入り口から7m前方にハードルのようなバーが設置してある．入り口で被験者は尋ねられる．「あなたが向こうに進む際，バーをくぐりますか，それともまたぎますか？」と．バーが膝の高さであればまたぐ動作を選ぶであろうし，胸の高さであればほぼ全員がくぐると答えるだろう．逆にいえば，バーの高さにはまたぐ，もしくはくぐると判断を変える転換点が存在すると考えられる．実験の結果，またぐ，もしくはくぐる行為をバーを見て判断した時の転換点（以下，見ただけの転換点）は，身長の高低にかかわらず脚（股下）の長さの1.07倍の高さであった（図1）．実際にバーまで進んでもらうと，予想した回答と同様の動作を遂行することができた．つまり，人間はこの微妙な高さの違いを知覚し，行為の決断を行っているのである．

　一方，高齢者に同様の実験を行うと，少し結果が異なってくる．60代以上の高齢者では，見ただけの転換点は1.02～1.07倍付近となる．しかし，実際にバーまで歩いていくと，またげる高さが見ただけの転換点より低下する人が出現する（図2）．そこには，「できる」と思っていたのに「できない」という現象が発生している．つまり，自分の身体能力の認識を踏まえた，環境からの情報を適切に知覚することが出来ていないのである．こういった高齢者では身体能力と身体認識に乖離が生じ，さらに環境から得られる情報と身体認識とのズレが発生することで，日常生活場面で転倒などのアクシデントが生じてしまう可能性が考えられる．

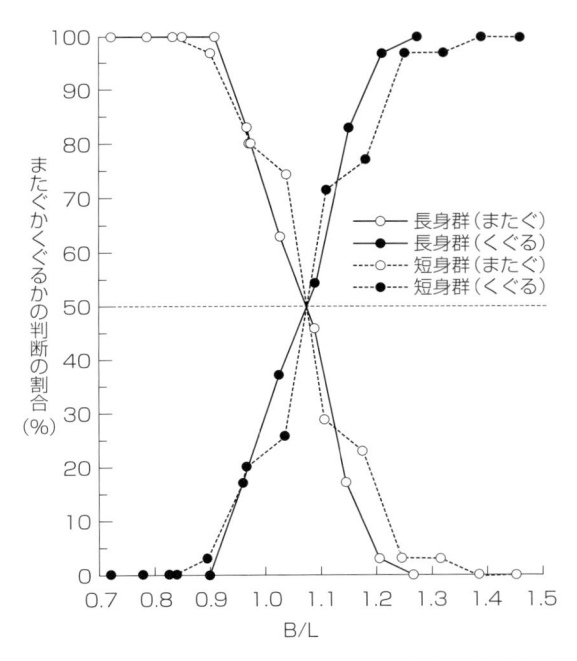

図1：若年者におけるバーをまたぐか，くぐるかを判断する割合と，脚の長さに対するバーの高さ（B/L）の関係．長身群，短身群ともに，1.07を境として，またぐかくぐるかの判断が分かれている．（三嶋博之．"またぎ"と"くぐり"のアフォーダンス知覚．心理学研究，6: 469–475, 1994. より改変引用）

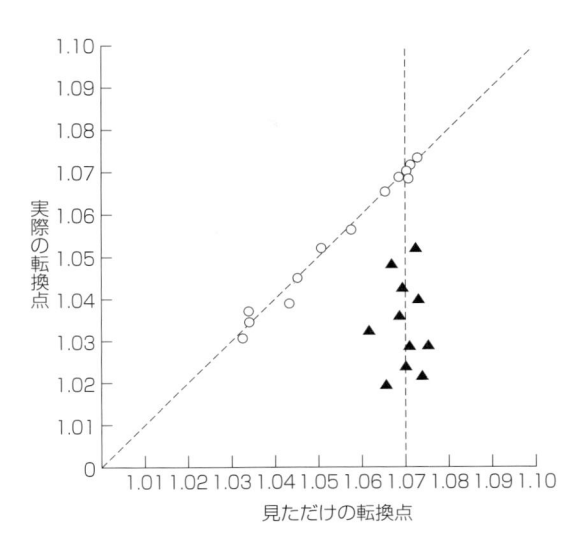

図2：60代被験者個々人の「見ただけの転換点」と「実際の転換点」の関係．○は見ただけの転換点と実際の転換点が一致している被験者．▲は見ただけの転換点よりも実際の転換点が低かった被験者．▲の人は，判断と実際の行為にズレが生じている．（正高信男．老いはこうしてつくられる　こころとからだの加齢変化．中央公論新社，2000.より改変引用）

　高齢者でなくとも，運動不足の読者には久しぶりにスポーツをした時など，「あれ？できると思っていたのにできない!?」といった経験があるのではないだろうか．現代人は体を動かす機会が減っていることから，環境からの情報を適切に知覚する能力が減っているのかもしれない．今一度，自分の体と向き合ってみてはいかが？

[永井　宏達]

■参考図書
(1) 佐々木正人．アフォーダンス─新しい認知の理論─．岩波書店，1995.
(2) 正高信男．老いはこうしてつくられる　こころとからだの加齢変化．中央公論新社，2000.

■引用文献
(1) 三嶋博之．"またぎ"と"くぐり"のアフォーダンス知覚．心理学研究，6: 469-475, 1994.

I-23

ブランコはなぜこげるのか？
～理屈は知らなくても体は動く～

　生まれてはじめてブランコに乗ったとき，うまくこげなかったことを覚えている人はどれくらいいるだろう．最初，ほとんどの人は親に押してもらい，だんだん自分で地面をけってこぎ始めたはずである．成長するにつれて立ちこぎを覚え，かなりの高さまでブランコを揺らし，親をハラハラさせるようになったのではないだろうか．しかし，そのときはあまり考えなかったとしても，高校生ぐらいになり，物理の授業で「単振り子」を習い始めると，ふと違和感を覚えるかもしれない．振り子は抵抗が無ければ，同じ高さまでしか運動しないはずなのに，ブランコはどんどん高くすることができる．立ちこぎでブランコをこぐ力は，外部から押したり引いたりすることによって得られるわけではない．実際に揺れていないブランコの上で足を前に動かしても，身体が後ろに行くだけで，ブランコの大きな振れは得られない．ブランコの揺れを大きくする力はいったいどこから来るのだろうと…．

　ここで重要になるのは，立ちこぎをするときに，ブランコにただ単に立っているだけで，ブランコの揺れが大きくなるわけではないことである．ブランコのゆれを大きくしようとした場合（理由がわからなくとも），ブランコの台の上で立ったりしゃがんだりしているはずである．我々は経験的に，このように動くことでブランコの揺れが大きくなることを知っている．実はこの立ったり座ったりする運動のタイミングがブランコの振動を強めているのである．

　まず，ブランコを振り子であると仮定すると，その質点（おもり）は，我々の身体の重心である．身体の重心は，姿勢によってその位置を変える．具体的には，立っているときに重心は高い位置にあり，しゃがむと重心位置は低下することになる．この状態を，振り子で考えるとおもりにつないだ糸の長さが短くなったり，長くなったりする場合と同じと考えることができる．ところで，ブランコの振れの角度が同じであるとすると，糸が長いほうが位置エネルギーは大きい（つまり，振り子のおもりが最

図1：支点と質点の距離とエネルギーの関係
ブランコが最大に振れた角度が同じ角度θだとすると，糸が長いほうが，最も低い位置にあるときと高い位置にあるときの差（$\Delta h_1 < \Delta h_2$）は大きい．つまり，$mg\Delta h$であらわされる位置エネルギーが大きいことになる．これは同時に最も低い位置に来たときの速度が大きいことを意味する．

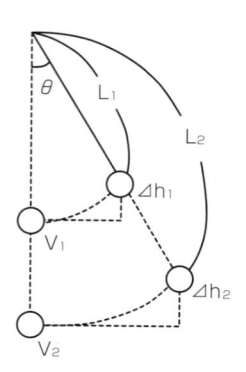

図2：ブランコがこげる理由
ブランコが最も高い位置に来たときに座ることで重心を下げ，ブランコが最も低い位置に来たときに重心を押し上げる．これにより，重力による加速は大きくなるが重力による減速は小さくすることができる．

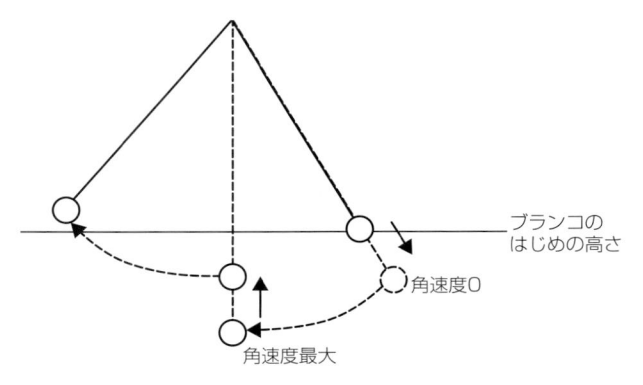

も高い位置にあるときと低い位置にあるときの差が大きい）（図1）．大きな位置エネルギーを持つ糸の長い振り子が最下点に来たときの運動エネルギーは，同じ角度から出発した糸の短い振り子より大きいことになる．したがって，糸の長い振り子で運動エネルギーを生じさせ，得られた運動エネルギーを糸の短い振り子により位置エネルギーに変換すれば，最も高い位置に来たときの振り子の角度ははじめの角度より大きくなることになる．

　ここでブランコに乗る動作を思い出そう．重力によって加速される時期（ブランコが一番大きく振れているとき）には糸を長くし，大きな加速を得るようにする．次に，減速され始める時期（ブランコが支点の真下にきた時）に糸を短くすることができれば，それまで得られた加速より，これから同じ角度に到達するまでに生じる減速が小さくなることになり，相殺されない余りのエネルギーが生じることになる．この余りのエネルギーはブランコの振れ幅を拡大するために使うことができる（図2）．したがって，ブランコが1往復する間に，重心の上下動を2往復させることができればブランコの振れの角度は徐々に拡大することになる．このブランコの立ちこぎのような現象は，パラメータ励振（Parametric excitation）と呼ばれ，近年，このようなパラメータ励振を利用した二足歩行ロボットなどが考えられている（1）．

　しかし，これでブランコの謎がすべて解けたわけでは無い．よく考えると，ブランコの立ちこぎには，もうひとつの大きな謎がある．なぜ，ブランコの振れが大きくなることを子どもたちは知っているだろうか？我々は子どものころ，当然，このような力学を知らずにブランコで遊んでいたはずであり，大部分の人は誰に教わるでもなく，立ちこぎの技術を正確に身につけただろう．そう考えると，この直感的にわかりにくい現象を，子どもたちはどのようにして理解できたのだろうか？この謎に対して，多くの人は「理屈ではなく身体で理解したのだろう」と考えるかもしれない．もしそうならば，我々の頭で認知していることは，身体が理解していることのほんの一部に過ぎないことになるのではないだろうか．

［大畑　光司］

■引用文献
(1) Asano F et al. Parametric excitation mechanisms for dynamic bipedal walking. Proceedings of the 2005 IEEE International Conference on Robotics and Automation Barcelona, pp.609–615, 2005.

I-24 実は安定していない 歩行周期

"1/fゆらぎ"，一度は目または耳にしたことがないだろうか？ 扇風機やエアコン，それに医療機関にある電気治療器にも"1/fゆらぎ"が示されている場合があるため，何となく『心地良さそう』，『気持良さそう』な感じがする．"1/fゆらぎ"を難しくいうと，『パワー（スペクトル密度）が周波数fに反比例する"ゆらぎ"のこと』となるが，平たくいえば，『生体のリズムに最も近く，ランダムでも一定でもない特別な性質を持ったゆらぎ』であり，非常に心地よいと考えられている．心拍のリズム（R-R間隔）やろうそくの炎の揺れ方，電車の揺れ，小川のせせらぎ，アルファ波，それに木目なども，このような"1/fゆらぎ"の性質を持つことが知られている．つまり，『気持のよいもの』なのである．では，歩行ではどうなっているのでしょうか？

一般的に歩行は，踵接地時の状態や，つま先離地時の状態など，歩行周期の一部分を取り出して解析されることが多い．しかしながら，歩行は心拍と同様に連続したものであり，"リズム"という側面も重要な指標であると考えられる．これまでの調査によって，『健常者であっても歩行リズムが一定になることはなく，ある程度の"ゆらぎ"の性質を持っている（機械のように各歩行周期が完全に一致しているのではなく，ある程度バラツキのある歩行となっている）(1)』．このように健常者の歩行で"ゆらぎ"の性質を持っている理由として，不意な外力へ対応することなどが挙げられ，緊急事態への備えであると考えられている．

しかし，このように必要な"ゆらぎ"であっても増大しすぎると病的な状態である

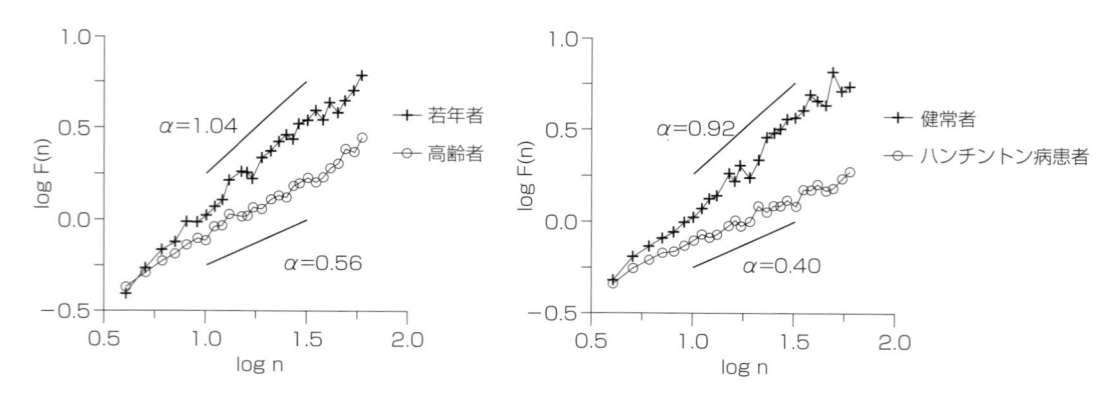

図：αの値（近似直線の傾き）が1に近づくほど安定した歩行周期を示し，値（近似直線の傾き）が低くなるほど不規則（不安定）な歩行を示す．
高齢者やハンチントン病患者では，健常者よりも不規則（不安定）になっていることが分かる．
(Hausdorff JM et al. Altered fractal dynamics of gait: reduced stride-interval correlations with aging and Huntington's disease. J Appl Physiol, 82: 262-269, 1997.より改変引用)

と考えられており，『何らかの病的状態になることで歩行リズムが"不規則（ゆらぎが増大）"になる（2）』ということが明らかになっている（図）．このような研究成果は，様々な現象を明らかにしただけでなく，その後の研究の可能性を大きく広げるものとなった．

　近年では，『歩行リズムが不規則≒不安定な歩行』と考えられるようになり，このことが高齢者の転倒の一要因であるとも考えられるようになった．Kressingら（3）は，歩行中に何か別の課題を行っているときに（dual-task），歩行リズムがランダムになる高齢者では，転倒の危険性が高くなることを報告した．またKangら（4）は，歩行リズムが不規則になる要因に，筋力低下や柔軟性低下などが挙げられることを報告している．このように歩行リズムの"ゆらぎ"をみることでも，非常に重要な現象が潜んでいることが明らかとなっている．

　このように歩行周期は一定ではなく，ある程度の"ゆらぎ"を有している．ただし，"ゆらぎ"の範囲を超えて"不規則"になってしまうと，黄色信号ですよ．あえて一定にしていないところが生き物の素晴らしい所かもしれませんね．　　　　　［山田　実］

■引用文献
（1）Hausdorff JM et al. Is walking a random walk? Evidence for long-range correlations in stride interval of human gait. J Appl Physiol, 78: 349-358, 1995.
（2）Hausdorff JM et al. Altered fractal dynamics of gait: reduced stride-interval correlations with aging and Huntington's disease. J Appl Physiol, 82: 262-269, 1997.
（3）Kressing RW et al. Gait variability while dual-tasking: fall predictor in older inpatients? Aging Clin Exp Res, 20: 123-130, 2008.
（4）Kang HG, Dingwell JB. Separating the effects of age and walking speed on gait variability. Gait Posture, 27: 572-577, 2008.

デコボコ道でも頭の位置は安定している！

　歩行中，身体の中で最も大きく揺れている部位はどこでしょうか？このように問われると，多くの方が思うはずである．「きっと，足底から最も離れている頭部が最も不安定なはず」と．しかし，頭部には，視覚，聴覚，平衡感覚など，移動に必要となる感覚受容器が豊富に存在しており，しかも内部にはその中枢である脳が配置してある．正常であれば，このような重要な器官を，出来るだけ保護するように動いているはず．では実際，どのようになっているのだろうか？

　Menzら（1）は，これらの疑問を解決すべく，腰部と頭部に加速度センサを取り付け（図1），平地歩行における両部位の動揺を計測した（図2）．すると最も遠位に位置している頭部の動揺は，腰部よりも少なく，比較的安定していることが示された．しかし，「これは平らな歩行路であるという最適の条件下の計測であり，砂利道のような不整地では，同様にはならないだろう」という批判は当然あるだろう．そのような批判にも応じられるように，Menzは不整地でも同様の測定を行っている．すると，不整地歩行では，平地歩行に比べて不安定な歩行になるものの，実際に不安定になっているのは腰部であって，頭部動揺は腰部ほど大きくないということを明らかにした．つまり，頭部の安定性を第一優先に歩行を行っているのである．

　次にMenzら（2）は，転倒リスクの高い高齢者では，歩行中の頭部安定性がどの

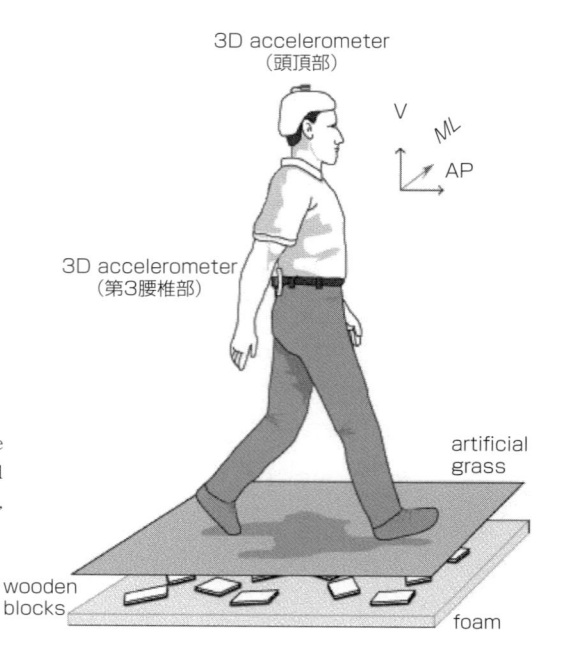

図1：加速度センサの貼り付け
(Menz HB et al. Acceleration patterns of the head and pelvis when walking on level and irregular surfaces. Gait Posture, 18: 35-46, 2003.より改変引用)

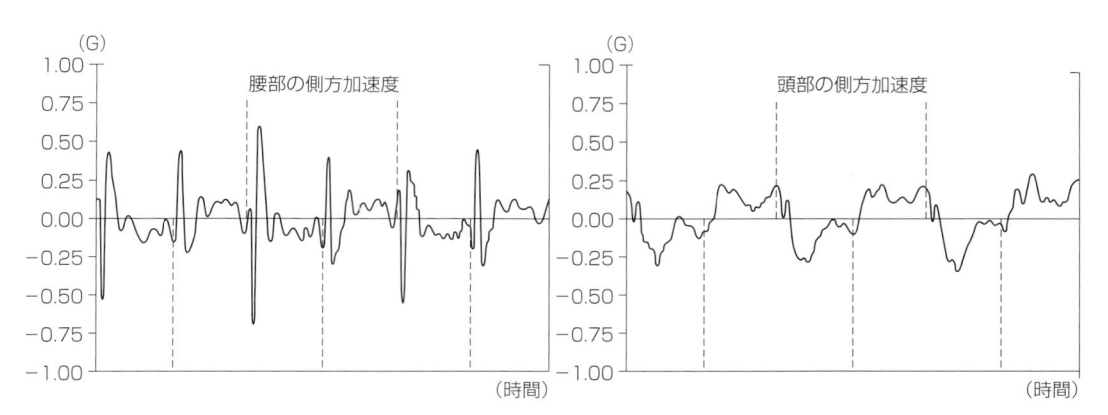

図2：腰部の加速度（動揺）と頭部の加速度（動揺）．腰部の加速度に比べて頭部加速度は小さく，滑らかになっている．
（Menz HB et al. Acceleration patterns of the head and pelvis when walking on level and irregular surfaces. Gait Posture, 18: 35-46, 2003.より改変引用）

ようになっているのかを調査した．すると，不整地でも安定していた頭部安定性は崩壊し，腰部の動揺に伴い頭部の動揺も増大していることを明らかにした．さらに近年，Menzら（3）は，このような頭部安定性の低下は，歩幅の低下や感覚運動機能の低下と強く関係していることを示した．

　ここまでくれば，答えは明確でしょう．「頭部が最も不安定なはず」と答えてしまった方も答えを修正したと思うが，頭部は比較的安定しているのが正常なのである．おそらく，頭部の安定はバランスを安定させるためには欠かすことのできない機構なのである．

　この重要な機構が，歩幅の低下（≒下肢機能の低下）や感覚運動機能の低下によって欠落すると，転倒の危険性が増大してしまう．逆にいえば，頭部動揺が増大してくると"転倒"への黄色信号なのかも知れない．もし身近に頭部動揺が増大している方を見かけたら教えてあげて下さい，「転倒にはくれぐれも注意を」，そして「頭をしっかりと安定させて下さいね」と．　　　　　　　　　　　　　　　　　　[山田　実]

■引用文献
（1）Menz HB et al. Acceleration patterns of the head and pelvis when walking on level and irregular surfaces. Gait Posture, 18: 35-46, 2003.
（2）Menz HB et al. Acceleration patterns of the head and pelvis when walking are associated with risk of falling in community-dwelling older people. J Gerontol A Biol Sci Med Sci, 58: M446-452, 2003.
（3）Menz HB et al. A structural equation model relating impaired sensorimotor function, fear of falling and gait patterns in older people. Gait Posture, 25: 243-249, 2007.

I-26

障害物 見るのは2歩前まで

　幼い頃,不整地を歩いていると,よく父親にいわれた,「ちゃんと下見て歩かないと,転んでしまうよ!」.これって本当なのだろうか?段差や障害物を視覚的に捉え,認識しなければ,それらを回避することは難しく,躓き転倒する危険性が増大してしまう.では,どのように障害物を見ていれば良いのだろうか?

　そこでPatlaら(1)は,このような疑問を解決するために,障害物を回避する際の視線行動を調査した.視線解析装置と呼ばれる機器を用いて,障害物を回避する際に『いつ,どこを』見ているのかを測定したのである.すると障害物を回避する2歩手前までは障害物に視線が向けられているものの,1歩前ではすでに障害物より前方に視線が向けられていることが明らかになった(図).つまり,障害物を跨ぐときには,すでに障害物に視線は向けられてないのである.さらに興味深いこととして,Patlaら(2)は,障害物の1歩手前で視覚を遮断しても障害物を回避することが可能なのかを検証した.前述の調査によって,1歩手前では既に障害物より前方に視線が向けられているため,視覚を遮断しても障害物を回避することは可能だろうと考えたためである.すると,Patlaらの予想通り,1歩手前で視覚を遮断しても障害物を回避することは可能であった.換言すれば,障害物を回避するための運動プログラムは,1歩前までには既に完了しているのである.

　Lowreyら(3)は,健常高齢者と若年者の障害物回避の違いについて調査した.すると高齢者では,注意深く障害物を跨ぐために,わざと速度を遅らせるような戦略を用いていた.この研究では,Patlaらの実験のように視線解析装置を用いていないため,どのような視線行動になっているのかは不明確であるものの,高齢者では若年

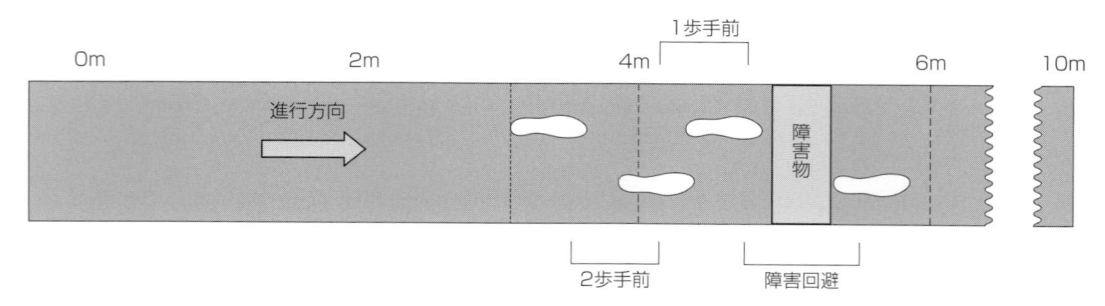

図:10mの歩行路の中央(5m地点)に障害物を設置し,障害物を跨ぐように指示する.
2歩手前までは障害物に視線が向けられているが,1歩手前ではすでに障害物より前方に視線が向けられている.
(Patla AE, Vickers JN. Where and when do we look as we approach and step over an obstacle in the travel path? Neuroreport, 8: 3661-3665, 1997.より改変引用)

者よりも，注意深く障害物を跨いでいたということは，障害物を注視する時間が長くなっている可能性がある．

では，転倒リスクの高い高齢者ではどのようになっているのだろうか？Patlaらや Lowreyらの報告のように障害物を跨ぐという行動ではないものの，Chapmanら（4）は，ターゲットへの視線行動が転倒の危険性と何らかの関係があるのではないかと予想した．9mの歩行路の中央に1.84m間隔で配置された2つのターゲット（横幅19cm×縦41.5cm）がある．実験参加者には，その2つのターゲットを踏んで通過することが求められ，その際の視線行動を調査した．すると，転倒の危険性が高いと判断された高齢者の視線行動は，転倒危険性が低い高齢者や若年者と比べて，1つめのターゲットから視線が外れるのが有意に早く，1つめのターゲットに到達する前に既に2つめのターゲットへ視線が向けられていたのである．一見，Patlaらが報告した『障害物を見るのは2歩前まで』という内容と矛盾が生じるようであるが，障害物を跨ぐという動作とターゲットを踏むという動作では戦略が異なる．限られた領域内に足底を接地させるためには，詳細に注意を向ける必要がある．そのような注意要求課題時における，早期の視線外れは，正確な運動制御を妨害すると考えられる．これが日常であれば，動作の失敗や転倒に結びつく重要な現象である．

歩行を始めたばかりの息子（現在1歳5カ月）は，敷居やカーペットを見ずによく躓いて転んでいる．もう少し息子が大きくなったら私もいうと思う．「ちゃんと下見て歩かないと，転んでしまうよ！」と．

[山田　実]

■引用文献
(1) Patla AE, Vickers JN. Where and when do we look as we approach and step over an obstacle in the travel path? Neuroreport, 8: 3661-3665, 1997.
(2) Patla AE, Greig M. Any way you look at it, successful obstacle negotiation needs visually guided on-line foot placement regulation during the approach phase. Neurosci Lett, 397: 110-114, 2006.
(3) Lowrey CR et al. Age-related changes in avoidance strategies when negotiating single and multiple obstacles. Exp Brain Res, 182: 289-299, 2007.
(4) Chapman GJ, Hollands MA. Evidence for a link between changes to gaze behaviour and risk of falling in older adults during adaptive locomotion. Gait Posture, 24: 288-294, 2006.

『歩行+α』は転倒のリスクを反映する

　あなたは何の目的で移動しますか？きっと多くの方が，あまり考えたことが無いかも知れない．しかし移動には必ず，目的が備わっているはずである．例えば，『飲み物を取りに行くために冷蔵庫へ向かう移動』，『手を洗うために洗面所まで向かう移動』など，必ず何らかの目的が備わっている．もし仮に，目的なくウロウロとしている場合であっても，何か考え事をしていたり，何か不安に思うことがあったりと，ただ単純に"移動"だけを行うことはあまり無いはずである．このように何気なく行っている行動であっても，高齢者にとってみれば"複雑な移動"であり，"難易度の高い移動"なのである．そして，高齢者にとって脅威となる転倒も，このような"複雑な移動"と関連しているのではないかと考えられるようになった．

　近年，転倒のリスク評価として，二重課題（dual-task）条件下での測定が注目されている．Dual-taskとは，2つの異なる課題（例えば，歩行＋計算など）を同時に行うというものである．心理学の分野では古くから用いられてきたdual-taskが，転倒の分野でも注目されるようになったきっかけは，1997年にLundin-Olssonら（1）が報告した『歩いている最中に年齢を尋ねられ，立ち止まってしまう高齢者は，転倒の危険性が高くなる』という内容の論文にある（図）．この報告には賛否があったものの，この報告以後，転倒とdual-taskに関する報告が飛躍的に増大した．

　"歩行＋α"のdual-taskに用いる課題には，水の入ったコップを把持する，計算を行う，語想起を行うなど様々なものが報告されているが，中でもBeauchetら（2，3）が報告しているカウンティング課題は簡便である．カウンティング課題とは，提示された数字（例えば80）から1ずつ引いていく（80，79，78，77，76…）というものである．Beauchetら（2）は，虚弱高齢者に対して，歩行だけの条件（single-task）と，カウンティング課題を行いながらの歩行条件（dual-task）の2条件で歩行時間と歩数を計測したところ，dual-task条件で歩行時間と歩数はともに増大することを報告した．次にBeauchetら（3）は，カウンティング課題の達成度に注目した．377名の高齢者を対象に，座位でのカウンティング数（single-task）と歩行中のカウンティング数（dual-task）の割合を算出し，測定日から12カ月間の転倒発生調査を行った．すると，驚くべきことに，dual-task条件でのカウンティング数が，single-task条件でのカウンティング数を上回っていた高齢者では実に78%が転倒した．反対に，dual-task条件でのカウンティング数が，single-task条件でのカウンティング数を下回っていた高齢者の転倒発生は6%に留まった．この結果は，Lundin-Olssonらの報告と同様であり，歩行中に他の課題に注意を向けすぎてしまった場合に転倒の危険性が増大することを示している．この結果を日常生活に置換すると，"何を飲もうかな？"ということなどに注意を向けすぎた場合，敷居やカーペットなどの障害物に注意が向け

歩行中に「おいくつですか？」と質問

立ち止まって答えた方：□
歩きながら答えた方：○

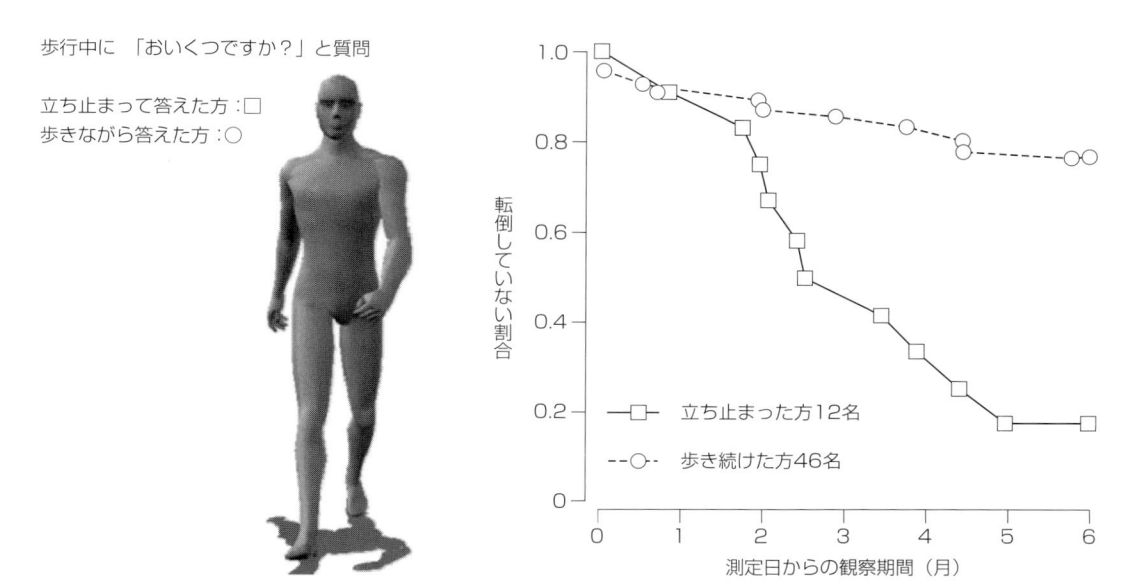

図：立ち止まって答えた方では，6カ月以内に転倒する割合が高くなっていた．
(Lundin-Olsson L et al. "Stops walking when talking" as a predictor of falls in elderly people. Lancet, 349: 617, 1997.より改変引用)

られずに接触し転倒に至るということなどが予想される．
　"いろいろな事を同時に行うことができる"ということは，大脳皮質が発達したヒトが得意とすることである．しかしながら，時としてこのような機能があるが故に転倒という事故を導いてしまうのかも知れない．高齢の方が，お茶を持って歩いていたら，そっと忠告してあげて下さい，「飲んでから歩いた方がいいですよ」と．

[山田　実]

■引用文献
(1) Lundin-Olsson L et al. "Stops walking when talking" as a predictor of falls in elderly people. Lancet, 349: 617, 1997.
(2) Beauchet O et al. Relationship between dual-task related gait changes and intrinsic risk factors for falls among transitional frail older adults. Aging Clin Exp Res, 17: 270-275, 2005.
(3) Beauchet O et al. 'Faster counting while walking' as a predictor of falls in older adults. Age Ageing, 36: 418-423, 2007.

足首のパワーをつけても速く歩けない高齢者

近年の少々過熱気味である健康ブームの中，手軽にできるウォーキングは年代を問わず人気であり，「歩き方」についてのウォーキング教室も盛況であるという．「踵から着地し，しっかりとつま先で地面を蹴って，さっそうと歩きましょう！」ウォーキング指導でインストラクターがよく口にするセリフのひとつである．しかし，つま先で蹴り出す，すなわち足関節底屈パワーを高めると本当に皆さっそうと速く歩けるのだろうか？

足関節底屈の最大パワー値は高齢者では若年者と比較すると20～40％低下するといわれており，また実際に歩行解析装置を用いて歩行の蹴り出し期における足関節底屈パワー値を算出すると，高齢者では17％低下していることが報告されている (1). さらに，多くの横断的研究によって高齢者における足関節底屈筋パワー力と歩行速度とは関連がみられることが示されている．このようなことから，足関節底屈パワーの低下が加齢による歩行速度低下の主要な原因と考えられている．一方，歩行速度というのは，高齢者の総合的な移動能力を評価する指標として広く用いられており，また将来の要介護化に対する機能予測の決定因子であるともいわれており，非常に重要な意味をもつ．しかし，足関節底屈筋パワーが特異的に歩行速度と関連がみられるかど

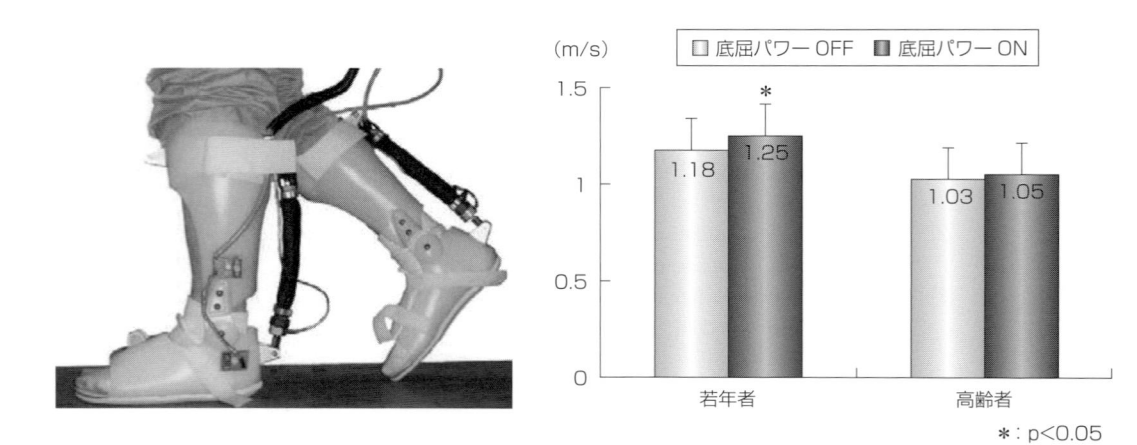

図：歩行蹴り出し強化装具による歩行速度の変化
歩行の蹴り出し期に足底屈パワー力を付加する装具（左図）を装着して歩行したときの歩行速度の変化を示す（右図）．装具により蹴り出し期に足底屈パワーを増強させると，若年者では歩行速度が上がるが，高齢者では歩行速度は変化しない．
(Norris JA et al. Effect of augmented plantarflexion power on preferred walking speed and economy in young and older adults. Gait Posture, 25: 620-627, 2007.より引用)

うかは不明であり，足関節底屈パワーを強くすると，本当に速く歩けるようになるのかどうかについては，実はまだ疑問点が多く残されているのである．

　そんな疑問に対して非常に興味深い実験をしている研究がある．歩行の蹴り出し期に外部装置から供給された力によって足関節底屈パワー力を増強させる装具（図）を装着して歩行したときの歩行速度の変化を調べた研究である．蹴り出し期に足関節底屈パワーを付加する装具の機能をONにしたときは，装具の機能がOFFのときと比べて，若年者では歩行速度の向上がみられた．しかし，高齢者においては，装具の機能をONにしたときに若年者と同程度の足関節底屈パワーが十分付加されていたにもかかわらず，歩行速度は変化しないことが明らかとなった（2）．この研究の意味するところは，若年者では足関節底屈パワー増強にすぐ対応して全身の姿勢を調節する機能が備わっており，足関節底屈パワー増強に伴って前方への推進力を得ることができる．しかし，高齢者では足関節底屈パワー増強にすぐ適応するだけの姿勢調節機能が備わっていないことから，歩行速度は向上しなかったと考えられ，高齢者では足関節の単関節だけに働きかけても歩行時の推進力を向上させるだけの効果は得られないことを示唆している．

　このように，高齢者では足関節底屈パワーすなわち足関節での蹴り出し力を高めたからといって，それだけでは速く歩けるようになるとは限らない．よくあるウォーキング指導でのセリフでの「しっかりとつま先で地面を蹴り出すと，さっそうと速く歩ける」，高齢者にとってはそんな単純なことではなさそうである．　　　［池添　冬芽］

■引用文献
(1) Judge JO et al. Step length reductions in advanced age: the role of ankle and hip kinetics. J Gerontol A Biol Sci Med Sci, 51: M303-312, 1996.
(2) Norris JA et al. Effect of augmented plantarflexion power on preferred walking speed and economy in young and older adults. Gait Posture, 25: 620-627, 2007.

自然な歩行～お手本はマサイ族！？～

　あなたは，自分の靴底を注意深く観察したことがあるだろうか．もしなければ，今すぐ履いている靴をチェックしてみよう．できれば履き慣れた靴の底を見るといい．さらに，家族や友人・恋人の靴底もこっそり覗いてみると面白い．あなたは，そこで興味深い共通点を見つけることになるだろう．臭い…ではなく，"踵の外側"が削れている…．これは，私たちが日々の生活の中で，無意識のうちに"踵の外側"から地面に足を着いて歩いているという証拠である．

　ヒトの歩行に関する研究は，100年以上前から世界中で行われており，各関節の角度変化や重心の動き，筋肉の活動など，様々な観点から"正常な歩行"が定義されている．その中で，「踵の外側から地面に足を着く」という歩き方は，"正常な歩行"とされており，「足の裏全体から着く」「つま先から着く」といった歩き方は"異常な歩行"として位置付けられている．あなたが発見した共通点は，靴の持ち主が"正常な姿勢で歩いている"という証の1つであるといっても過言ではない．しかし，"正常な歩行"とは，果たしてヒト本来の"自然な歩行"といえるのだろうか．

　ヒトが二足歩行を獲得してから数百万年，生活環境はゆっくりと変わり，それに合わせてヒトの体もゆっくりと変化してきた．しかし，この100年あまりの間に，ヒトが歩く環境は，柔らかい土の上から硬いアスファルトへと劇的に変化した．この地面の劇的な変化に対して，ヒトの進化が追いつかないことは容易に想像できる．この変化に適応し，より快適に歩くためにヒトは靴を作り，現在も日々研究が行われている．その中で，"自然な歩き方"に注目し作られたのが，アスファルトの上でも素足で土の上を歩く感じを再現できるといわれている"Masai Barefoot Technology（以下MBT）"である．MBT靴は，その名の通りアフリカのマサイ族の歩き方を参考にして作られた靴である．マサイ族は，非常に美しい姿勢で歩く民族といわれており，腰や膝の痛みを訴えることがほとんどないことでも知られている．アフリカの大自然の中で生活しているマサイ族の歩き方は，まさに"自然な歩行"といえるだろう．では，この靴を履くと，いったいどのような歩き方になるのだろうか．

　MBT靴には，素足で土の上を歩く感覚を再現するために靴底を舟底形にし，特殊なクッションが踵に挿入されている．また，MBT靴を履いて歩く際は，第5中足骨茎状突起（足部の外側中央付近）から接地するため，正常歩行でいうところの踵接地はない．これらのことから，通常の靴と比較して，MBT靴を履くことで足を接地する瞬間に何らかの変化が生じると考えられる．Jacqueline（1）らは，MBT靴を履くことで下腿の筋活動がどのように変化するかを調査した研究の中で，足を接地する瞬間の腓腹筋の活動が，通常の靴と比較して明らかに増加し，前脛骨筋の活動が減少することを報告している．これは，通常，足関節の後面を通り，ブレーキに作用するは

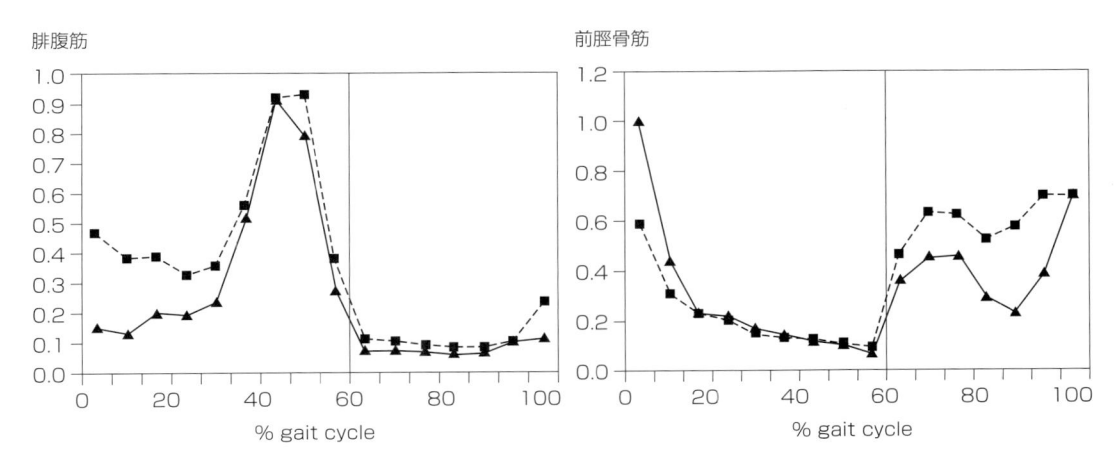

図：MBT靴を履いたときの筋電図波形．実線が通常靴，破線がMBT靴．0%が踵接地，0〜60%が立脚相，60〜100%が遊脚相（Romkes J et al. Changes in gait and EMG when walking with the masai barefoot technique. Clin Biomech (Bristol, Avon), 21: 75-81, 2006.より一部改変）

ずの床反力ベクトルが，足関節の前面を通ることを示している．つまり，MBT靴を履くことで，できるかぎりブレーキをかけず，効率よく歩くことができる可能性を示唆している．

さらに，Nigg（2, 3）らは，変形性膝関節症患者がMBT靴を履くことで，膝関節の歩行時痛が軽減したと報告している．これは，床反力ベクトルを考えることで説明できる．足の第5中足骨茎状突起から足を着くことで，この床反力のベクトルはより膝関節の関節中心に近い位置を通ることが推測される．その結果，膝関節が床反力ベクトルから受ける外的モーメントが減少し，膝関節にかかる負担が軽減したのではないかと考えられている．

さて，ここまで私の話にお付き合いいただいたお礼に，あなたに"自然"な歩行を体感していただきたい．方法は至ってシンプル．ただ布団の上を歩くだけ．これが，不思議なことに無意識に踵からではなく，第5中足骨茎状突起から足を着く感覚が味わえる方法なのである．

[竹岡 亨]

■参考図書
嶋田智明，平田総一郎．筋骨格系のキネシオロジー．医歯薬出版．2007.

■引用文献
(1) Romkes J et al. Changes in gait and EMG when walking with the Masai Barefoot Technique. Clin Biomech (Bristol, Avon), 21: 75-81, 2006.
(2) Nigg BM et al. Unstable shoe construction and reduction of pain in osteoarthritis patients. Med Sci Sports Exerc, 38: 1701-1708, 2006.
(3) Nigg B et al. Effect of an unstable shoe construction on lower extremity gait characteristics. Clin Biomech (Bristol, Avon), 21: 82-88, 2006

「歩く」と「走る」はどこで切り替わる？

　例えば，目的地まで移動する用事がある場合，まず，あなたはどの移動手段を用いるだろう．たとえば，特に急いでいない場合には電車とバスを選ぶし，急いで行きたい場合には，タクシーを用いることになるかもしれない．このときの移動手段の選択基準は，「速さ」と「経済性」ではないだろうか．しかし，基本的な移動手段である「歩行」と「走行」について，我々はどのようにこれらの移動方法を選択しているのだろうか？

　Saibeneらは各種の移動のエネルギーコストについてまとめている（1）．歩行は，力学的に，身体の重心点と足の接床点を結んだ振り子「倒立振り子（inverted pendulum）」とみなすことができる（図A）．このモデルで考えると，足が着地した瞬間は，倒立振り子が最も傾斜した状態であり，重心点の進行方向への移動速度が速いが，重心点は最も低い位置にある．いい換えると，運動エネルギーは高いが，位置エネルギーは低い状態である．次に，振り子は最も直立した状態にあるときには，進行方向への移動速度は遅いが，重心点は高い．いい換えると，運動エネルギーが小さく，位置エネルギーが大きい状態となる．歩行は，まさに振り子のように，着地した時の運動エネルギーをいったん位置エネルギーに変換し，その後，位置エネルギーを運動エネルギーに変換するというエネルギー変換によって効率的に行われている．しかし，位置エネルギーから運動エネルギーへの変換は重力によるため，どのような速度で歩いたとしても，位置エネルギーからは一定の加速度しか得られない．したがって，歩行は，遅すぎても速すぎても，そのエネルギー効率が低下することになる．最小のエネルギーコストとなる歩行速度は，だいたい時速4km/時であるとされる．この速度だと，体重1kgにつき，1m進むのに約2Jのエネルギー消費ですむことになる．

　一方，走行のモデルは「はずむボール（bounding boll）」として知られている（図B）．歩行と異なり，走行では両足とも地面から離れる「両脚遊脚期」が存在する．この時期には位置エネルギー，運動エネルギーともに高くなり，足が地面についているときにはともに低くなる．したがって，歩行とは異なり，この2つのエネルギーの間でエネルギー変換が行われているわけではない．走行モデルで決定的な役割を果たしているのは身体にある「ばね」（筋や腱の弾性）である．「両脚遊脚期」における高い位置，運動エネルギーを，着地に伴ってばねに蓄積し，これらのエネルギーを次の「両脚遊脚期」に利用することにより，走行のエネルギーを発生させているのである．このモデルから考えると，歩行とは異なり，速度が大きくなってもエネルギーの損失の程度はあまり変化しない．走行に必要なエネルギーコストはだいたい体重1kgにつき，1m進むのに約4Jとされる．

　以上のような歩行と走行の違いから考えると，移動速度が徐々に速くなっていくと，

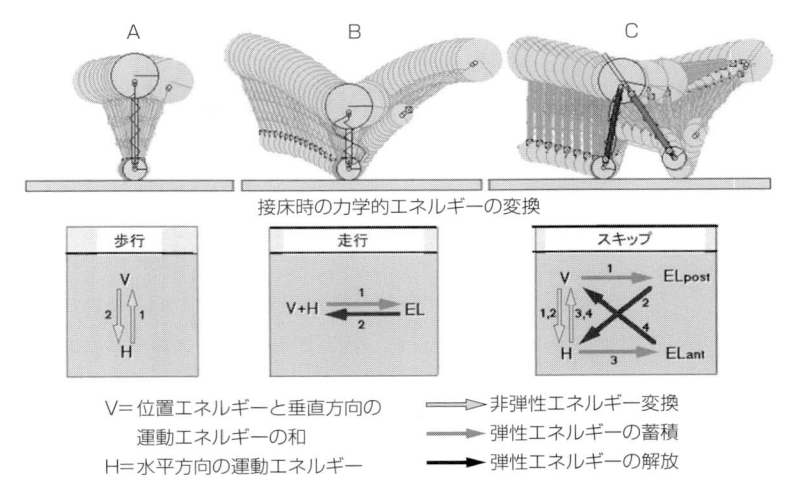

図：3つの移動様式（A.歩行，B.走行，C.スキップ）における力学的パラダイム．上段はそれぞれの移動様式の模式図，下段は力学的エネルギーの変換を示している．歩行はV（位置エネルギーと垂直方向の運動エネルギーの和）とH（水平方向の運動エネルギー）の変換，走行はVとHの和が，弾性エネルギー（EL）に変換されている．スキップは両者の組み合わせとなっている（ELantは前にある足の弾性エネルギー，ELpostは後ろにある足の弾性エネルギーを示す）．
(Saibene F, Minetti AE. Biomechanical and physiological aspects of legged locomotion in humans. Eur J Appl Physiol, 88: 297-316, 2003.より改変引用)

 ある時点で歩行と走行のエネルギーコストは逆転する．実際，時速6-8km/時程度の移動速度で，我々は歩行から走行にシフトする．つまり，歩行と走行の切り替わりは，エネルギーコストに応じてなされるのである．
 さて，「歩行」と「走行」以外の移動方法としてスキップがある（図C）．日常的な移動手段にスキップを行う人はあまり見かけない．この理由は，歩行，走行の切り替わりと同様に，エネルギーコストで考えることができる．つまり，人間の通常行う移動速度では，スキップのエネルギーコストが高すぎるためである．まあ，エネルギーコストを払ってもよいと思うぐらいに，うれしいことがあった時はこの限りではない．

[大畑　光司]

■参考文献
(1) Saibene F, Minetti AE. Biomechanical and physiological aspects of legged locomotion in humans. Eur J Appl Physiol, 88: 297-316, 2003.

ハイハイで世界観が変わる赤ちゃん

　1歳までの赤ちゃんをもつ親にとって，運動の発達に伴って，ひとつひとつできることが増えていくことは，なによりの喜びであろう．ほんの数カ月前まで首も座らなかったわが子が，自分の意思でハイハイをして，好きな場所へ向かって進むことができるようになる．「這えば立て，立てば歩めの親心」というように，親にとって運動の発達は，感動的な子供の成長の証であるといえる．

　ハイハイ（特に手と膝を床について行う四つ這い）ができるようになることは，単に移動ができるということを示すだけではない．四つ這い移動を始める前の赤ちゃんの行動範囲は手の届く範囲内であり，興味の対象もその範囲に限られる．しかし，四つ這い移動を始めることにより，部屋の中のあらゆるところが行動範囲に含まれることになる．したがって，それまで手が届かないので興味の対象から外れていたところにも興味を抱くようになる．それは結果的に，認識の範囲を広げることにつながっていく．

　しかし，四つ這い獲得による，もっとも重要な変化は空間の認識の仕方の変化である．一般的に，8カ月以前の赤ちゃんの多くは「自己中心的」な空間の認識を行っているとされる．ここでいう「自己中心的」という意味は，自分を中心とした位置関係で空間を認識するということである．このため，例えば乳児期前半の赤ちゃんでは，自分の向きを変えられると周りのものの位置関係を誤ってしまうというようなことが多く生じる．このような誤りは，赤ちゃんを中心とした座標のみによって認識し，その位置関係が相対的なものであることに気づいていないことを意味している．これに対して，四つ這い移動を行っている赤ちゃんでは，このような誤解は少なくなる．四つ這いで移動すると自分に対する物の位置関係が変化するため，「自己中心的」な視点ではすぐに目標を見失うことになってしまう．したがって，遠くにある玩具に向かって間違いなく進むには「自己中心的」ではなく，外部の基準に基づいた空間認識や記憶が必要となる．このように四つ這い移動の獲得は，空間に対する認識や記憶の発達に決定的な影響を与えていると考えられる．しかし，移動方法としては必ずしも四つ這いでないといけないわけではない．空間の認識の発達は，四つ這い移動ができない赤ちゃんでも歩行器歩行を行うことによって得られる．つまり重要なのは「自分で移動する経験」であり，この経験が赤ちゃんの見ている世界を変えていくのである．

　四つ這いによって空間認識の変化が生じるときに，赤ちゃんの脳にはどのような変化が生じているのだろうか．そんな研究が脳波コヒーレンス解析という方法を用いて調べられている（図）．脳波コヒーレンス解析とは，頭に電極をつけていくつかの箇所の脳波を計測し，それぞれの箇所同士のコヒーレンスを調べることにより，脳の部位間での関連性を調べる方法である．コヒーレンスが高いということは2つの箇所の

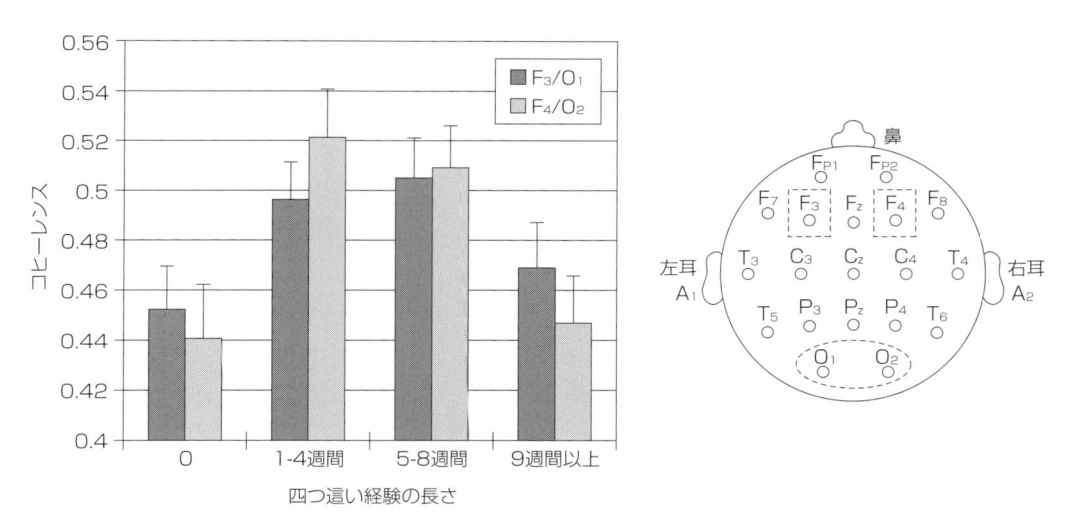

左図：四つ這い経験の長さと脳波コヒーレンスの関係を示している．前頭部（F_3，F_4：右図の破線の四角）と後頭部（O_1，O_2：右図の破線の丸）の間のコヒーレンスを示している．四つ這い開始前（"0"の時期）に比べて，1-4週間，5-8週間の時期のコヒーレンスは増加しているが，9週間以上では低下している．
右図：脳波の電極添付位置
(Bell MA, Fox NA. Crawling experience is related to changes in cortical organization during infancy: evidence from EEG coherence. Dev Psychobiol, 29: 551-561, 1996.より改変引用)

関連性が高いということであり，皮質間結合の強さを表すと考えられる．Bellら(1)は，四つ這い獲得の前後で，安静時の脳波コヒーレンスがどのように変化するかを調査した．その結果，運動プログラムの形成にかかわる運動前野の位置に相当する前頭部と視覚システムにかかわる後頭部の関連性が，四つ這いを開始して間もない頃の赤ちゃんで高くなっていることが示された．このことは四つ這いが開始される時期に，運動の計画に関連する部分と視覚にかかわる部分の結びつきが強まることを意味していると考えられる．さらに，このような変化は四つ這いを始めてから長い期間が経過しているような場合では見られなくなっていた．おそらく，四つ這い運動に慣れることにより，移動と空間認知の関係も自動的に処理されるようになってきているのではないかと考えられる．

赤ちゃんが，周囲の状況に関心を持つことは知識のはじめだといえるだろう．興味深いことは，周囲の状況を理解してから動くのではなく，経験することが周囲の状況に対する理解を変えていくということである．　　　　　　　　　　　　　　　［大畑　光司］

■参考図書
無藤 隆. 赤ん坊から見た世界 言語以前の光景. 講談社現代新書, 1994.
■引用文献
(1) Bell MA, Fox NA. Crawling experience is related to changes in cortical organization during infancy: evidence from EEG coherence. Dev Psychobiol, 29: 551-561, 1996.

低強度でトレーニングするなら超ゆっくり！

　運動速度をきわめてゆっくりとするスロートレーニング「スロトレ」が最近多くのメディアで取り上げられている．「スロトレ」は軽い負荷であっても，運動反復速度を遅くすることによって，高強度のトレーニングと同程度のトレーニング効果が得られるということで，特にスポーツやヘルスプロモーションの分野において注目されている．

　Tanimotoら（1）は健常若年男性を対象にした週3回12週間の膝伸展筋力トレーニングの効果について，低強度（50% 1RM以下）で反復運動速度を遅くし，かつ筋を弛緩させずに筋収縮を持続した状態のまま行うスロートレーニングと，高強度（80% 1RM以下）の通常速度で行うトレーニング，低強度の通常速度で行うトレーニングの3種類で比較している．トレーニングの結果，低強度スロートレーニングおよび高強度通常速度トレーニングでは筋肥大および筋力増加が認められたが，低強度通常速度トレーニングでは変化がみられなかったとしている．

　それでは，なぜスロートレーニングでは負荷が軽くても筋肥大および筋力増強が可能なのであろうか？それは，ゆっくりと運動を反復し，筋の収縮を長く持続することで筋内の血流が制限されて酸素飽和度が下がり，乳酸が生成されることによって，成長ホルモンの分泌が上昇するためとされている．これはちょうどバンドなどで筋を締めつけて筋の虚血状態をつくってトレーニングする「加圧トレーニング」と同じメカニズムである．

　このような低負荷でのスロートレーニングは血圧や脈拍の上昇も少なく，筋骨格系の傷害の起こるリスクも少ないことから，高齢者や低体力者に対しても比較的安全に実施できるものと思われる．

　高齢者を対象としたスロートレーニングの効果についても報告がされている（2）．健常高齢者に週2回6カ月間の低強度・低速度反復のスロートレーニングおよび高強度・通常速度反復の通常トレーニングを実施した結果，最大等尺性筋力および筋持久力はスロートレーニング群，通常トレーニング群ともに有意に向上し，両群に有意な違いはみられなかったことが示されている（図）．すなわち，高齢者に対して筋力トレーニングを実施する場合，低負荷であってもゆっくり運動を反復することによって，高強度と同程度の筋力・筋持久力向上効果が得られることが明らかとなった．

　低負荷でも筋肥大・筋力増強が可能なスロートレーニングは高齢者にとっては利点も多い．確かに，高齢者に対するスロートレーニングは低負荷で心血管系・筋骨格系に対するリスクも少なく，筋肥大・筋力増強を目的として，ある時期に行うのであれば有用であろう．しかし，スロートレーニングは最大等尺性筋力が増強することは証明されているが，高速度でのパワー向上に対する効果は不十分とされている（1，2）．

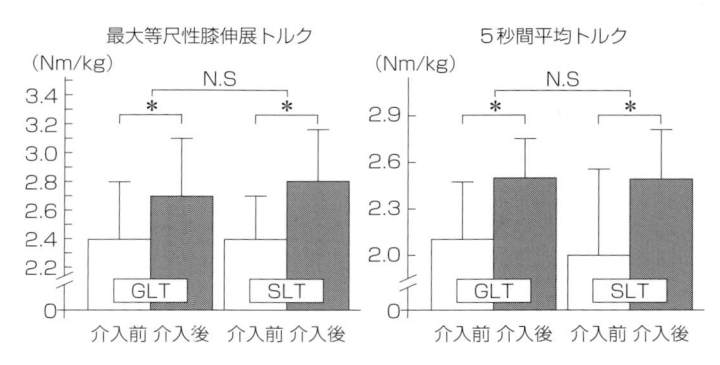

図：スロートレーニングにおける最大筋力および筋持久力の変化
GLT（general low-velocity training）：通常トレーニング
SLT（super low-velocity training）：スロートレーニング
最大筋力（等尺性膝伸展トルク；左図）および筋持久力（5秒間平均トルク；右図）はスロートレーニング群，通常トレーニング群ともに有意に向上し，両群に有意な違いはみられなかった．
（Mukaimoto T et al. Effects of low-intensity and low-velocity resistance training on lower limb muscular strength and body composition in elderly adults. Jpn J Phys Fitness Sports Med, 55 (Suppl): 209-212, 2006.より引用）

すなわち，高齢者が苦手とする素早い動きを獲得したければ，スロートレーニングだけではなくスピードトレーニングが必要であると考えられる．また，力を持続的に入れて脱力する時間がないスロートレーニングでは，余分な筋収縮をさせずにいかに協調性のあるスムーズな動きを行うかということを考えると不都合が出てくる可能性もある．トレーニングに限らないことであるが，流行に流されず，目的やメリット・デメリットをよく考えて，何が今の時期に必要なのかを見極めることが大切である．

［池添　冬芽］

■引用文献
(1) Tanimoto M, Ishii N. Effects of low-intensity resistance exercise with slow movement and tonic force generation on muscular function in young men. J Appl Physiol, 100: 1150-1157, 2006.
(2) Mukaimoto T et al. Effects of low-intensity and low-velocity resistance training on lower limb muscular strength and body composition in elderly adults. Jpn J Phys Fitness Sports Med, 55 (Suppl): 209-212, 2006.

I-33

筋肉の質に対するアンチエイジング

「アンチエイジング(老化防止)」という言葉を最近よく耳にするようになってきた.女性のお肌に対するアンチエイジングについては,化粧品や健康食品・サプリメントなど次から次へと新しい商品が開発されている.一方,筋肉に対するアンチエイジングについては,筋力トレーニングがその対策として最も一般的であるように,老化により筋肉が萎縮する,筋力が弱くなることはよく知られているが,筋肉の質も衰えるということはあまり知られていないのではないだろうか?

筋の質が低下する例として,たとえばタイプⅡ線維の選択的萎縮が挙げられる.加齢によって,タイプⅠ線維(遅筋線維)よりも,収縮速度が速く速やかに大きな力発揮ができるタイプⅡ線維(速筋線維)が特に萎縮するため,高齢者では素早く筋を収縮することが困難となる.また,図1に示すように膝屈伸方向に最大随意収縮をしたときの筋電図をみると,高齢者では若年者に比して主動作筋の活動減少がみられるだけでなく(図1右図),拮抗筋の共収縮(co-activation)の増加(図1左図)がみられることが報告されている(1).この拮抗筋の共収縮の増加は協調的な関節運動を阻害し,筋力を発揮する能力に影響を及ぼす.

さらに,高齢者の骨格筋は若年者と比較して収縮組織が少なく,非収縮組織(脂肪

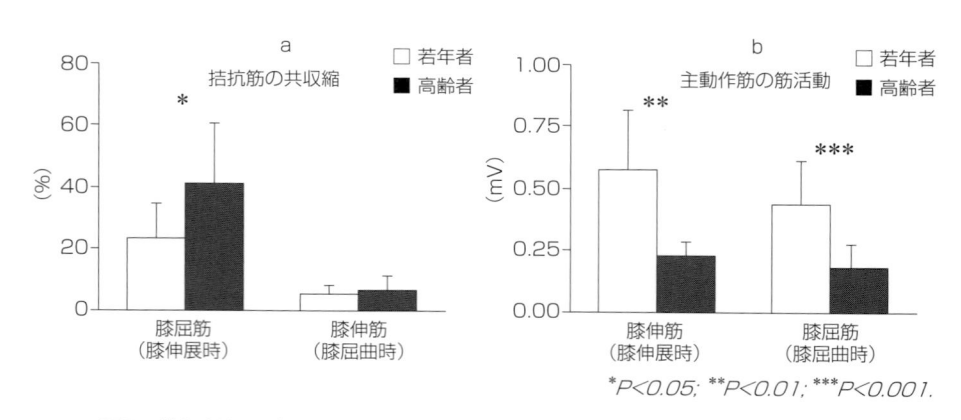

図1:若年者および高齢者の膝屈伸収縮時における主動作筋および拮抗筋の筋活動
(a) 膝屈伸の最大随意収縮時の拮抗筋の共収縮;膝伸展収縮時の膝屈曲筋(大腿二頭筋)の共収縮,および膝屈曲収縮時の膝伸展筋(外側広筋)の共収縮を調べると,高齢者では若年者と比較して膝伸展時に拮抗筋である膝屈筋の共収縮が強いことがわかる.
(b) 膝屈伸の最大随意収縮時の主動作筋の筋活動;高齢者では若年者と比較して,膝屈伸時の主動作筋の筋活動が低いことがわかる.
(Macaluso A et al. Contractile muscle volume and agonist-antagonist coactivation account for differences in torque between young and older women. Muscle Nerve, 25: 858-863, 2002.より引用)

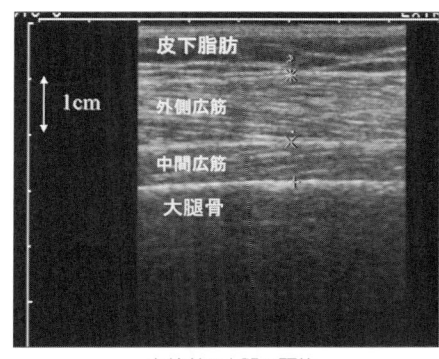

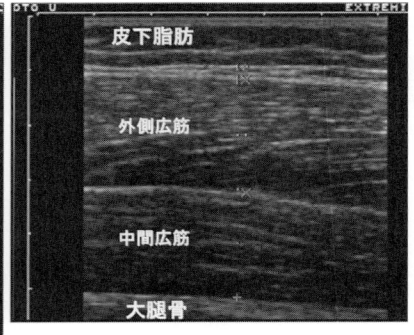

図2：高齢者と若年者の大腿四頭筋の超音波画像
超音波診断装置による大腿四頭筋（外側広筋および中間広筋）の縦断面の画像を示している．高齢者（左図）は若年者（右図）に比較して，大腿四頭筋が高輝度にうつる．
（池添冬芽ほか．加齢による大腿四頭筋の形態的特徴および筋力の変化について　高齢女性と若年女性との比較．理学療法学，34: 232-238, 2007.より引用）

や結合組織）が多いことが報告されており，近年，筋内脂肪の増加，あるいは筋密度の低下の現象に着目して多くの研究がされている．超音波診断装置で骨格筋をみると，高齢者では若年者と比較して筋厚の減少すなわち筋量の減少がみられるだけでなく，筋が白っぽく高輝度にうつる（図2）．これは高齢者の骨格筋では筋組織が少なく，脂肪や結合組織の比率が増加していることを示し，筋断面積（筋厚）の減少として現れている以上に，筋実質組織の減少が生じていることを意味する．筋内脂肪や筋密度は下肢の等速性筋力や筋パワーと関連するといわれており，高齢者における筋内脂肪の増大や筋密度の低下が立ち上がりや歩行・階段昇降能力などの動作能力低下と関連性がみられることも明らかにされている（3）．したがって，筋肉の老化防止対策については，筋量を維持・向上するだけでなく，筋肉の質を維持することも重要なのである．幸いにも筋肉の質に対する老化予防対策に関する介入研究も既にされており，高齢者の身体活動・運動は加齢による筋力低下を予防するだけでなく，筋への脂肪浸潤増加をも予防できる，すなわち筋肉の質を維持する効果があることが証明されている（4）．

　筋内脂肪が適度にある，いわゆる「霜降り肉」は，牛肉であれば歓迎されるのだが，残念ながらヒトの筋肉ではあまり喜ばしいことではなく，アンチエイジング対策が必要なのである．

[池添　冬芽]

■引用文献
(1) Macaluso A et al. Contractile muscle volume and agonist-antagonist coactivation account for differences in torque between young and older women. Muscle Nerve, 25: 858-863, 2002.
(2) 池添冬芽ほか．加齢による大腿四頭筋の形態的特徴および筋力の変化について　高齢女性と若年女性との比較．理学療法学，34: 232-238, 2007.
(3) Visser M et al. Muscle mass, muscle strength, and muscle fat infiltration as predictors of incident mobility limitations in well-functioning older persons. J Gerontol A Biol Sci Med Sci, 60: 324-333, 2005.
(4) Goodpaster BH et al. Effects of physical activity on strength and skeletal muscle fat infiltration in older adults: a randomized controlled trial. J Appl Physiol, 105: 1498-1503, 2008.

振動刺激でカラダが鍛えられる？

　通信販売で最近よくお目見えする全身振動刺激トレーニングマシン．「何もしないで楽にマシンの上に立っているだけで，簡単にカラダが鍛えられます」という，うたい文句が消費者の購買心をくすぐる．その一方で，「本当にただ楽に立っているだけで筋力が向上するのか？」という疑いの念を抱く消費者も中にはいるであろう．

　海外の研究論文をみても，全身振動刺激によるトレーニング効果に注目した研究がされている．Delecluseら（1）の健常若年女性に対して週3回12週間，全身振動刺激マシンの上で片脚スクワットやしゃがみこみ動作などを行うトレーニングの効果をみた研究によると，振動刺激を加えながらトレーニングをした群では膝伸展筋力が向上し，ジャンプ力も高まったが，振動刺激を加えずに同様のトレーニングを行ったコントロール群では変化がみられなかったことが報告されている．

　さらには，高齢者に対しても全身振動刺激トレーニングが試みられている．Reesら（2）は健常高齢者を対象に週3回8週間，全身振動刺激マシン上で両脚スクワットや踵挙げなどのトレーニングを行った結果，振動刺激を加えた群でも加えなかった群でも膝伸展筋力，膝屈曲筋力，足底屈筋力の向上がみられ，足底屈筋力については振動刺激を加えた群の方がより改善率は高かったとしている（図1）．なぜ足底屈筋力にのみ振動刺激による効果の差がみられたのかについては，振動板に近接している筋の方がより効果があらわれやすいため，膝関節周囲筋よりも足関節周囲筋に及ぼす影響が大きかったのではないかと説明している．

＊：トレーニング後に有意な筋力増強がみられたことを示す．
＃：振動刺激の有無による筋力改善率の違いがみられたことを示す．

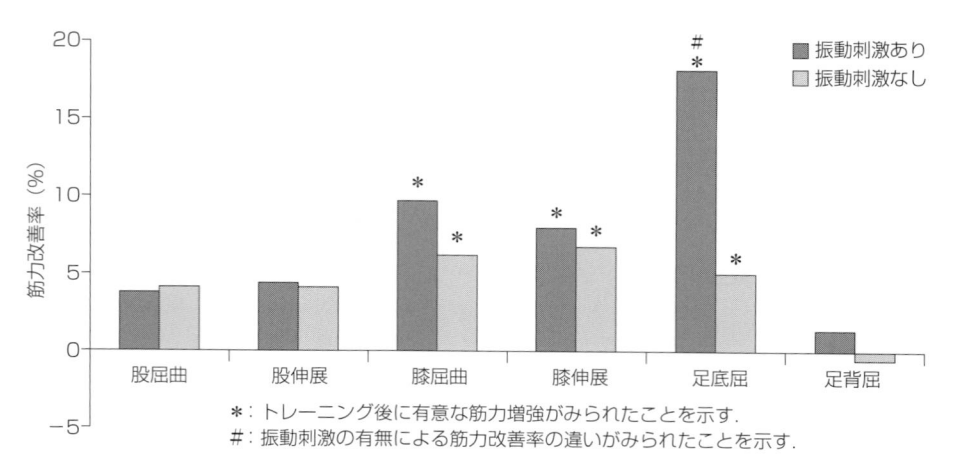

図1：振動刺激トレーニングによる下肢筋力の改善率
(Rees SS et al. Effects of whole-body vibration exercise on lower-extremity muscle strength and power in an older population: a randomized clinical trial. Phys Ther, 88: 462-470, 2008.より引用)

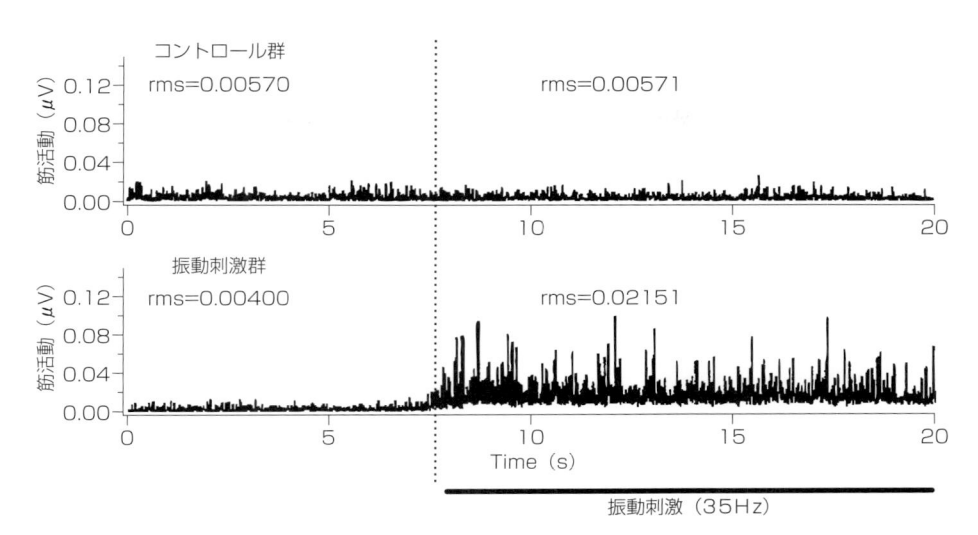

図2：振動刺激の有無による下腿三頭筋の筋活動の違い
スクワット時に振動刺激を加えた方が（下段図），振動刺激を加えないよりも（上段図），下腿三頭筋の筋活動量は増加する．rmsはRoot means squareによる筋活動量を示す．
(Delecluse C et al. Strength increase after whole-body vibration compared with resistance training. Med Sci Sports Exerc, 35: 1033-1041, 2003.より改変引用）

　このように，振動刺激を加えたトレーニングはプラスαの効果をもたらしてくれるようである．そもそも，なぜ振動刺激を加えると筋力トレーニング効果が高まるかというと，振動刺激により感覚受容器，特に筋紡錘が刺激され，筋収縮を指令するα運動ニューロンを活性化させるといわれている．筋電図を用いて振動刺激の有無による下腿三頭筋の筋活動量の違いを比較した研究によると，振動刺激マシン上で振動刺激を加えながらスクワットした方が，振動刺激を加えない場合よりも筋活動が増加する現象がみられるとされている（図2）．
　ただ，振動刺激により筋収縮が促されるといっても，前述の研究論文で示されているように，若年者では片足でのスクワット，高齢者では両足でのスクワット程度のトレーニングをしないと，すなわち筋に対してある程度の負荷を与えないと振動刺激によるトレーニングのプラスα効果はあらわれにくいと考えられる．「ただ楽に立っているだけで筋力が向上する」ことを示した論文はまだみられず，これまでに効果があると報告されている振動刺激トレーニングは，決して「楽」ではなく，非常に「しんどい」運動なのである．すなわち，通信販売でのうたい文句のように，「何もしないで楽にカラダが鍛えられる」というような夢のようなマシンは現状ではやはりまだ存在しないのである．
[池添　冬芽]

■引用文献
(1) Delecluse C et al. Strength increase after whole-body vibration compared with resistance training. Med Sci Sports Exerc, 35: 1033-1041, 2003.
(2) Rees SS et al. Effects of whole-body vibration exercise on lower-extremity muscle strength and power in an older population: a randomized clinical trial. Phys Ther, 88: 462-470, 2008.

固有感覚は運動で改善するのか？

　我々は眼を閉じていても，どの位置に足があるのか，どの程度曲がっているのかを認識することができる．これは筋・腱・関節などの固有受容器からの情報によって，関節の位置や運動速度，発揮している筋力などを感知する感覚である，「固有感覚」によるためである．

　この固有感覚はスポーツのパフォーマンスに重要であり，不安定板やバランスマットなど感覚情報に集中しながら姿勢を制御するトレーニングが行われている．ではこの練習により固有感覚は改善するのであろうか？また運動にどの程度影響するのであろうか？固有感覚改善の可能性として，末梢の受容器の変化とそれを処理する脳の中枢性の変化の2つに分けて考える．

　横紋筋の内部にある筋紡錘は，筋の伸張を感知する器官である．筋紡錘は固有受容器の中で感度を調節できる唯一の受容器であり，指で細かなものをつかむ時など感覚情報に注意が向けられると，一時的に感度を高くして感覚情報を増やそうとする．このため，練習によって感度を高めることができる可能性があるが，残念ながら練習前後で感度が変化したという報告はない．筋紡錘の密度に関しても，高競技レベルの選手と一般の人で差はないとされており，末梢の変化に関しては否定的な意見が多い．

　末梢で検知された固有感覚は脊髄を上行し，大脳や小脳に伝えられる．固有感覚の識別課題を繰り返すと，大脳皮質の感覚野での支配領域が2.5～3倍に大きくなることが知られている．また，感覚検査の結果が良くなるにつれて，支配領域は大きくなるとされている．固有感覚の改善は大脳皮質の可塑性変化による可能性が高い．

　実際に，高齢者を対象としたバランストレーニングの効果を検討した報告では，固有感覚を関節の動き，位置，速度の3つの感覚識別課題の中で，速度を識別する課題のみに改善がみられたとしている．動きの中で姿勢を制御するバランストレーニングでは，関節速度の情報が重要であり，関節の速度を識別する能力が向上すると考えられる．このように固有感覚は練習により改善する．

　では，固有感覚は運動にどの程度関与するのであろうか？ジャンプの着地時には床面から受ける反力によって足部が急激に内反する．床反力は床面と足底が接触してから40ミリ秒後にピークを迎えるとされている．一方，入力された固有感覚は脊髄を上行して大脳に至り，運動プログラムに変更されて筋が活動を開始するまでには，少なく見積もっても100ミリ秒は必要なため，外乱に対応するには遅すぎる．このため基本的な運動は，脊髄や中脳，脳幹を介した反射によって制御しており，大脳皮質レベルで感覚が改善されてもパフォーマンスの改善にはつながらない．固有感覚練習によって運動パフォーマンスが改善するのは，入力された感覚から適切な情報を選び出し，運動を素早く選択する処理を皮質下で行うようになるからである（図）．例えば，

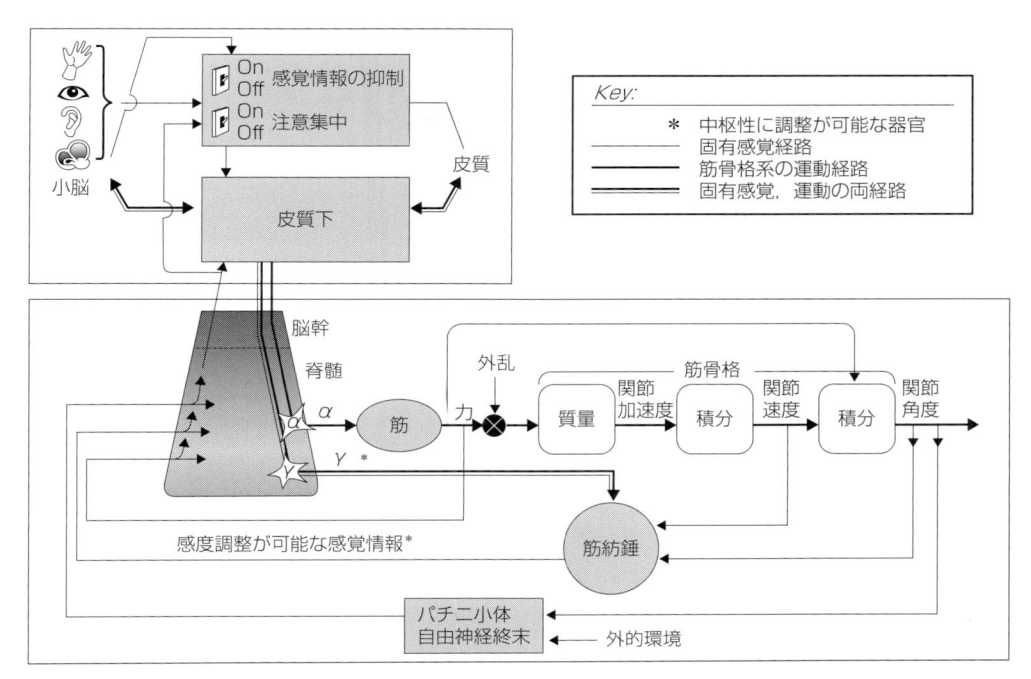

図：固有感覚に関わる主な感覚，運動経路

上部：中枢神経系での処理を表しており，触覚や視覚などと固有感覚が統合される．運動反復により有用な感覚を選び出し，注意を向ける情報を選択する．感覚入力から運動選択までの時間を短縮することでパフォーマンスを改善させる．

下部：末梢では中枢からの命令に応じて筋活動が起こる．運動の関節角度や速度，加速度が筋紡錘などの受容器により検知され，中枢へと感覚情報を送る．筋紡錘の感度は調節が可能であるが，トレーニング効果は否定的な報告が多い．

(Ashton-Miller JA et al. Can proprioception really be improved by exercises? Knee Surg Sports Traumatol Arthrosc, 9: 128-136, 2001.より改変引用)

　片足立ちでは，重心の加速度に注意を集中し，動揺を最小限にしようとする．感覚が良くなるよりも，意識する感覚を絞ることで運動開始までの時間を短縮し，状況に合わせて体を動かすことができるようになる．
　感覚に注意を要する運動では，大脳皮質の感覚領域が大きくなることで固有感覚は向上する．しかし，それだけでは運動パフォーマンスに生かされるとは限らない．大脳を使いすぎると，動きが遅くなってしまう．頭を使いすぎるのも考えものである．

[小栢　進也]

■参考文献

Anne Shumway-Cook著．田中　繁，高橋　明監訳．モーターコントロール　第2版．医歯薬出版，2004．

■引用文献

(1) Ashton-Miller JA et al. Can proprioception really be improved by exercises? Knee Surg Sports Traumatol Arthrosc, 9: 128-136, 2001.
(2) Westlake KP et al. Sensory-specific balance training in older adults: effect on proprioceptive reintgration and cognitive demands. Phys Ther, 87: 1274-1283, 2007.

I-36

バランス能力は遺伝的なもの？環境因子によるもの？

　立つ，歩くなど何気ない動作でも，ヒトが運動するためにはバランスをとる必要がある．赤ちゃんが初めて歩く時のことを考えてほしい．机やイスなど何かにつかまってやっと立ち上がるが，立ち上がっても手を離すとすぐに転んでしまう．何度も立ち上がっては転ぶことを繰り返し，支持基底面の中で重心の移動を減少させるようにバランスのとり方を学習する．さらに，動く中でも安定した姿勢を保つことで，いつの間にか歩けるようになっている．このように，運動するためには重力や外力に対して身体が安定した状態を保つ必要があり，バランス能力は必要不可欠な要素である．

　バランス能力は7～10歳で成人と同適度まで達し，骨や筋の発達と比べて成熟が早い．フィギュアスケートや体操など高度なバランスを要求される競技では，あどけなさが残る選手が活躍しているのはこのためである．バランス能力は20歳をピークに徐々に低下し，病気や不活動によってさらに悪くなる．70歳を超えると視力障害や筋力低下も伴って，足元がふらつく，つまずきやすいなどの症状がみられ，転倒しやすくなり骨折に至ってしまう例もある．実際，80歳の約半数が日常生活で転倒恐怖感を持っており，高齢者にとって加齢によるバランス能力の低下は深刻な問題である．

　このようにバランス能力は年齢の影響を受けやすい．しかし，バランス能力は練習によっても向上することも明らかである．床面が動くプラットフォーム上に立ち，突然外乱を加えるとバランスを失うが，何度も繰り返していると次第にバランスを取れるようになる．何とか立つことができる程度の赤ちゃんでさえ，ふらつきが少なくなることがわかっている．では，バランス能力は才能や年齢による低下など遺伝子に組

静的バランス　　　不安定な足元でのバランス　　　動的バランス

■ 遺伝因子
■ 共通の環境因子
■ 別々の環境因子

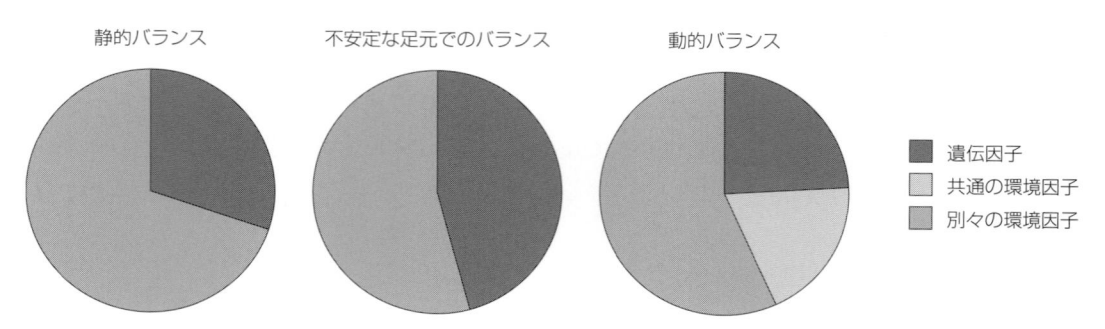

図：バランス能力の遺伝因子と環境因子の割合

一卵性双生児と二卵性双生児の違いを比較することで，バランス能力の遺伝因子と環境因子の割合を計算している．環境因子は幼い頃などに同じ環境で育った影響を表す共通の環境因子と，成人後など異なる環境下での生活による別々の環境因子に分類している．動的バランスでは環境因子の割合が大きい．

(El Haber N et al. Genetic and environmental influences on variation in balance performance among female twin paris aged 21-82 years. Am J Epidemiol, 164: 246-256, 2006.より改変引用)

み込まれた変えることができない遺伝的な要素か，練習や日常生活の運動習慣のような環境因子か，どちらに影響されやすいのであろうか？

このことを考えるには，双子の能力を比較することが重要な鍵となる．遺伝的要因が完全に一致している一卵性双生児と，遺伝要素の異なる二卵性双生児を比較することで，バランス能力は遺伝的要素が強いのか，環境因子が強いのかを検討することができる．オーストラリアの一卵性双生児と二卵性双生児を対象にしてバランス能力を比較した研究によると，安静立位での重心動揺量のような静的なバランスに関しては30％が遺伝的な因子であり，平衡感覚障害や運動障害など疾患による影響を受けて，70〜80歳以降で急に悪化する傾向にある．一方，マットなど不安定な足元でのバランスは遺伝因子が45％と比較的高く，固有感覚受容器の数や特性などの身体的特徴に影響されやすい．さらに，段差昇降など体重の移動を伴いながらの動的なバランスは遺伝因子が24％と最も低く，運動習慣などの影響が強いと報告されている（図）．

スポーツでは片足で踏ん張る，向きを変える，着地するなど動きの中でバランスを保つものがほとんどである．また，高齢者の転倒は動きをともなったバランス能力と関係するとされており，練習により能力を向上させられる可能性が高い．スポーツ場面や高齢者の転倒予防に関しては練習の重要性が高いといえよう．

神から与えられた才能だけではスポーツ選手になるのは難しい．並々ならぬ練習の賜物なのであろう．

[小栢　進也]

■参考文献

Anne Shumway-Cook著．田中　繁，高橋　明監訳．モーターコントロール　第2版．医歯薬出版，2004．

■引用文献

(1) El Haber N et al. Genetic and environmental influences on variation in balance performance among female twin paris aged 21-82 years. Am J Epidemiol, 164: 246-256, 2006.
(2) Pajala S et al. Contribution of genetic and environmental effects to postural balance in older female twins. J Appl Physiol, 96: 308-315, 2004.

I-37

いかにバランスを崩せるか！
それがバランスの決め手

　バランスが良いとはどのような状態ですか？　この問いに対して，一般には，身体重心が大きく動揺することなく，ある一定の範囲内で落ち着いている状態をイメージすることが多いのではないであろうか．確かに，ある姿勢を保持するためには，身体重心の投影点が支持基底面を外れることなく位置し続けている必要があり，その条件を満たさないとき，ヒトは転倒する．バランス能力が低下している高齢者や患者では，重心を一定範囲内で保持しておくことが難しくなる．つまり，重心が四方八方へと動いてしまう状態である．それでは逆に，高齢者や患者では，静止している姿勢から重心を動かすということについては，特に苦労はないのであろうか．

　動き始めにおける重心の制御については，静止立位からの歩き始めなどの課題を通して多く研究されてきた．立位で前方へ歩き始める時，立位時に両足部の中心にあった重心は少し支持脚側へと変位しながら前方へ移動する．この重心の動きについては，我々は容易にイメージすることができる．ではその動きは何によって作り出されるのであろうか．姿勢を保持している状態では，ある一定時間における重心の投影点と足圧中心点の平均位置は一致していると考えてよいが，重心を動かすためには，足圧中心がまずステップ脚側の後方へと変位し，その後ステップ脚の離地にともない急激に支持脚側へと移動する（図1）．足圧中心が重心から引き離されることにより，重心は足圧中心が移動した方向から床反力を受けることができ，動き始めることができるのである（1）．この現象が，重心の動きが生み出される基本の原理である．したがって，重心と足圧中心との位置関係は，バランスの本質に迫る視点であると思われる．それでは，実際に重心と足圧中心との距離に着目して高齢者や患者の姿勢制御の特性を探っている研究を，いくつか見てみよう．

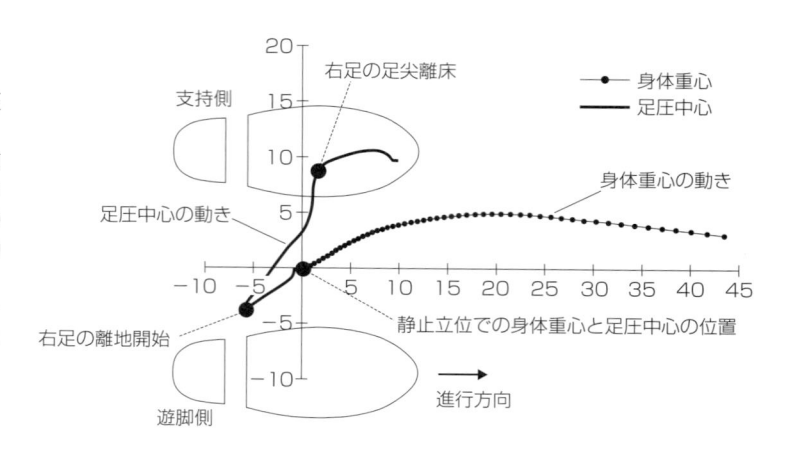

図1：歩き始めにおける身体重心と足圧中心との位置関係
重心は少し支持脚側へと変位しながら前方へ移動するが，足圧中心はまずステップ脚側の後方へと変位し，ステップ脚の離地にともない急激に支持脚側へと移動する．
（市橋則明編．運動療法学　障害別アプローチの理論と実際．文光堂，pp.16-18, 2008.より引用）

図2：歩き始めにおける重心と足圧中心の距離の比較
歩き始めの一歩について支持脚の離地を100%として表示．
パーキンソン病患者においては，20%では健常高齢者よりも，40%では健常高齢者および健常若年者よりも，100%では健常若年者よりも，重心と足圧中心との距離が短い．
(Martin M et al. Gait initiation in community-dwelling adults with Parkinson disease: Comparison with older and younger adults without the disease. Phys Ther, 82: 566-577, 2002. より改変引用)

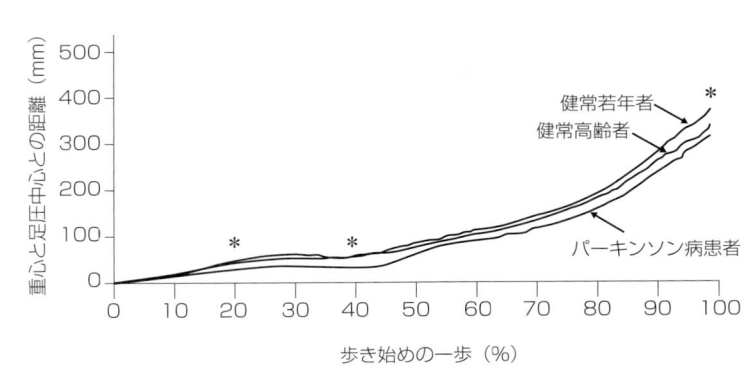

　健常若年者と健常高齢者およびパーキンソン病患者を対象として，歩き始めの1歩を分析した報告がある (2)．各群において，全体的な重心と足圧中心の軌跡はそれほど大きく変わらない．しかし，各群の1歩を時間で正規化したうえで，時々刻々の重心と足圧中心との距離を算出すると，全体を通じて健常若年者が最もその距離が長く，パーキンソン病患者が最も短くなる傾向を示した（図2）．また，パーキンソン病患者を機能的な重症度で2群に分類し，先の研究と同じように歩き始めにおける重心と足圧中心との距離を分析した研究 (3) では，やはり重症度の高い患者群において，特に支持脚側に足圧中心が移行した時点での重心と足圧中心との距離がより短くなっていることが示されている．重心と足圧中心の距離が短くなることは，効率的に重心の加速が得られないことを示しており，パーキンソン病患者では静止している姿勢から重心を動かすことにも問題があることがわかる．このことは，パーキンソン病患者において問題となりやすい歩き始めの障害，いわゆる"すくみ足現象"と大きく関わっている．現に，歩き始めのごく初期に相当する始めの1歩の20%の時点では，すでにパーキンソン病患者が健常高齢者よりもより長い時間を要することが示されている (2)．

　このように，バランス能力が低下すると，重心と足圧中心の均衡を保ちながら姿勢を保持することだけでなく，その均衡を崩すことも難しくなる．安全にすばやく動くためには，いかにバランスを崩すことができるか，それが決め手になるのである．

[建内　宏重]

■参考図書
山下謙智編著．多関節運動学入門．ナップ，2007．
江原義弘，山本澄子．歩き始めと歩行の分析．医歯薬出版，2002．

■引用文献
(1) 市橋則明編．運動療法学　障害別アプローチの理論と実際．文光堂，pp.16-18, 2008．
(2) Martin M et al. Gait initiation in community-dwelling adults with Parkinson disease: Comparison with older and younger adults without the disease. Phys Ther, 82: 566-577, 2002.
(3) Hass CJ et al. Gait initiation and dynamic balance control in Parkinson's disease. Arch Phys Med Rehabil, 86: 2172-2176, 2005.

高齢者が苦手なバランスと得意なバランス

「高齢者はバランス能力が低下している」ということは，研究者ならずとも一般的に認識されていることであろう．しかし，果たして一概にそういえるだろうか？

バランスが崩れたとき，転倒しないように立位姿勢を立て直すバランス反応には大きく分けて3つのパターンがある．足関節を中心とした運動で反応する足関節戦略（ankle strategy），股関節を中心とした運動で反応する股関節戦略（hip strategy），そして足を一歩踏み出すステッピング戦略（stepping strategy）の3つである（図1）．若年者と高齢者では，バランスが崩れたときの反応パターンが異なり，高齢者のバランスの取り方の特徴として，足関節戦略より股関節戦略を用いる傾向が認められる．安静立位時に，その立っている床面を突然動かした際の足関節周りの筋および股関節周りの筋の筋活動のパターンを観察すると，若年者では最初に足関節周りの筋が反応し，少し遅れて股関節周りの筋が反応する（1）．しかし，高齢者では若年者より足関節周りの筋の反応開始までの時間が遅い傾向がみられたり，足関節周りの筋に先行して股関節周りの筋の活動が始まるパターンの者がみられる（1）．また，Mackeyら（2）は身体を前方に傾斜させたときに姿勢を元の後方へ修正する能力を若年者と高齢者で比較を行った結果，高齢者では後方へ姿勢を修正する足関節周りの筋（ヒラメ筋）の活動の開始が若年者と比較して遅いことや，姿勢を修正するときに足関節周りの筋力を大きくかつ素早く発揮する能力も劣っていることを報告している（図2）．

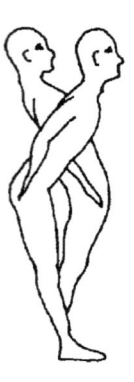

また，バランスが崩れたときに限らず，普段の動作においても，高齢者では足関節戦略より股関節戦略を用いる傾向が認められる（3）．たとえば，側方へのリーチ動作を行うとき，若年者では骨盤をリーチ方向に移動させて足関節を中心に身体全体を傾けて側方移動させるのに対して，高齢者では骨盤を反対方向に移動させ，身体重心の

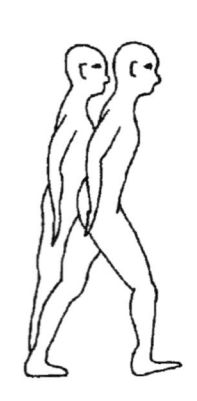

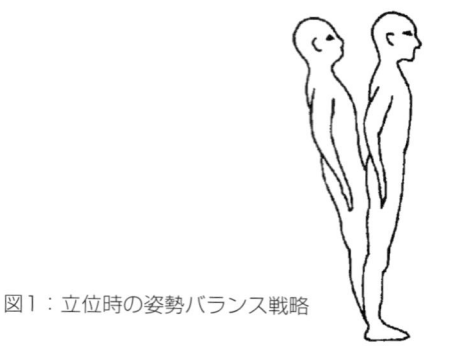

図1：立位時の姿勢バランス戦略

足関節戦略　　　股関節戦略　　　ステッピング戦略
(ankle strategy)　(hip strategy)　(stepping strategy)

図2：身体が前方へ傾斜した時の足関節周りの筋の反応
身体を前方へ傾斜させるような外乱刺激を加えた時（図の縦点線），若年者と比較して高齢者では足関節トルクの立ち上がりが遅く（上段図），ヒラメ筋の活動開始も遅れる（中段図）ため，足関節周りの筋力発揮が素早く行えないことがわかる．
(Manchester D et al. Visual, vestibular and somatosensory contributions to balance control in the older adult. J Gerontol, 44: M118-127, 1989.より引用)

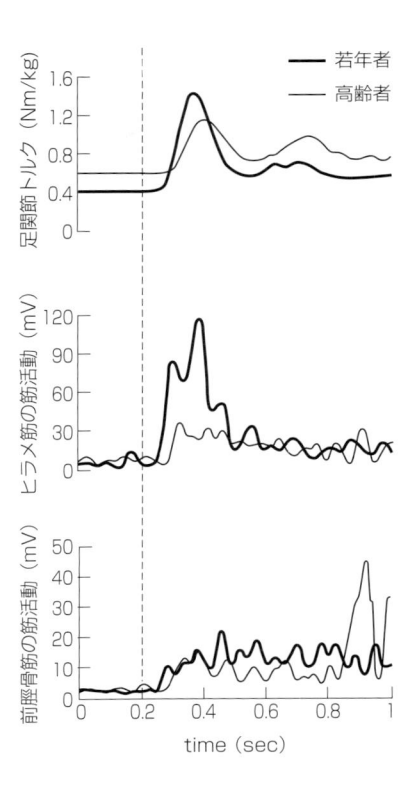

側方移動を股関節の上下で反対の回転運動をすることによってバランスをとる股関節戦略を用いることが多い．

　それでは，なぜ高齢者では足関節戦略より股関節戦略を多用する傾向があるのであろうか？前述のリーチ動作を例にとってみると，重心の側方移動に対して股関節戦略では股関節を中心として，やじろべえのように身体の重みで釣り合いをとる．それに対して足関節戦略は主として足関節周りの筋力を発揮させて足部を固定することが必要で，股関節戦略よりも運動制御に強い筋力を必要とする高度で複雑な反応である．このように，特に足関節周りの筋が姿勢バランスを保つために有効に機能しなくなる高齢者では，足関節戦略よりもあまり筋力を必要としない股関節の動きを中心とした姿勢バランスのコントロールを行うようになると考えられる．少し考え方を変えてみると，高齢者は苦手なバランスの取り方を避け，得意なバランスの取り方で対処する，より安全で効率的な身のこなし方をしているわけで，ある意味，高齢者なりにうまくバランスをとっているといえよう．

[池添　冬芽]

■引用文献
(1) Woollacott MH. Age-related changes in posture and movement. J Gerontol, 48: 56-60, 1993.
(2) Mackey DC, Robinovitch SN. Mechanisms underlying age-related differences in ability to recover balance with the ankle strategy. Gait Posture, 23: 59-68, 2006.
(3) Manchester D et al. Visual, vestibular and somatosensory contributions to balance control in the older adult. J Gerontol, 44: M118-127, 1989.

転倒を防ぐ「とっさの1歩」

　障害物につまずいてバランスを崩した時，そのまま転んでしまうか，転ぶのを免れるかの分かれ目は，とっさの1歩を踏み出せるかどうかにかかっている．高齢者では，このようなバランスを崩して転倒しそうになった時のとっさの1歩，すなわちステッピング反応が出なくてよく転ぶといわれている．しかし，これは適切な表現に直すと，ステップが「出ない」というより，「遅れる」のである．若年者と比べて高齢者ではステップを開始するまでの反応時間が遅れることや，ステップを踏み出す方向の選択が遅くなったり，足を踏み換えるときのスピードが低下する傾向がみられるといわれており，これらの結果，「とっさの1歩」が間に合わなくなり転んでしまうのである．

　しかし，高齢者が転んでしまう理由は「とっさの1歩」が遅れるためだけではない．ステッピング反応について高齢者と若年者とで比較した研究によると，若年者では姿勢が乱れて前方に転びそうになっても，1歩前に足を踏み出して踏ん張ることによって，姿勢を立て直すことができる．しかし，高齢者では1歩のステッピングだけでは姿勢を修正できずに，複数回ステッピングが続いた後そのまま前方に転倒したり，1歩踏み出したときに側方にバランスを崩して転倒する傾向がみられる（1, 2）（図1）．また左右方向にバランスを崩した場合，若年者では足を交差して1歩ステップを踏んで姿勢を立て直すことができるが，高齢者ではサイドステップが複数回続いた後，そ

図1：若年者と高齢者のステッピング反応〜前方向〜
前方向へのバランスが崩れた場合，若年者では1回のステッピングで姿勢を立て直すことが可能だが（上図），高齢者ではステッピングを複数回行ったり（下図A），1回のステッピングでは立ち直りきれず側方に踏み出す（下図B）傾向が認められる．
(Maki BE, McIlroy WE. Control of rapid limb movements for balance recovery: age-related changes and implications for fall prevention. Age Ageing, 35 (Suppl 2): ii12–ii18, 2006.より作図)

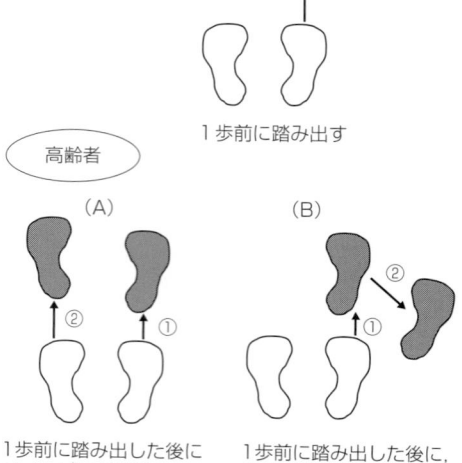

図2：若年者と高齢者のステッピング反応〜左側方向〜
側方へバランスが崩れた場合，若年者では交差ステップで姿勢を立て直すことが可能だが（上図），高齢者ではサイドステップを多く踏んだり（下図A），片脚立位でバランスを維持しながらステップする足を正確にコントロールできずに（下図B），側方へ転倒する．
(Maki BE et al. Age-related differences in laterally directed compensatory stepping behavior. J Gerontol A Biol Sci Med Sci, 55: M270-277, 2000. より作図)

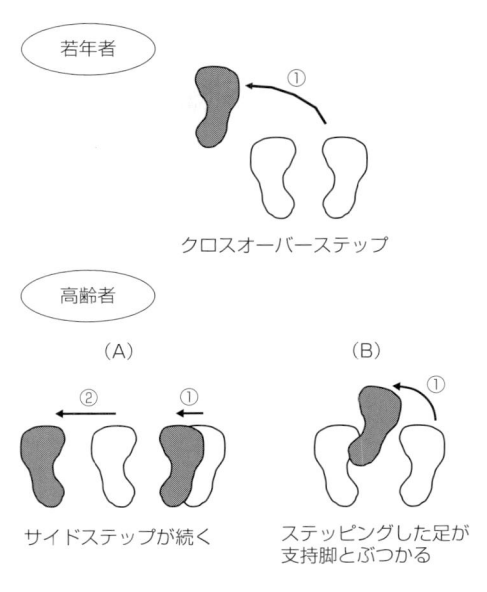

のまま側方に転倒したり，うまく足を交差できずに足がもつれて転倒する傾向がみられる（3，4）（図2）．

　このように，なぜ高齢者は1歩のステッピングだけでバランスを回復できないかというと，ステップを踏んで足を着地したときの身体の横揺れを抑制するための下肢筋力を素早く発揮できないからとされている（1）．側方への転倒は重篤な股関節近位部骨折を起こしやすく，その後の寝たきりや要介護状態を招く深刻な問題である．この側方への転倒を予防するためのステップ練習を行う際には，素早く1歩を適切な方向に踏み出すということを意識するだけでなく，1歩を踏み出して着地した直後の側方安定性を高めることも肝心なのである．すなわち，着地した直後にバランスが崩れないように，特に左右方向にぐらつかないように踏ん張る練習も大切である．転びそうになる，いざというときに備えて，このようなステップの練習により「とっさの1歩力」を鍛えておくのもいいであろう．

［池添　冬芽］

■参考図書
市橋則明編．運動療法学．文光堂，2008．

■引用文献
(1) Maki BE, McIlroy WE. Control of rapid limb movements for balance recovery: age-related changes and implications for fall prevention. Age Ageing, 35 (Suppl 2): ii12-ii18, 2006.
(2) McIlroy WE, Maki BE. Age-related changes in compensatory stepping in response to unpredictable perturbations. J Gerontol A Biol Sci Med Sci, 51: M289-296, 1996.
(3) Maki BE et al. Age-related differences in laterally directed compensatory stepping behavior. J Gerontol A Biol Sci Med Sci, 55: M270-277, 2000.
(4) Rogers MW, Mille ML. Lateral stability and falls in older people. Exerc Sport Sci Rev, 31: 182-187, 2003.

I-40 筋力をつけると転びにくくなる？

「転ばぬ先の杖」ということわざの通り，転倒によって骨折や寝たきりという重篤な問題を起こさないためには，未然に転倒を防ぐ予防策が何よりも重要である．高齢者の年間転倒発生率は約20％，つまり高齢者の5人に1人が1年に1回は転んでいるといわれているのだから，高齢者にとって転倒とは非常に遭遇しやすいアクシデントである．

転ばない体づくりを目指した「転倒予防教室」が全国各地で実施されているが，その運動の内容のほとんどは筋力トレーニングである．それは，高齢になって筋力，特に下肢筋力が弱くなると，歩行や階段昇降などの移動動作が不安定になったり，つまずいて1歩踏み出したときに自分の体重を支えきれなくなるため，転倒する確率が高くなると一般的に認識されているからであろう．米国老年学会のガイドライン（1）においても，転倒の危険因子の中で，最も転倒に対する危険性が高くなる身体的因子は筋力低下とされており，筋力低下が認められる高齢者はそうでない高齢者に比べ，

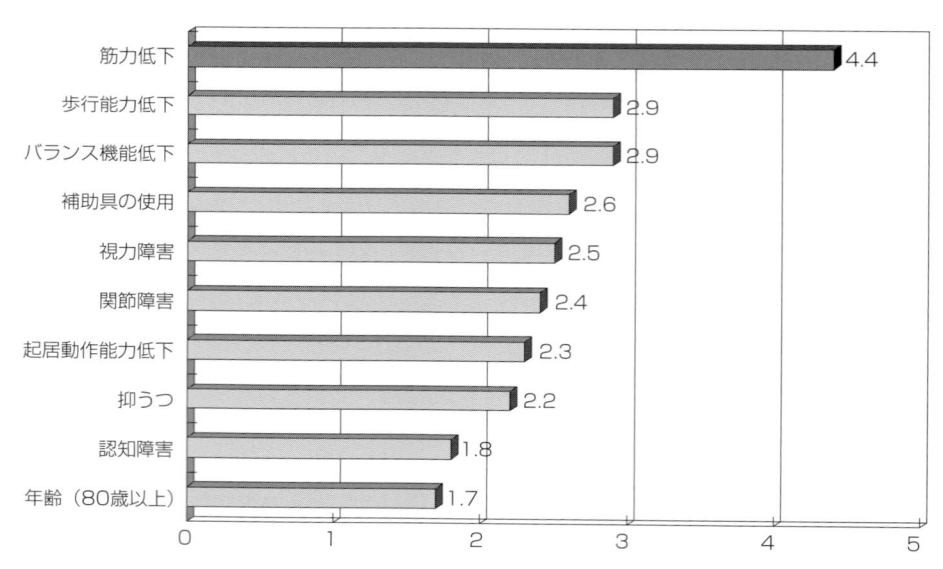

要因	危険率
筋力低下	4.4
歩行能力低下	2.9
バランス機能低下	2.9
補助具の使用	2.6
視力障害	2.5
関節障害	2.4
起居動作能力低下	2.3
抑うつ	2.2
認知障害	1.8
年齢（80歳以上）	1.7

図：転倒要因の危険率

米国老年学会によって，転倒の危険因子に関する16の先行研究の結果から各因子の転倒に対するオッズ比をまとめたもの．筋力低下があると，転倒の危険性が4.4倍高くなることを示す．
(Guideline for the prevention of falls in older persons. American Geriatrics Society, British Geriatrics Society, and American Academy of Orthopaedic Surgeons Panel on Falls Prevention. J Am Geriatr Soc, 49: 664-672, 2001.より引用）

転倒の危険性が4.4倍高くなるとしている（図）．転倒事故の発生頻度が男性より女性のほうが高い傾向にあるのも，男性に比較して女性では筋力低下が著しいことが理由のひとつとして考えられている．

　それでは，筋力トレーニングを実施して筋力が向上すると，転倒発生率は本当に減少するのであろうか？これまで，転倒予防対策に関して様々な研究がされているが，筋力トレーニングのみでは転倒減少効果が少ないことが報告されている（2-4）．転倒は筋力低下だけでなく複合した原因によって発生することが多い．そのため，やはり筋力トレーニングだけでなく，バランストレーニングや歩行練習など様々な運動を実施することによって，転倒発生率が減少したとする報告が多い（2-4）．このような運動プログラムは，筋力トレーニングを単発的に実施するよりも，筋力，バランス，歩行等の運動を組み合わせることで，より多くの相乗効果が得られるとされていることからも，転倒の複合的な要因に対して対応可能な場合が多いのであろう．転倒要因の危険率において，筋力低下は最重要因子であることから，転倒予防対策として筋力トレーニングは必須ではあるが，それだけでは十分とはいえないのである．しかも，運動処方の専門家が高齢者各個人の身体特性や生活環境に応じて個別の運動プログラムを処方・指導した場合に，高い転倒予防効果が得られるとされている．

　著者も「転倒予防教室」に関わっていた立場であるので，あまり大きな声ではいえないのだが，よくある転倒予防教室の風景―集団で画一的な筋力トレーニングをしていても，転倒予防に対する効果は少なく，高齢者に転ばぬ先の「杖」を提供することは難しいであろう．

[池添　冬芽]

■引用文献

(1) Guideline for the prevention of falls in older persons. American Geriatrics Society, British Geriatrics Society, and American Academy of Orthopaedic Surgeons Panel on Falls Prevention. J Am Geriatr Soc, 49: 664-672, 2001.
(2) Feder G et al. Guidelines for the prevention of falls in people over 65. The Guidelines' Development Group. BMJ, 321: 1007-1011, 2000.
(3) Gillespie LD et al. Interventions for preventing falls in elderly people. Cochrane Database Syst Rev, 4: CD000340, 2008.
(4) Chang JT et al. Interventions for the prevention of falls in older adults: systematic review and meta-analysis of randomised clinical trials. BMJ, 328: 680-686, 2004.

加齢とともに運動がイメージしにくくなる

　秋の運動会，待ちに待った親子リレー，お父さんの全力疾走は何年ぶりでしょう？こんな時に怪我は多発します．そして，怪我をしてしまったお父さんたちは決まってこういいます「思ったよりも足が前に出なかった」，「足がいうことを聞かなくなった」．これは決して，脳からの指令を無視して足が自分勝手に暴走したわけではない．頭の中で思い描いている動きと，実際の動きは一致していないのである．

　Mulderら (1) は19歳から93歳までの333名を対象に，Vividness of Motor Imagery Questionnaire：VMIQという運動イメージの明瞭性調査を行った．VIMQは，24個の動作（例えば，右膝を曲げて左脚だけで立つなど）に対して主観的（1人称的：あたかも自分自身が行っているようなイメージ），観察的（3人称的：あたかも誰かが行っているようなイメージ）な運動イメージを想起してもらい，その運動イメージ想起の自覚的難易度（難しい〜易しい）を5段階的に評価するものである．Mulderらの調査の結果，高齢者では，若年者や中年者と比較して，主観的（一人称的）な運動イメージの明瞭性が乏しくなっていることが示唆された（図1）．逆に，観察的（三人称的）な運動イメージの明瞭性には加齢の影響を受けていなかったことを報告している．

　また，山田ら (2) は20歳から86歳までの333名を対象に，メンタルローテーションという手法を用いた運動イメージ想起能力（一人称的な運動イメージ想起能力を反映）の測定を行った．メンタルローテーションを用いた運動イメージ想起法は，回転している手足の写真を見て，自分自身の手足は動かさずに"右側なのか"，それとも"左側なのか"を答えるというものである．この調査でも，Mulderらの報告と同様に，高齢者では若年者や中年者と比較して，運動イメージ想起能力が低下していることが示唆されている（図2）．さらにこの調査では，その後1年間の転倒調査を行っており，転倒した高齢者では転倒しなかった高齢者に比べて，さらに運動イメージの想起能力が低下していたことが示唆されている．

　運動イメージの想起能力の低下が，転倒と関係していたということは，"運動会におけるお父さんの怪我"と同様に，転倒してしまった高齢者では，脳内での身体の動きと実際の身体の動きに"ズレ"が生じていた可能性がある．

　加えて興味深いことは，上記2つの研究における運動イメージの明瞭性と年齢との関係をみた散布図が，非常に類似している点である．測定方法が異なるこの2つの報告の散布図が非常に類似しているということは，「運動イメージ想起能力は加齢による影響を受ける」ということが真実であることを示唆している．

　運動会を控えているお父さん，まずはイメージトレーニングが必要ですね．20代の頃よりは，運動イメージ想起能力が低下しているようですから．　　　　[山田　実]

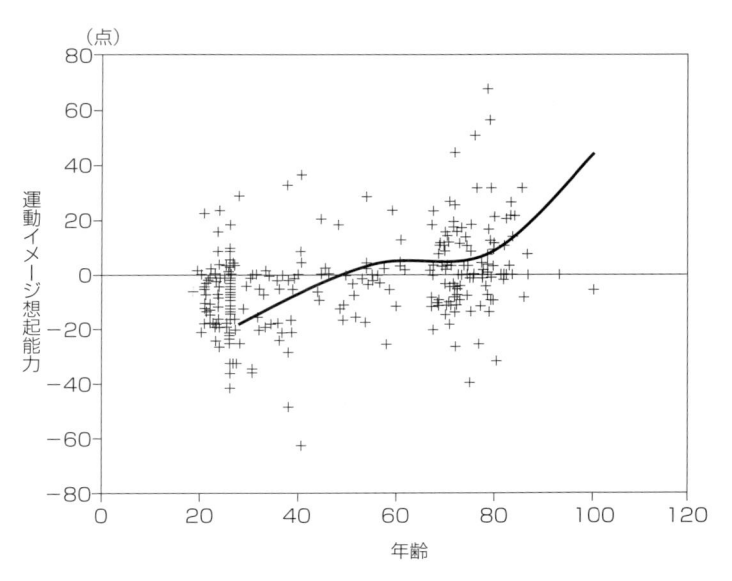

図1：縦軸の運動イメージ想起能力とは，VMIQによる三人称的な運動イメージ想起能力から，一人称的な運動イメージ想起能力得点を引いたもの．つまり，低い値であれば一人称的運動イメージが得意，高い値であれば一人称的運動イメージが苦手ということになる．高齢者では，一人称的な運動イメージ想起能力が苦手になっていることがうかがえる．
(Mulder T et al. Motor imagery: the relation between age and imagery capacity. Hum Mov Sci, 26: 203-211, 2007.より改変引用)

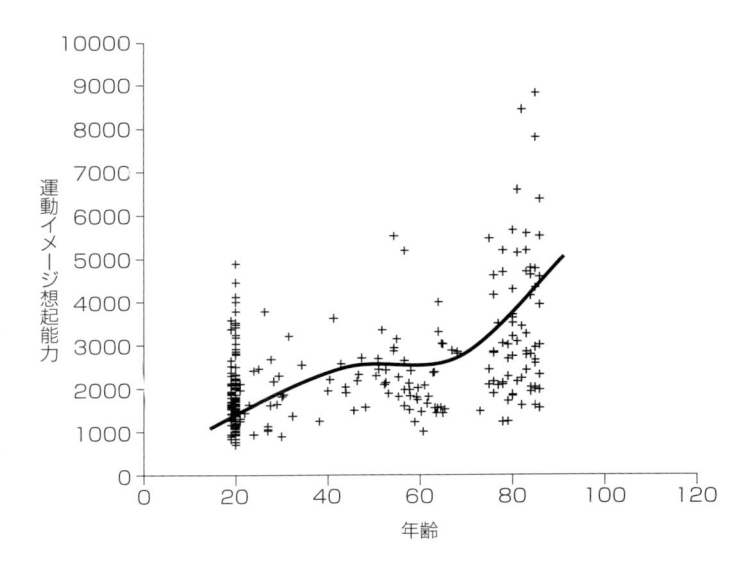

図2：縦軸の運動イメージ想起能力とは，メンタルローテーションの反応時間（msec）を示す．速いほど，運動イメージ想起能力が高いことを示す．高齢者では，運動イメージ想起能力が苦手になっていることがうかがえる．
上図はMulderらの報告．下図は山田らの報告．散布が類似していることがわかる．

■引用文献
(1) Mulder T et al. Motor imagery: the relation between age and imagery capacity. Hum Mov Sci, 26: 203-211, 2007.
(2) 山田 実，上原捻章．運動イメージ想起能力の年代別基準値の作成および高齢者における転倒との関係．理学療法科学，23：579-584, 2008.

I-42

腕が痛い　イメージもしにくい

「いつまでたっても手の痛みがなくならない」，このような話は，手首の骨折（コーレス骨折）後などの患者が，病院の待合室などで話しているのをよく耳にする．通常，コーレス骨折であれば，1カ月程度のギプス固定の後，1～2カ月程のリハビリテーションによって日常生活には支障を来さなくなることが多い．しかしながら，何らかの原因によって，complex regional pain syndrome；CRPS（難治性疼痛≒なかなか痛みがなくならない）になってしまい，疼痛が長引くことがある．

なぜ，このような状態になってしまうのだろうか？気鋭の神経科学者と呼ばれるRamachandran(1)は，この疑問に迫る重大な発見をした．それは，「いつまでたっても痛いのは，身体ではなく脳が悪さをしているから」ということである．Ramachandranは前腕を切断した患者に生じる幻肢痛（身体の一部が切断されたにもかかわらず，そこに痛みを感じる）と呼ばれる症状に着目し，幻肢痛が生じる理由が脳の可塑的変化によると考えた．さらに，Ramachandranの類い稀なる能力は，幻肢痛の治療の為に奇妙な道具を作り出す(2)．後に"ミラーボックス"と呼ばれる道具は（図1），両腕が入る程度の大きさの箱の中央に鏡を設置したものである．この箱の中に両手を入れ健側手を動かすと，あたかも両手が対称に動いているかのような錯覚が起こる．このミラーボックスを用いて，前腕切断後の幻肢に悩まされる患者に応用したところ，見事に幻肢の消失につながった．

Schwoebelら(3)は，このRamachandranの考えを基にCRPSで悩む患者にも，脳が何らかの悪さをしているのではないかと考えた．そこで，図2に示すように回転している手の写真を見て，自分自身の手は動かさずに"右手なのか"，それとも"左

図1：ミラーボックス
(Ramachandran VS, Rogers-Ramachandran D. Synaesthesia in phantom limbs induced with mirrors. Proc Biol Sci, 263: 377-386, 1996.より引用)

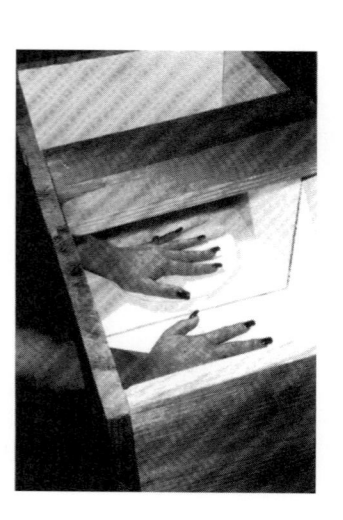

図2：mental rotationで用いられた手の写真
（Schwoebel J et al. Pain and the body schema: Evidence for peripheral effects on mental representations of movement. Brain, 124: 2098-2104, 2001.より改変引用）

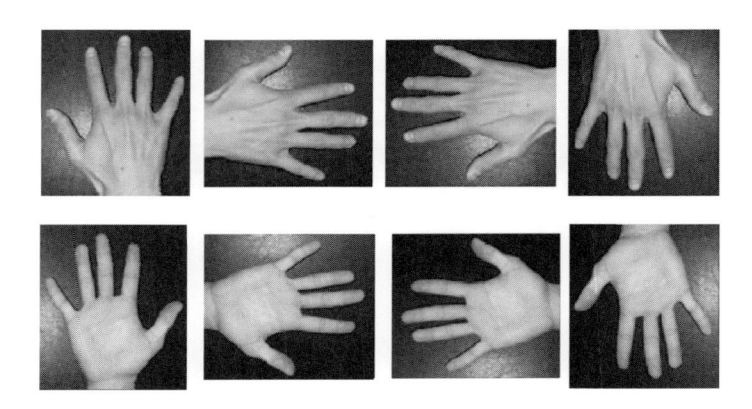

手なのか"を答えるという課題をCRPS患者に行わせた．すると，CRPS患者では，罹患側（痛い方）の手の写真に対する反応時間が顕著に遅くなっていることが分かった．このように回転呈示された写真を，脳内でイメージして回転することで正立状態の写真を想起し，それが何であるのかを同定したり，比較刺激との異同を判断するものをメンタルローテーションと呼ぶ．ここで示した報告のように，回転させる写真に身体部位の写真を用いることで，あたかも自身の手を動かしているような錯覚を経験する．つまり，運動を一人称的にイメージしていることになる．また，このように手のメンタルローテーションを行っている最中の脳活動は，実際に手を動かしている時と同様の活動パターンであることも明らかになっている．このようなことから，SchwoebelはCRPS患者では，皮質レベルでの可塑的変化が生じており，そのことで罹患側の運動イメージの想起が行いにくくなっていると考えた．

Moseleyら（4）は，Schwoebelらの報告をさらに発展させた．メンタルローテーションとミラーボックスを，CRPS患者に対する治療介入の手段として応用し，見事に疼痛を減少させた．つまり，末梢の運動器官の疼痛に対して，末梢ではなく，運動イメージ想起という中枢神経へアプローチすることによって，疼痛を減少させたのである．これらのことは，CRPS患者では運動イメージの想起の困難が，より疼痛を増強させていることを示唆する結果となり，『脳が何らかの悪さをしている』という仮説は成立した．

「いつまでたっても痛みがなくならない」と思ったら，回転した手の写真を見てみてはいかがでしょうか？

[山田　実]

■引用文献
(1) Ramachandran VS, Hirstein W. The perception of phantom limbs. the D. O. Hebb lecture. Brain, 121: 1603-1630, 1998.
(2) Ramachandran VS, Rogers-Ramachandran D. Synaesthesia in phantom limbs induced with mirrors. Proc Biol Sci, 263: 377-386, 1996.
(3) Schwoebel J et al. Pain and the body schema: Evidence for peripheral effects on mental representations of movement. Brain, 124: 2098-2104, 2001.
(4) Moseley GL. Graded motor imagery is effective for long-standing complex regional pain syndrome: a randmised controlled trial. Pain, 108: 192-198, 2004.

できないことをできるようにする
～繰り返すことの重要性～

"できないことをできるようにする"これはリハビリテーション（以下，リハビリ）を必要とする患者さんや医療従事者にとって最大のテーマだ．脳卒中の影響により，多くの場合，半身麻痺という感覚や運動の障害が生じる．特に運動の障害は運動麻痺とも呼ばれ，その名の通り，思い通りに手や足を動かせない状態である．より厳密にいえば，手や足を動かすこと自体ができなくなる完全麻痺と，動かすことはできるが意図しない動きを伴ってしまう不全麻痺に分けられる．ここでは，後者の不全麻痺を例に挙げ，"脳卒中後の運動麻痺はどうすれば改善するのか？"について考えてみよう．

不全麻痺を具体的にイメージしてもらうために，椅子に座った状態でつま先を上げて頂きたい．皆さんは股・膝関節の運動を伴うことなく純粋につま先だけを上げられるはずである．しかし，不全麻痺の後遺症を持つ方であれば，つま先を上げるだけでなく，股・膝関節屈曲の運動なども伴ってしまうことが多い．この脳卒中後に生じる意図しない複合的な運動を，病的共同運動と呼ぶ．また，多くの場合，発揮される"力"自体も低下する．この病的共同運動や発揮される力の低下はつま先を上げるという足関節の運動だけでなく，麻痺側の多くの関節運動でみられる．そのため，着替えが困難になったり歩行能力が低下したりすることが日常生活では問題となる．

脳卒中のリハビリでは，この運動麻痺を改善することが重要な課題となる．力が弱っているのであれば，病的共同運動など関係なく単純に筋力トレーニングをすればいいのではないか，という声も聞こえてきそうだが，運動麻痺の改善は一筋縄ではいかない．例えば，つま先を上げる筋力の強化を目的に病的共同運動を繰り返していると，病的共同運動の筋力強化はできるであろうが，純粋なつま先上げを獲得するためには不十分な練習かもしれない．では，運動麻痺の改善には何が重要なのであろうか？諸説様々ではあるが，ここでは1）十分な運動量，2）随意的な正しい運動，3）神経・筋の生理学の応用，に焦点を絞って，実際に運動麻痺が改善したという報告をみていこう．

脳卒中患者さんを対象に，8週間のリハビリを行った研究を紹介する（1）．この研究では，重点的な治療と通常の治療の2種類を用意した．重点的な治療とは，セラピストが介助しながら自動的かつ他動的に，目的とする正しい運動（単関節運動ならびに病的な共同運動ではない複合的な運動）を7種類，各100回行った．ここで，神経・筋の生理学の知識が役に立つ．健常者でも認められる生理現象である伸長反射や皮膚筋反射あるいは姿勢反射などを応用する．伸長反射とは筋が素早く伸ばされた結果，不随意的に筋収縮が生じる現象，皮膚筋反射とは筋の表層にある皮膚を擦ったり，軽く叩いたりすることによって不随意的に筋収縮が生じる現象，姿勢反射とは仰向け・うつ伏せあるいは左右方向の顔の向きなどにより特定の筋の収縮が生じ易くなること

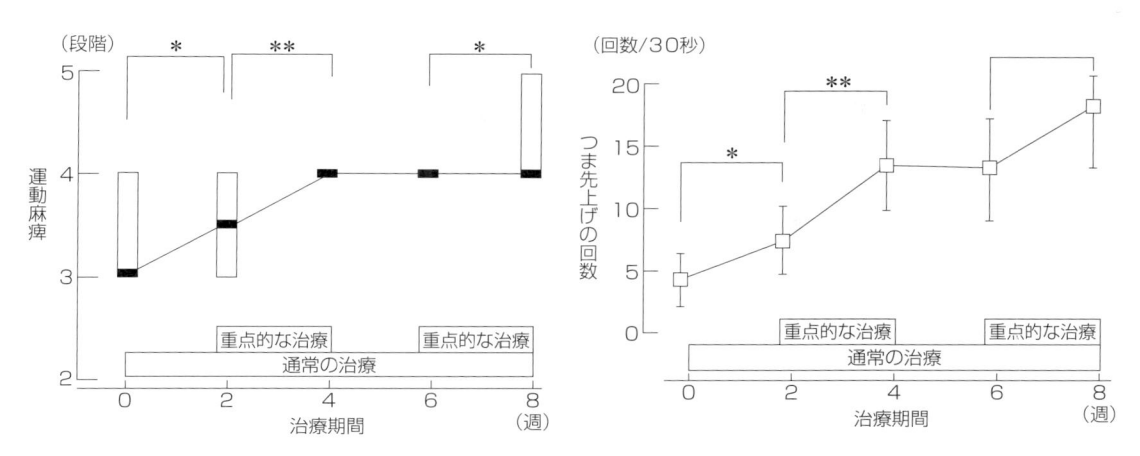

図：運動麻痺とつま先上げの回数．運動麻痺の回復には6段階の評価法を用いた．図は中央値と25〜75パーセンタイル値を示しており，数字が大きい程，回復が良好である．つま先上げは30秒間に実施できた回数を示す．重点的な治療を加えた2〜4週目，6〜8週目で顕著な改善がみられた．
(Kawahira K et al. Addition of intensive repetition of facilitation exercise to multidisciplinary rehabilitation promotes motor functional recovery of the hemiplegic lower limb. J Rehabil Med, 36: 159-164, 2004.を改変引用)

である．目的とする正しい運動を行うために，このような工夫も織り交ぜた．一方，通常の治療では，この7種類の運動を各20回未満，加えて歩行練習や日常生活動作練習などを行った．研究の流れとしては，8週間続けて通常の治療を行い，2〜4週目，6〜8週目には通常の治療に加えて重点的な治療を行った．その結果，重点的な治療を加えた2〜4週目，6〜8週目に運動麻痺とつま先上げの回数が顕著に改善した（図）．2週間であれば，1つの運動を合計1000回以上繰り返したことになる．このように，介助しながらであっても，随意的な正しい運動を十分な回数繰り返すこと，さらに神経・筋の生理学を応用することで麻痺はより改善する可能性があるのである．

この研究以外にも，非麻痺側を拘束して麻痺側上肢の運動を強制するような拘束運動療法や（2），電気刺激によって目的とする筋の収縮を促す治療（3）などもあり，運動麻痺の重症度によって適切なリハビリ手段を選択していく必要がある．

しかし，脳卒中の重症度によっては，完全に運動麻痺が回復しないケースがあることも事実である．ただ，簡単には諦めて欲しくない．もしかしたら，量が不足していたのかもしれないし，工夫が足りなかったのかもしれない．"できないことをできるようにする"には，やる気と根気が必要だ． ［井上　拓也］

■引用文献
(1) Kawahira K et al. Addition of intensive repetition of facilitation exercise to multidisciplinary rehabilitation promotes motor functional recovery of the hemiplegic lower limb. J Rehabil Med, 36: 159-164, 2004.
(2) Taub E et al. Technique to improve chronic motor deficit after stroke. Arch Phys Med Rehabil, 74: 347-354, 1993.
(3) Fujiwara T et al. Motor improvement and corticospinal modulation induced by hybrid assistive neuromuscular dynamic stimulation (HANDS) therapy in patients with chronic stroke. Neurorehabil Neural Repair, 23: 125-132, 2009.

寝る子は育つ～睡眠依存性運動学習～

　日常，スポーツや楽器演奏の練習をしていてなかなか上手にならないのに，一晩寝たあと同じ練習をしてみると，昨日できなかったことが難なくできてしまうことがある．これは，われわれが子どものころからたびたび経験していることである．そこには，睡眠の持つ秘密が隠されている．

　従来，運動学習の特徴として，トレーニングの量がパフォーマンスの向上に強く影響することが知られてきた．また最近の知見では，トレーニングだけが運動学習の決定因子ではなく，時間もまた重要な因子であるとされている．つまり，運動学習においては運動をしている間だけでなく，運動を行わなくても時間を経過するだけで付加的な効果があることが明らかとなってきた．しかしながら，これは単に時間因子によるものなのか，または覚醒もしくは睡眠も関係しているのかどうかはよく分かっていなかった．

　その疑問を解決するために，睡眠と運動学習について研究が進められている．Walkerら（1）は，あるタスク（パソコンの画面上にランダムに出てくる数字を，非利き手を用いてキーボードで打ち，30秒間のスピードと正確さが得点とされる）を用いた研究で，覚醒と睡眠が運動学習に与える影響を調べた．その結果，タスクを行ったあと睡眠を挟み，12時間後に再び同じタスクを行った場合，有意に得点の向上が認められた（図1）．一方，タスクを行ったあと，覚醒したまま12時間後に同じタスクを行っても，得点の向上は認められなかった．つまり，運動学習のためには単に時間を過ごすだけでなく，睡眠をとることが重要なのである．また睡眠時間とタスク得点の向上は正の相関関係があり，睡眠6時間未満ではタスクの向上が得られなかったとの報告（2）もなされている（図2）．パフォーマンスの向上には，ぐっすりと6時間以上の睡眠をとることが必要である．fMRI（機能的核磁気共鳴イメージング）を用い睡眠の有無による脳活動の違いを調べた研究では，睡眠後の再タスク実施時には一次運動野や小脳の活動が増加することが示されており，この睡眠依存性の運動学習は脳の再組織化に伴って生じることが明らかとなっている（3）．

　さらにWalkerらは同じ研究で，この睡眠依存性運動学習が，レム睡眠（Rapid Eye Movement，眠っていても眼球が動く，覚醒に近い浅い眠り）またはノンレム睡眠（ぐっすりと熟睡した深い眠り）のどちらに依存するのかを調べている．レム睡眠とノンレム睡眠は周期的に交互に現れるが，ノンレム睡眠はさらにその眠りの深さにより，もっとも浅いステージ1からもっとも深いステージ4の4つに分類される．彼らの研究では，タスク得点の向上はステージ2（軽い睡眠）と関連し，それは特に睡眠の最後1/4の時間帯のステージ2で顕著であった．ステージ2は睡眠のなかで最も割合が多く，また電気生理学的特徴である睡眠紡錘波（sleep spindle）を発する．こ

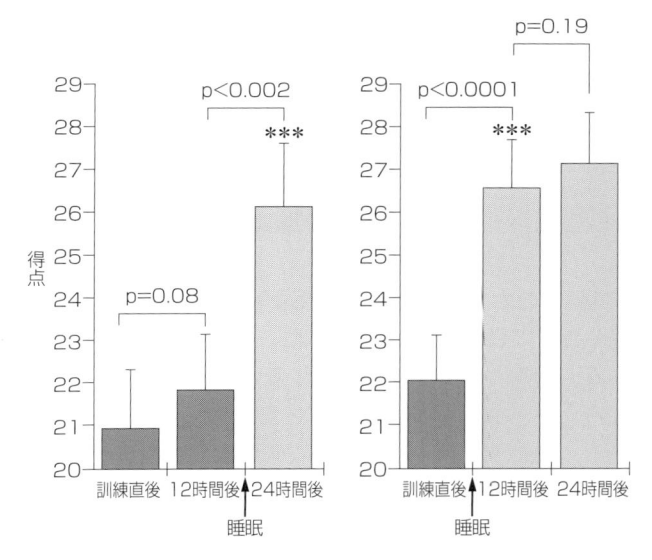

図1：睡眠の有無とタスク得点の関係．睡眠をとらずに12時間後に再タスクを行うと得点の向上はないが，睡眠を挟み12時間経過すると，得点の向上が認められる．(Walker MP et al. Practice with sleep makes perfect: sleep-dependent motor skill learning. Neuron, 35: 205-211, 2002.より引用改変)

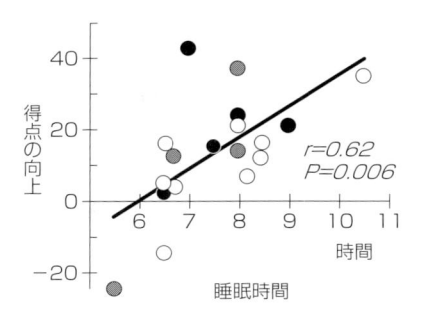

図2：睡眠時間とタスク得点向上の相関．両者には正の相関があり，睡眠時間が長いほど，タスクの得点の向上が大きくなる．(Stickgold R et al. Visual discrimination task improvement: a multi-step process occurring during sleep. J Cogn Neurosci, 12: 246-254, 2000.より引用改変)

の紡錘波は，大脳皮質の錐体細胞への大規模なカルシウム取り込みを引き起こし(4)，運動学習に関与すると考えられる．しかしながら，タスクの内容によってはレム睡眠やノンレム睡眠の他のステージが関与するとの報告(2, 5)もなされており，一定の結論は得られていない．今後さらなる研究により，ひょっとしたらパフォーマンスの種類や難易度に応じた適切な睡眠時間が明らかとなるかもしれない．

　スポーツや楽器演奏，芸術などの技術向上のためには，睡眠をとることが重要である．これは，脳卒中や手術後のリハビリテーションにも適用されるかもしれない．新生児が最も睡眠をとる割合が大きい理由も，ここにあるのであろう．寝る子は育つ——これは先人たちが睡眠依存性運動学習を経験的に知り，作ったことわざかもしれない．もしあなたが何かの練習につまずいたら，爆睡してみよう．次の朝目覚めたとき，あなたは不思議と自分が上達していることに気がつくはず．　　　　　　　　　　　　　　[福元　喜啓]

■引用文献
(1) Walker MP et al. Practice with sleep makes perfect: sleep-dependent motor skill learning. Neuron, 35: 205-211, 2002.
(2) Stickgold R et al. Visual discrimination task improvement: a multi-step process occurring during sleep. J Cogn Neurosci, 12: 246-254, 2000.
(3) Walker MP et al. Sleep-dependent motor plasticity in the human brain. Neuroscience, 133: 911-917, 2005.
(4) Sejnowski TJ, Destexhe A. Why do we sleep? Brain Res, 886: 208-223, 2000.
(5) Karni A et al. Dependence on REM sleep of overnight improvement of perceptual skill. Science, 265: 679-682, 1994.

年をとれば筋肉痛は遅れて出る？

「あいたたたたた…一昨日運動したからか？今頃筋肉痛なんてもう年やなぁ…」そんな言葉を耳にしたり，経験したことはないだろうか．よく，年をとると若い人より筋肉痛が遅れて出ると耳にする．なんとなくそんな気もするが，果たしてこれは科学的にも証明された事実なのだろうか．

我々が一般的に口にしている，運動後しばらくしてから発現する筋肉痛を遅発性筋肉痛（delayed-onset muscle soreness：DOMS）という．これは，運動中あるいは運動直後には全く痛みがなく，不慣れな運動や久しぶりに行った運動から数時間～24時間程度経過後に発現し，24～72時間後にピークに達し，5日～1週間程度で自然に消失するような筋肉痛と定義されている．

このDOMSに関する研究は沢山なされている．DOMSのある筋肉は硬く感じやすくなっており，柔軟性の減少が見られるとの報告（1）や，DOMSは筋肉を動かしたり圧迫したりする時にのみ痛みを発し，何もしなければ痛みはない（2）等の報告がある．過去の経験を振り返ってもらえれば，なるほどと思うところがあるのではないだろうか．

では，本題のDOMSの年齢間格差を取り上げた最近の報告を見てみよう．

20歳代と60歳代の2群の被験者に肘屈曲運動を負荷して，筋肉痛の強さと出現時期を比較した報告がある（3）．結果を見てみると，どちらの被験者群においても，1日後にDOMSが出現し，2日目にさらにひどくなり，3日目以降回復していくといった傾向にあり，両群に差は認められなかった（図）．むしろ，年の差よりも個人間に差が大きかったとも報告されている．また，この痛みの強さに関しては若年群の方が有意に高い値を示したことが観察されている．つまり，年をとっても筋肉痛は遅れない．むしろ痛みの強さは小さくなるという傾向があるようだ．

では，なぜ我々は年をとると筋肉痛が遅れているような気になるのだろうか．

年をとると筋肉痛が遅れて感じる正確なメカニズムは未だ解明されていないが，筋肉にかける負荷が高ければ高いほど，短い時間で強い筋肉痛が発生することはわかっている．つまり負荷が低い場合，筋肉痛はゆっくりとやってくると捉えることができる．年をとると，仕事などを理由に運動する機会が減り，筋力も体力も落ちてくる．すると若い頃には起こらなかった程度の運動を行っても筋肉痛が出てしまう．その運動は筋肉痛がゆっくりとやってくる負荷の低い軽度の運動なので，筋肉痛はすぐには現れずしばらくしてから出るわけである．すぐに筋肉痛が出現するような高強度の運動を行おうと思っても，筋力・体力の落ちた状態では，高強度になる前にダウンしてしまうから，激しい筋肉痛が出るレベルまで追い込むことができない．このことを踏まえると，日常で運動している人としていない人とでは，同じ年齢で同じ負荷であっ

図：運動負荷後の若年者群と高齢者群の遅発性筋肉痛（DOMS）の経過
DOMSは最も痛い値を100mm，全く痛みのない状態を0mmとした時の主観的な痛みの値（＊：群間に有意差あり　＃：初期値との間に有意差あり）
（Chapman DW et al. Comparison between old and young men for responses to fast velocity maximal lengthening of the elbow flexors. Eur J Appl Physiol, 104: 531-539, 2008.を改変引用）

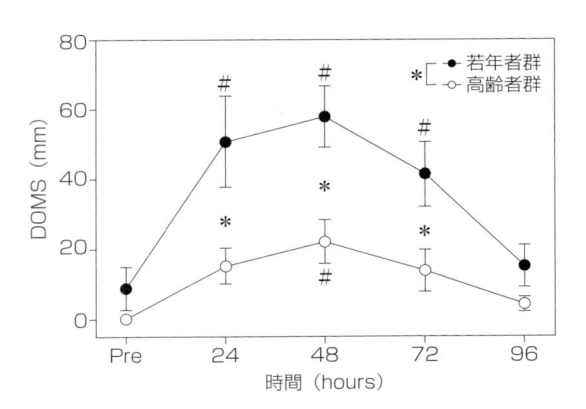

ても筋肉痛の出る時期や筋肉痛の強さ，回復するまでに要する時間に大きな違いが出ると考えられる．つまり筋肉痛の発現が遅くなるのは，年齢よりも普段どれだけ筋肉を使っているかが大きな理由になるということがいえる．したがって，ダラダラと不健康な生活をしていると，運動の負荷によっては若年者でも2～3日遅れで筋肉痛が起きることは十分ありえるということである．

さて，ここまでの話を読んでいるうちに，ある疑問にいきつかないだろうか．では，逆に子どもの筋肉痛はどうなのか！と．子どもの筋肉痛，特にDOMSに関する研究はほとんど行われていないようである．つまり，子ども（特に乳幼児）の筋肉痛については，その実態すらまだ分かっていないことが多い．子どもは沢山の新しい動作を習得していく過程にあるので，上記の発想から単純に考えれば筋肉痛になってもおかしくないはずである．しかし子どもが筋肉痛に悩まされている様子は見たことはないだろう．もし子どもに筋肉痛が出ないのであれば，ある年齢から筋肉痛が出るようになるということであり，これもまた面白い論点ではないだろうか．

筋肉と年齢の関係に関してはまだまだ謎も多い．とりあえずいえることは，数日後に遅れて筋肉痛が出てきた場合に悲観すべきは，年齢ではなく日頃の運動不足ということだ．

[田中　武一]

■参考図書
福永哲夫．筋の科学事典．朝倉書店，2002．

■引用文献
(1) Miles MP, Clarkson PM. Exercise-induced muscle pain, soreness, and cramps. J Sports Med Phys Fitness, 34: 203-216, 1994.
(2) Clarkson MJ et al. Muscle function after exercise-induced muscle damage and rapid adaptation. Med Sci Sports Exerc, 24: 512-520, 1992.
(3) Chapman DW et al. Comparison between old and young men for responses to fast velocity maximal lengthening of the elbow flexors. Eur J Appl Physiol, 104: 531-539, 2008.

疲労の原因は乳酸？

　皆さんは運動時の乳酸と聞いて，何を想像するだろう．多くの方が疲労困憊になった時に貯まるもの，乳酸は疲労の原因である，と想像されるのではないだろうか．

　なぜ「乳酸＝疲労物質」といわれるようになったのか．これは80年程前に，筋収縮中の筋内乳酸濃度増加と発揮張力低下の間に高い相関関係がみられるといった報告がなされ（1），それがいつの間にか，「乳酸が肉体を疲労させる」というような形に変わり，「乳酸＝疲労物質」といわれるようになったようである．

　しかし近年，運動時の乳酸が見直され，悪者扱いされていた乳酸が，実は運動時には必要なエネルギー源であると報告されている（2）．

　運動を開始したり，急に運動強度を増加させると，身体はエネルギーが必要と判断し，グリコーゲンを多く分解しエネルギーを作る準備をする．その際，ミトコンドリアの処理能力を上回る量のグリコーゲンが分解され，処理できない分は乳酸になっていくといった流れがある（図1）．つまり，ミトコンドリアが少ない組織では乳酸が作られやすく，逆にミトコンドリアの多い組織では乳酸が作られにくい．このことからミトコンドリアの少ない速筋線維では乳酸が作られやすいということがいえる．

　では，溜まってきた乳酸はどうなるのだろう．乳酸の代謝経路は生成された反応を逆に戻る経路しかない．乳酸は再びピルビン酸に戻り，そしてミトコンドリアに取り込まれ，エネルギーとなる．つまり，乳酸はエネルギー源となっているのである．また，この反応が起こるためには，ピルビン酸を処理する能力が高くなくてはならない．つまり，ミトコンドリアの多い組織である遅筋線維や心筋線維ではこの反応が起こりやすいといえる．まとめると，乳酸は速筋線維で作られることが多く，遅筋線維や心筋線維にて使用されることが多いのである（図2）．これが身体内での乳酸のおおまかな動きである．

　次に疲労との関係について考えてみよう．我々の身体は恒常性維持機能によって，通常pH 7.4 ± 0.05に維持されている．乳酸が蓄積されると，筋を中心に身体が酸性に傾き，一時的にpHバランスが崩れてしまうため，乳酸は確かに疲労の1要因であるといえるかもしれない．しかし，疲労困憊の運動後，筋のpHは簡単に戻らないが，筋の発揮張力は数分で元に戻ると報告されており（3），この点から考えると，単に酸性に傾いたことだけで疲労を説明できない．

　では，疲労には何が影響しているのだろうか．これについては，はっきりとした結果は未だ出ていないが，最近注目を集めている理論がクレアチンリン酸の低下と，それに伴うリン酸の上昇である（4）．クレアチンリン酸はATPの備蓄や移動の役割を果たすとされている．運動強度が大きくなるにつれ，この備蓄が徐々に減少し，果てには備蓄が枯渇してしまう．ここまでくるとエネルギーが足りなくなって，筋が疲労

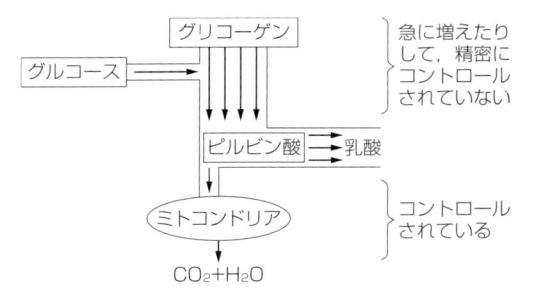

図1：乳酸生成機序
酸素を使うミトコンドリアの反応量は精密に調整されているが，グリコーゲン分解量はそうではないので，グリコーゲン分解量が急に進めば過剰分が乳酸になる（八田秀雄．エネルギー代謝を活かしたスポーツトレーニング．講談社サイエンティフィック，2004.より引用＝図2も同じ）

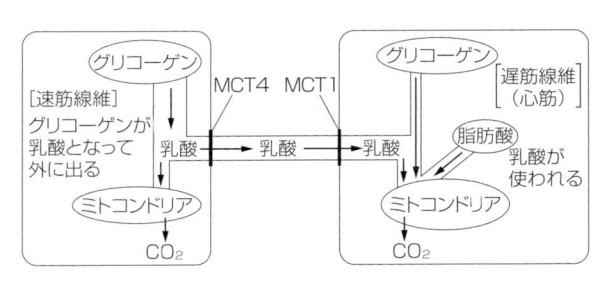

図2：乳酸利用機序
MCT（Monocarboxylate Transporter：乳酸トランスポーター）は乳酸の細胞膜通過に関わる
MCT4：速筋線維に多く，主に乳酸を細胞の外へ出す働きをする
MCT1：遅筋線維や心筋に多く，主に乳酸を細胞の外から取り込む働きをする

してしまうと考えられている．また，このクレアチンリン酸が分解される時の産物であるリン酸がカルシウムと結びつき，筋の収縮・弛緩に必要なカルシウムの働きを抑制してしまい，運動にストップをかけるのではないかとも考えられている．つまり，運動を継続することでATPの備蓄であるクレアチンリン酸が枯渇し，身体はもう運動に対応できない状態になり，加えてクレアチンリン酸の分解産物であるリン酸が筋収縮を妨げることで，疲労してしまうという流れである．

　疲労の原因として，その他にも，カリウムが神経伝達を妨げているという説や，二酸化炭素が呼吸のドライブをかけることが疲労感に繋がっているといった説が考えられているが，結局のところ，本当の原因はまだ解明されていない．しかし，確かにいえることは，短絡的に乳酸を疲労の原因と結びつけてはいけないということである．乳酸が多く産生される状況と疲労困憊の状況が一致してしまうことはあるが，乳酸はむしろエネルギー源になることもある．身体の反応は1対1で考えられるような単純なものではなく，多くの要因が相互作用しながら起こる反応である．疲労を考える場合も，一側面だけを見るのではなく，様々な観点から見つめることが大事なのである．

[田中　武一]

■参考図書
八田秀雄．エネルギー代謝を活かしたスポーツトレーニング．講談社サイエンティフィック，2004.

■引用文献
(1) Hill AV et al. Anaerobic and aerobic activity in isolated muscle. Proc R Soc Lond B Biol Sci, 105: 313-322, 1929.
(2) Pedersen TH et al. Intracellular acidosis enhances the excitability of working muscle. Science, 305: 1144-1147, 2004.
(3) Westerblad H et al. The effect of intracellular pH on contractile function of intact, single fibres of mouse muscle declines with increasing temperature. J Physiol, 500: 193-204, 1997.
(4) Allen DG et al. Skeletal muscle fatigue: cellular mechanisms. Physiol Rev, 88: 287-332, 2008.

前十字靭帯損傷～予防への道～

　スポーツ観戦で好きなサッカー選手や野球選手が膝を損傷し，その後，試合に出なくなりがっかりした経験があるのではないだろうか．膝の損傷は，「不幸の三徴候（unhappy Triad）」という言葉がつけられているくらい，時には，重大であり，現場復帰までにかなり時間を要する．その中でも特に前十字靭帯（以下 ACL）損傷は，重篤で選手生命を閉ざされかねない損傷なのである．今回の内容は，その ACL 損傷，とくに予防についての話である．

　ACL 損傷は米国では年間約10万件起こり，その治療に要する医療費は数10億ドルに及ぶと報告されている．また日本においても数多くのスポーツ選手が受傷し，復帰までに1年近くのリハビリテーションを要する．その他，精神的にも影響のある損傷である．

　それだけ重大な損傷にもかかわらず，その一般的な膝の受傷機転は，タックルや接触プレーなどの直接外力を生じ損傷するのではなく，ノンコンタクトつまり非接触での損傷が多いことが特徴に挙げられることは驚きの1つである．その要因は，筋のアンバランスや骨の形態，性差など様々であるが受傷時の下肢のアライメントがACLの損傷にとっての重大なポイントなのである．ACL の受傷機転として多くは，方向転換するための急激な減速動作や片脚着地における膝の外反強制，カッティング動作など瞬間的な下肢のコントロールの破綻により発生することが解明されてきた．その時の下肢のアライメントが股関節内転，内旋，膝関節軽度屈曲～伸展，外旋，特に大腿骨に対して脛骨の外反が ACL を顆部で挟み込み損傷させると報告されている．

　ACL 損傷は，術後の回復や機能向上のため，有効な治療法やリハビリテーションの確立が注目されてきた．しかし近年では，予防医学の進歩により，ACL 損傷に関しても予防に対する理解や研究が急速に発展している．ここでは，予防に関する2つの方略を紹介する．

　まず1つ目の ACL 損傷の予防の方略として，神経筋トレーニングやプロプリオセプショントレーニングが挙げられる．Caraffa の研究では，サッカー選手600人という大規模な前向きの介入研究で，図にあるような様々なバランスボードを用いたトレーニング（プロプリオセプショントレーニング）を，20分間，難易度を5段階に分けて行った．その結果，有意に ACL 損傷が減少することが示されており，対象群と比較すると約8割の予防が可能であったと報告をしている（1）．Gilchrist らも下肢に対してストレッチ，筋力トレーニング，プライオメトリックス，敏捷性などの神経筋トレーニングを行い，ACL 予防に効果があったことを報告している（2）．

　ACL など膝の靭帯には，メカノレセプターやプロプリオセプションが存在し，その張力が筋の活動を引き起こす神経筋コントロールの重要な受容器としての役割があ

図：プロプリオセプショントレーニング
(Caraffa A et al. Prevention of anterior cruciate ligament injuries in soccer. A prospective controlled study of proprioceptive training. Knee Surg Sports Traumatol Arthrosc, 4: 19-21, 1996.より引用)

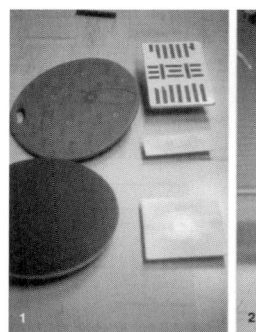

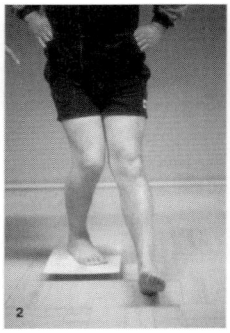

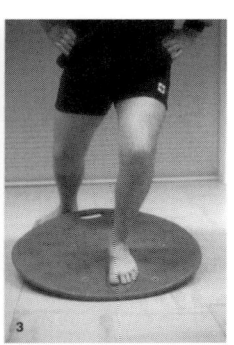

る．ACL帯の緊張は，ハムストリングスを収縮させ，靱帯を保護し，膝の安定性に関与する．そしてそれらの受容器やメカニズムの破綻は，膝に不安定性を招き，本来のパフォーマンスを低下させてしまう影響があるとされている．

また，それらトレーニングに関する具体的なメニューは，筋力やパワー，敏捷性，バランスなど総合的なプログラムであり，ストレッチ法やプライオメトリックなどから構成されているPrevention injury and Enhance Performance（PEP）(2)やサッカー界（FIFA）ではthe 11が予防プログラムとして奨励されている．

もう1つの予防の方略として股関節へのトレーニングが注目されている．股関節は，大腿骨の動きを制御する．そして大腿骨を制御することにより膝関節の外反など動きを制御する役割がある．Caleらは，股関節外転筋力の低下が膝関節の外反増大との関連性を示し，股関節外転筋が膝関節のコントロールする可能性を報告している (3)．またStephenらは，大殿筋の活動と下腿の回旋速度との関係を報告している (4)．その他にも大殿筋の着地におけるプレアクティビティーが確認されていることから衝撃前の大殿筋の活動が着地時の膝への衝撃を減少させ，膝の障害を予防すると考えられている．つまり膝関節の運動制御において股関節筋が重要な役割を果たしていることが考えられる．

この2つのトレーニングは，膝関節の損傷への予防や訓練に効果的であると考える．しかし，今後さらなる研究が必要な分野であることには違いない．

[曽田　直樹]

■引用文献

(1) Caraffa A et al. Prevention of anterior cruciate ligament injuries in soccer. A prospective controlled study of proprioceptive training. Knee Surg Sports Traumatol Arthrosc, 4: 19-21, 1996.
(2) Gilchrist J et al. A randomized controlled trial to prevent noncontact anterior cruciate ligament injury in female collegiate soccer players. Am J Sports Med, 36: 1476-1483, 2008.
(3) Cale A et al. Hip abductor function and lower extremity landing kinematics: sex differences. J Athl Train, 42: 76-83, 2007.
(4) Preece SJ et al. The influence of gluteus maximus on transverse plane tibial rotation. Gait Posture, 27: 616-621, 2008.

I-48

足関節捻挫～予防への道～

「足（関節）を捻挫した」と聞いて，あなたはどう思いますか．
聞き慣れた捻挫という言葉に，重傷を連想する人は少ない．屈強なスポーツ選手も，ちょっと踏み外しただけの主婦も，老若男女を問わず誰もが受傷する危険性のある足関節捻挫は，とても身近な存在である．
統計では，足関節の怪我はスポーツ外傷全体の10～30％を占め，その中の70％以上が捻挫である．足関節捻挫は多くが外側捻挫でATFL（前距腓靱帯）の断裂または損傷である．捻挫は「関節に生理的可動域を越えた運動が強制されて関節包や靱帯が局所的に異常に緊張した状態」と定義され，重症度は「Ⅰ度：靱帯部分断裂，Ⅱ度：靱帯部分断裂と関節包損傷，Ⅲ度：靱帯完全断裂と関節包損傷」に分類される．捻挫というとあまりにも聞き慣れた言葉で，そのため医療関係者の間でも軽微な損傷として扱われることが多いが，捻挫とは関節包や腱，靱帯損傷のことを指す．
足関節捻挫を受傷した選手は，リハビリを経て競技に復帰するが，復帰してすぐまた捻挫では意味がない．再発を防止することが重要である．ではどうすれば足関節の捻挫を予防できるのか．1つは装具やテーピングである．硬性支柱の付いた装具は足関節捻挫の再発の危険性が減少することが明らかとなっており（1），これを使用することで捻挫を予防できる．しかし，装具は足を守るというメリットと，一方で足の自由度を奪ってしまい動かしにくくなるというデメリットを併せ持つ．テーピングでは足関節の自由を奪ってしまう上に，試合や練習中に緩んでしまうという問題もある．
そこで，2つめの方法として考えられるのはトレーニングである．トレーニングでは再発を予防できないのか，予防にはどのようなトレーニングが有効なのか．過去には足関節の筋力（特に足関節を外反する筋力）の強化や足関節周囲筋の反応時間の向上により足関節捻挫を予防できるといわれてきたが，現在では意見が分かれていて，明らかではない．しかし，近年バランストレーニングを用いたトレーニングにより足関節捻挫を予防できるのではないかと考えられている．
McGuuineらは765名の高校生を対象とした研究を行い，トレーニングによって足関節捻挫の頻度がどのように変化するかを調査した（2）．トレーニングの内容は，まずは目を開けての片脚立ちから目を閉じての片脚立ち，次に片脚立ちの状態でのボールパスなどの動作を加えたもの，さらにはバランスボード上での片脚立ち，そして最終的にはバランスボード上でのボールパスなどの動作を加え，徐々に難易度が増すようプログラムされており，トレーニングの頻度は1回10分間を週5回（4週間行い，5週目からは週3回）とされていた．結果は，シーズンを通じ全体では62名（8.1％）が足関節捻挫を受傷し，1000活動時間当たりの受傷率は1.51回であった．バランストレーニングを行った群では23名（6.1％）が受傷し，受傷率は1.13回であった．そ

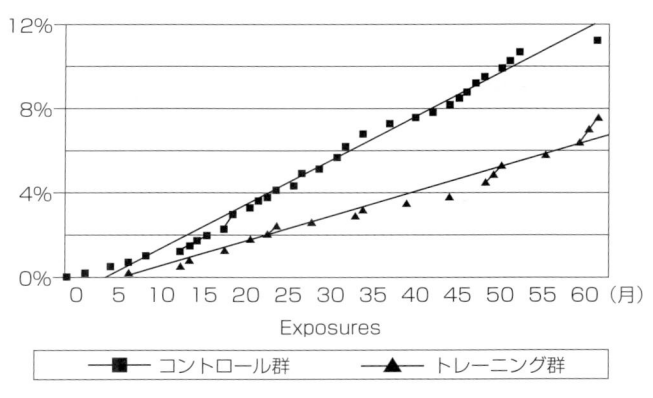

図：Kaplan-Meier法によるシーズンを通した足関節受傷率の比較．
(McGuine TA, et al. The effect of a balance training program on the risk of ankle sprains in high school athletes. Am J Sports Med, 34: 1103-1111, 2006. より引用)

れに対し，コントロール群では39名（9.9％）が受傷し，受傷率は1.87回であり，バランストレーニングによって統計学的にも明らかに足関節受傷が減少することが示された．さらには，Kaplan-Meier法により足関節捻挫の受傷率を比較しても，トレーニングを行った群ではコントロール群と比較して，シーズンを通して足関節捻挫が減少することが明らかとなった（図）．また，重回帰分析を利用した統計処理方法により，バランストレーニングを行うと足関節捻挫の受傷率は0.56倍に減少することがわかった．しかしトレーニングをしても，足関節捻挫経験者では，未経験者と比較すると2.14倍再受傷の危険性が高いことも明らかとなっている．

スポーツの現場では，選手や指導者はシーズンによっては少しの無理をしてでも競技復帰したいと考えており，そのことが十分な医療的処置を受けずに競技復帰をしてしまうことにつながっている．足関節捻挫はスポーツにおける怪我の中で最も頻繁に起こるものであり，本来リハビリ室は足関節捻挫からスポーツ復帰を目指す患者であふれているはずだが，現実には非常に少ない．不十分なリハビリテーションでバランス能力が低下したまま，あるいは足関節の機能に問題があるにもかかわらず装具を使用しないで競技復帰してしまい，すぐに足関節捻挫を再受傷するというのは，めずらしいことではない．足関節捻挫をしてしまった選手はバランス能力が低下していると足関節捻挫を再受傷する危険性が高いことはわかったが，それでは，何を基準に競技復帰したら良いのか，はっきりしたことは分かっておらず今後の研究課題というのが現状である．

実は，あまりにも身近なものは，わかっていないことが多い． ［西村　純］

■引用文献
(1) Handoll HH et al. Interventions for preventing ankle ligament injuries. Cochrane Database Syst Rev, (3): CD000018, 2001.
(2) McGuine TA et al. The effect of a balance training program on the risk of ankle sprains in high school athletes. Am J Sports Med, 34: 1103-1111, 2006.

ハムストリングスの肉離れ，なぜ大腿二頭筋に生じやすいのか？

　1997年に行われた世界最速決定戦で，当時100mの世界記録保持者であったドノバン・ベイリーと200m，400mの世界記録保持者であったマイケル・ジョンソンが，互いの得意種目の間をとった150m走で直接対決した．1着でゴールしたのはベイリーだった．一方，ジョンソンは90m付近で大腿部を故障したため途中棄権していたのである．詳細は不明であるが，大腿後面にある筋肉の肉離れが原因だったとの説がある．

　スポーツ活動中に生じる肉離れは，大腿の前面・後面，あるいはふくらはぎの筋肉で生じやすい．大腿後面の筋肉はハムストリングスと呼ばれ，内側に位置する半腱様筋・半膜様筋と外側に位置する大腿二頭筋という3つの筋の総称である．ハムストリングスの肉離れは走動作中の発生率が高く，その特徴として反復性であること，ハムストリングスの中でも大腿二頭筋が特に障害されやすいことが挙げられる．大腿二頭筋に肉離れが生じやすい理由は明らかにはなっていないが，近年，運動学的な観点から興味深い知見が得られている．

　ハムストリングスを構成する3筋は，いずれも股関節と膝関節をまたぐ二関節筋であり，股関節の伸展・膝関節の屈曲という作用を持つ．走動作中のハムストリングスの肉離れは，立脚初期あるいは遊脚後期に生じる可能性が高いといわれている．近年，運動学的な観点から有力とされているのは遊脚後期に発生するメカニズムである．3次元動作解析によると遊脚後期でハムストリングスは最も伸張され，また筋電図解析によると同時期に高い筋活動が生じている．つまり，ハムストリングスは，縮む努力をしながら引き伸ばされているのである．この筋の働きは短縮性収縮（縮む努力をしながら縮む働き方）や等尺性収縮（伸び縮みしない働き方）に比べ，筋に多大なストレスを与えるとされている．運動学的には，このように肉離れの発生メカニズムが説明されている．

　しかし，これだけではなぜ大腿二頭筋に肉離れが生じやすいのかは説明できない．そこで，3筋の働きを個別に見てみよう．3次元動作解析と筋骨格モデルのシミュレーションからハムストリングスの運動を個別に調べた研究（1）によると，接地直前の遊脚後期にハムストリングスは最も伸張され，中でも大腿二頭筋は半腱様筋・半膜様筋に比べ伸張される程度が大きいことが明らかとなった（図1）．さらに，これを実証する興味深いデータがある．データ測定中にハムストリングスの肉離れを生じ，その時のハムストリングス3筋の運動を調べた珍しい報告である（2）．これによると，肉離れが発生したと思われる時点で，大腿二頭筋は他の2筋に比べ大きく伸張されていた．つまり，ハムストリングスの中でも大腿二頭筋は，縮みながら最も引き伸ばされやすいため筋にかかるストレスが大きくなり，肉離れを生じやすいのである．

　また，シミュレーションモデルを用いて遊脚後期の下部体幹・股・膝・足関節周囲

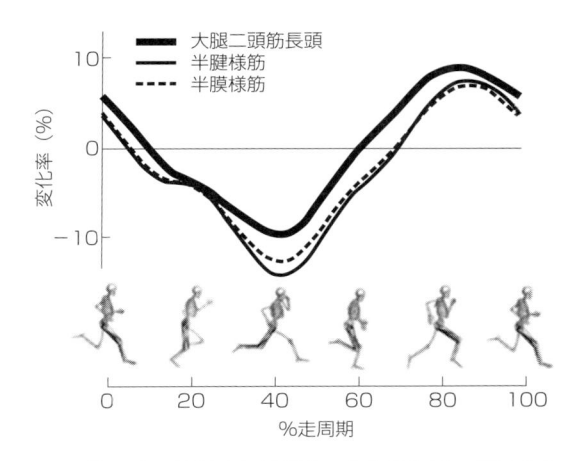

図1：筋・腱の伸張される程度．ハムストリングスの走動作中の筋と腱複合の伸張性を推定した．静止立位時の筋と腱複合の長さを基準とし，どれだけ伸ばされたか，あるいは縮んだかを%表示している．3筋いずれも接地直前の遊脚後期に最も伸張された．伸張される程度は半腱様筋（8.1%）・半膜様筋（7.4%）に比べ大腿二頭筋（9.5%）で有意に大きかった．

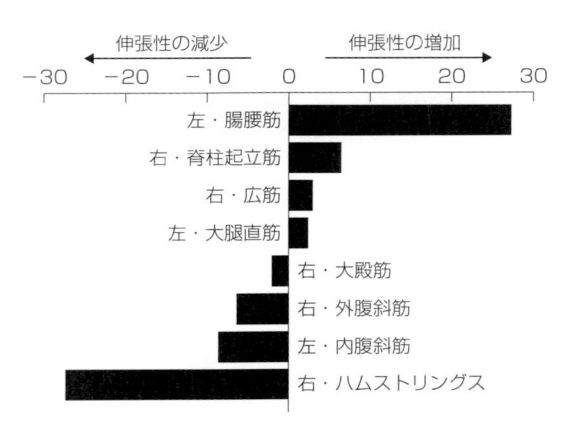

図2：右大腿二頭筋の伸張性に及ぼす影響．右遊脚後期に下部体幹・股・膝・足関節周囲筋の筋出力を変化させ，どの筋が大腿二頭筋の伸張性に強く影響するのかを調べた．最も影響の大きかった8筋を示している．反対側の腸腰筋や同側の脊柱起立筋の出力を高めると大腿二頭筋の伸張性は増加し，同側のハムストリングスや外腹斜筋，反対側の内腹斜筋の出力を高めると大腿二頭筋の伸張性は減少する．

(図1, 2の出典：Thelen DG et al. Neuromusculoskeletal models provid insights into the mechanisms and rehabilitation of hamstring strains. Exerc Sport Sci Rev, 34: 135-141, 2006)

筋の筋出力を変化させ，どの筋が大腿二頭筋の伸張性に強く影響するかを調べた研究がある(3)．この研究では通常の右遊脚後期における筋出力を基準とし，各筋の出力を1つずつ1N（ニュートン）だけ増加させ，その他の筋出力は一定にしてシミュレーションした．その結果，大腿二頭筋の伸張性にはハムストリングスそれら自身の出力を変化させた時と同程度に，腸腰筋が強く影響を及ぼし，その他にも腸腰筋と同じく体幹と骨盤を連結する脊柱起立筋，内・外腹斜筋の影響が強いことが示唆されている（図2）．ハムストリングスは骨盤と下肢をつなぎ，骨盤の前傾・後傾によって伸張性が変化し易いため，下部体幹・骨盤の筋力バランスを適正に保ち骨盤を安定させることは肉離れの予防につながるのかもしれない．

　敵を知り，己を知れば百戦危うからず．肉離れのメカニズムを知り，その予防法を知れば肉離れは恐くない．競技者の皆さんが肉離れに苦しめられることなく走り続けられることを切に願う．

[井上　拓也]

■引用文献
(1) Thelen DG et al. Hamstring muscle kinematics during treadmill sprinting. Med Sci Sports Exerc, 37: 108-114, 2005.
(2) Heiderscheit BC et al. Identifying the time of occurrence of a hamstring strain injury during treadmill running: a case study. Clin Biomech (Bristol, Avon), 20: 1072-1078, 2005.
(3) Thelen DG et al. Neuromusculoskeletal models provide insights into the mechanisms and rehabilitation of hamstring strains. Exerc Sport Sci Rev, 34: 135-141, 2006.

I-50

運動により尿漏れの予防と治療は可能か？

　最近ではテレビで尿漏れの治療薬やパッドの宣伝を目にすることがあるが，健康な若者にとっては他人事といったところだろう．しかし，尿漏れは家族や専門の医師にさえ相談しにくく，本人にとっては大変深刻な悩みとなっている場合も多い．

　尿漏れ，つまり尿失禁にも様々な種類があり，その対処方法も異なる．高齢者で多いのが，機能性尿失禁，切迫性尿失禁，溢流性尿失禁，腹圧性尿失禁の4タイプである．機能性尿失禁は，病気やケガ，あるいは加齢により身体が思うように動かなくなった場合に生じるもので，その対処方法としては脱ぎやすい服を着る，トイレまでの廊下に手すりを取り付けるといったことが挙げられる．切迫性尿失禁は強い尿意を感じた途端に漏れてしまうもの，溢流性尿失禁は尿の出が悪く少しずつ漏れてくるもので，いずれも薬物療法や手術療法が適応となる．

　そして腹圧性尿失禁は，くしゃみや咳，荷物を持ち上げるなどの動作などによって不意に腹圧がかかったようなときに，弱くなった骨盤底筋群がその腹圧に耐えられず尿が漏れる病態であり，中高年の女性では最も多いタイプである．図に示しているように，正常では骨盤底筋群がハンモック状に膀胱や子宮を支え，尿の出口である尿道を閉める働きを持っている．しかし，それが弱くなると膀胱が垂れ下がり，尿道を閉める力が落ちて尿が漏れやすくなる．しかも，女性は男性よりも尿道が短いため，尿失禁が起きやすいという解剖学的な不利がある．さらに骨盤底筋群が弱くなる主な原因として，妊娠と経腟分娩が挙げられる．妊娠中の胎児や羊水の重みが骨盤底筋群にとって重荷となったり，出産時に骨盤底筋群や膀胱周囲の神経および組織が傷付けられたりするためである．また女性の場合，加齢による筋力低下に加え，閉経後に女性ホルモンの分泌が減ることで，骨盤底筋群の柔軟性が下がり，骨盤内臓器を支える力や尿道を閉める力が落ちてしまうのである．その他，内臓脂肪の重みや腸の中に溜まった便の重みも，骨盤底筋群にとって重荷となる（1）．つまり，特に既往のない一見健康な方においても，尿失禁が起きる危険性を抱えているといえる．

　腹圧性尿失禁の予防および治療法としては，運動療法が有効とされている．最初に骨盤底筋群トレーニングを提唱したKegelは，腹圧性尿失禁患者は健常者と比較して骨盤底筋群収縮時の腟内圧が低値を示したこと，また腹圧性尿失禁患者に1回20分の骨盤底筋群トレーニング1日3回毎日施行した結果，腟内圧が上昇し，6～8週間で84％の患者に尿失禁の改善がみられたこを報告している（3，4）．骨盤底筋群トレーニングは，まず仰向けやあぐらなどの姿勢を取り，余計な力を抜く．次に，骨盤底筋群の収縮感覚を正確に認知しながら，収縮と弛緩を反復するのだが，そうはいっても大抵はどうしていいのか想像もつかないだろう．通常では，骨盤底筋群は横隔膜および腹筋群と協調して活動している．健常者では，息を吐くときに骨盤底は横隔膜と同

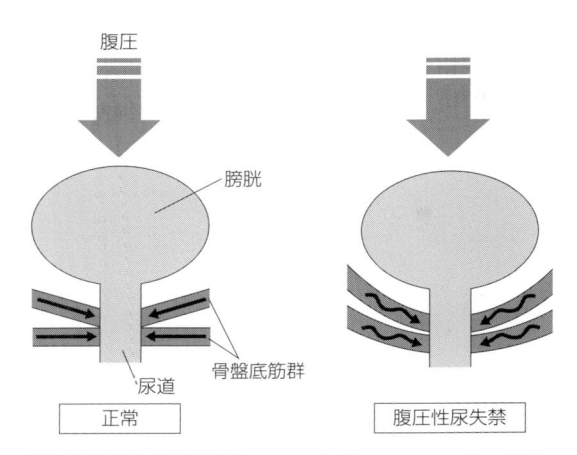

図：腹圧伝達の模式図（福井準之助. 排尿のメカニズム. 薬局, 53（8）: 2-10, 2002.を改変）

様に頭側に上がり，腹部は内方に凹む．反対に息を吸うときは，骨盤底および横隔膜は尾側に下がり，腹部は外方に膨らむ．しかし，骨盤底筋群が弱い場合は，息を吐くときに骨盤底が下がり，腹部が外方に膨らむ．そこで，息を吐きながら肛門や膣を胃の方へ吸い上げるようなイメージで持ち上げ，息を吸いながら力を抜くという運動を繰り返し行うとよい（5）．

　尿失禁は直接生命を危ぶむことはないので，つい軽視されがちである．しかし，時に本人の自尊心を奪い，それによって生活の質が下がることもある．放置すれば，外出に対する意欲や自信を失い，引きこもりや寝たきりを惹き起こしかねない．いずれ自分の身に起きるかもしれないという意識を持つこと，そしてもし自分や家族に思い当たる症状がみられたときには専門家に相談し，適切な対処を取ることを心がけていただきたい．

[太田　恵]

■引用文献
(1) 佐野泰弘ほか. 腹圧性尿失禁の危険因子. 産婦人科治療, 91: 392-395, 2005.
(2) 福井準之助. 排尿のメカニズム. 薬局, 53（8）: 2-10, 2002.
(3) Kegel AH. Progressive resistance exercise in the functional restoration of the perineal muscles. Am J Obstet Gynecol, 56: 238-248, 1948.
(4) Arnold H, Kegel AH. Physiologic therapy for urinary stress incontinence. J Am Med Assoc, 146: 915-917, 1951.
(5) 田舎中真由美. 骨盤底筋群機能障害に対する評価とアプローチ. 理学療法学, 31（4）: 212-215, 2008.

索引

[あ 行]

アクションスリップ 12
足関節 86, 96
足関節戦略 178
足関節底屈パワー 158
足関節捻挫 198
圧力抵抗 50
アヒル歩行 78
安静時代謝 23
安定化機構 130
安定性 36

意思 65
意思決定 18
意識 28
意識焦点 30
痛み 160
位置エネルギー 80
一側単独運動 86
遺伝因子 175
移動 86, 165
移動機能 87
移動制御 144
移動動作 72, 73
井上浩一 8

浮き上がり地点 49
動きの効率 23
動きのばらつき 80
歌声 65
腕振り 100
運動イメージ 184, 187
運動学習 28, 190
運動学的モニター (kinesiological monitors) 107
運動経験 34
運動適応 78
運動の修正 27
運動反復速度 166
運動不足 193
運動麻痺 188
運動療法 23
運動連鎖 46

泳速度 51, 52, 56
エネルギー効率 80
エネルギーコスト 50, 80, 163
エネルギー消費 23
エネルギー消費量 80
遠隔的作用 46
遠心力 47

落とし穴 74
音楽 62
オンライン処理 24

[か 行]

開散 17
開散眼球運動 16
回旋 134
外的焦点 30
学習効果 30
覚醒 190
下肢 86
歌手 65
加速度計 23
片脚立ち 80, 126
下腿三頭筋 94
体のサイズ 84
加齢 76, 87, 142, 184, 202
簡易レース分析 49
眼球運動 4, 5, 6, 16, 17
環境 146
環境因子 175
環境適応 86
干渉効果 4
感情表現 62
関節深層筋 106
関節トルク 104
関節反力 126
関節包 106

記憶 34
利き目 14
北島康介 50, 56
拮抗筋 116
拮抗筋の共収縮 168
拮抗筋力 119
キネティックチェイン 46
ギャンブルスタート 13
球技 22
急速反応書字 12
競泳 52
競泳のレース分析 48, 52
胸郭 132
共収縮 80
競争的な過程 86
協調 36, 69
胸椎 143
胸椎後弯 140
魚類 86
筋活動開始時期 121
筋線維 94
筋電図 23, 80

筋内脂肪 169
筋肉痛 192
筋の質 168
筋バランス 114
筋紡錘 44, 171, 172
近密度 169
筋量分布 86
筋力 104
筋力増強 170
筋力低下 182
筋力トレーニング 124, 166, 182

空間認識 164
クジラ類 86
屈曲 81
グリコーゲン 194
クレアチンリン酸 194
グローバル筋システム 110

形状抵抗 50
血圧 23
血中乳酸 23
肩関節の構造 130
肩甲骨 128
肩甲上腕リズム 128
肩甲帯 128
原始歩行 70
腱組織 94

抗重量型 86
高齢者 23, 76, 80, 156, 158, 178, 180, 182, 184
ゴールタッチ 52
股関節 86, 92, 96, 126, 197
股関節伸展角度 80
股関節戦略 178
呼気ガス 22
呼吸 72, 73
呼吸補助筋 65
呼吸リズム中枢 72
故障エスカレーター現象 144
骨盤 92, 132, 136
骨盤底筋群 108, 202
固有感覚 172
コリオリ力 47
ゴルフ 30

[さ 行]

座位 136
サイズの原理 122
最大指間距離 24
採点基準 22

坂道歩行　23
鎖骨　128
サッカー　18, 30, 36
サッケード　4, 16, 17
左右不安定性　80
3次元動作解析　200
参照枠　6
酸素需要　23
酸素摂取量　22

視覚　24
視覚情報　18
視覚性運動の時間的遅れ　27
視覚探索　18
次元解析　84
四肢　86
支持基底面　140
姿勢　134, 138, 139, 160
姿勢調節　38
視線　18
視線行動　154
疾走型　86
指導言語　31
シドニーオリンピック　50, 52
シナプスの可塑性　32
シミュレーション　200
ジャズ　37
ジャパンオープン　50
収縮要素　94
重心　54, 93, 176
重心移動　135
柔軟性　76, 77
周辺視野　10
重力　54
主観的運動強度　22
主動筋　116
受動抵抗　50
瞬間的作用　46
瞬発力　76
障害　131
障害物　154
上丘　4, 5
状況判断　18
上・下双子筋　107
上肢　86
上肢挙上時の動作解析　128
上肢の素早い反応　42
小殿筋　106
進化　86
神経性因子　124
身体活動強度　22
身体形態　86
身体重心　140
身体状態　86
身体認識　146
身体バランス　42

身体不活動　86
伸張反射　44
伸展角度制限　80
振動刺激　170
心拍出量　23
心拍数　22, 23

随意筋力　118
水泳　52
推進力　58
睡眠　190
すくみ足現象　177
頭上運搬　82
スタート局面　48, 53
スティフネス　80, 86
ステッピング反応　180
ストライド　90
ストローク局面　52
ストローク長　52, 56
ストローク頻度　52, 56
スパッツ　50
スピード　122
スプリンター　96
スポーツ　23
スポーツ競技　86

生活行動空間　86
声帯　64
声門下圧　65
世界最速ドラマー　60
世界新記録　49, 50
脊柱　132, 134, 135, 136
脊椎　110
脊椎動物　86
接地時間　97
先行随伴動作　40
潜在的学習　9
潜時　44
前十字靭帯損傷　196
選択的注意　18
選択反応課題　2
前庭器官　67
前頭眼野　4, 5
全力疾走　90, 99

走行　92
走速度　23, 90
造波抵抗　50
足圧中心　38
足圧中心点　176
測定　23
速度依存性トルク　47
速筋線維　113

[た 行]

ターン局面　52

体幹筋　120
体幹部　86
体重支持　81, 86
体重心　80
体操競技　22
大腿四頭筋　94
大腿直筋　80
大腿二頭筋　80, 200
大腿方形筋　107
大殿筋　114
大脳皮質　172
タイプⅡ線維　168
タイミング　26
大腰筋　104, 112
多関節動作　46
多裂筋　109, 110
短距離選手　98
単純反応課題　2
弾性エネルギー　94
弾性要素　94

チーム　22
知覚　146
知覚と行為の循環　20
知覚トレーニング　8
遅筋線維　112
蓄積的作用　47
地上移動　80
遅発性筋肉痛　192
注意回数　18
注視　6
注視時間　18
中心視野　10
中枢パターン発生器（CPG）70, 72
中脳　16
長距離走　94
腸骨　132
超熟練者　81
腸腰筋　114
直接的作用　46
直立二足歩行　80, 86
チンパンジー　81

椎間板内圧　136
躓き　154

低強度　166
テニス　8, 20, 116
手のかきのタイミング　58
転倒　76, 77, 155, 156, 174, 180, 181, 182
転倒予防　143

投球動作　131
動作解析　128
同時筋活動　116

同時収縮　61
投手　2
到達運動　6
到達把持運動　24
同調　72, 73
頭部　152
頭部安定性　152
動揺　152
倒立振り子　162
トラック　88
ドラマー　60
ドラム　60
ドリブル　100
トレーニング　123, 124, 190, 198
トレーニング効果　170
ドロップジャンプ　116

[な　行]

内・外閉鎖筋　106
内臓　132
内的焦点　30

肉離れ　200
二重課題（dual-task）　156
日常生活活動中　86
日本新記録　50
日本水泳連盟　50
日本水泳連盟医・科学委員会　48, 52
日本選手権　48
日本代表選手　50, 52
日本代表チーム　49
乳酸　194
入水地点　49
ニューロン　32
尿漏れ　202
認識と運動の齟齬　145
認知　2, 18
認知トレーニング　8
妊婦　78

ネコ　34
捻挫の予防　198
年齢間格差　192

脳卒中　188
脳卒中後遺症者　118
脳の進化　86
脳波コヒーレンス解析　146

[は　行]

パーキンソン病患者　177
バージョン　16
バーゼンス　4, 16, 17
背泳　52
バイオメカニクス　23
肺呼吸と四肢の動作の強い連関　86

背側経路　20
バスケットボール　30, 100
はずむボール　162
爬虫類　86
パッティング　30
パフォーマンス　172, 190
ハムストリングス　200
パラメータ励振　149
バランス　80, 142, 176, 180
バランス機能　87
バランストレーニング　124
バランス能力　76, 77, 174, 178, 199
反射　40, 74, 172
反応時間　2, 10, 38, 40

ビート　66
膝関節　86, 96
皮質下　172
左回り　88
ピッチ　48, 90, 97
ヒップカフマッスル（hip cuff muscles）　107
ヒト　81
ヒトの動き　22
肥満者　86
病的共同運動　118, 188
平井伯昌　49
平泳ぎ　49, 50
疲労　194
疲労物質　194
敏捷性　76, 77

フィードフォワード　120
フィギュアスケート　22
フィニッシュ局面　52
部位別生体電気インピーダンス法　86
腹圧　202
腹圧性尿失禁　108, 202
腹横筋　109, 110, 120
輻輳眼球運動　16
腹側経路　20
釜山アジア大会（2002）　49
浮心　54
不整地　152
不全麻痺　188
ブランコ　148
フリースロー　30
振り子　148
振り子状の運動　80
プリシェイピング　24
浮力　55
フルード数　84
フルボディースーツ　50
プレプログラミング反応　40

プロプリオセプショントレーニング　196
プロポーション　87
プロ野球　12
文化的な創造　86

北京オリンピック　50
変換効率　80
変形性関節症　126

方向転換　88
歩隔　80
歩隔変動　80
歩行　86, 112, 160
歩行速度　84, 158
歩行能力　76, 77
歩行の蹴り出し　159
歩行リズム　150
補償的な把持反応　42
補足眼野　4, 5
ポリリズム　68

[ま　行]

摩擦抵抗　50
マリンバ　62

ミステイク　12
ミトコンドリア　194
ミュージシャン　62
ミラーボックス　186

無意識　39

メンタルローテーション　184, 187

モーメントアーム　104

[や　行]

床反力計　23
ゆらぎ　150

要介護者　87
腰椎　105, 142
腰椎前弯　140
腰痛　108, 111, 120, 138, 139
腰痛症　137
腰背部の関節可動域　80
横方向の安定性　80
予測　8, 18, 20
予測と実際の感覚入力の差分　75
四つ這い　164
予備緊張　44
四足動物　86

[ら　行]

ラップタイム　48

ラファエル・ナダル　26
ランニング　92
ランニング効率　94

力学的エネルギー　80
力学的な仕事　23
陸上　86
陸上競技　88
梨状筋　106
リズム　66, 68, 72, 73, 150
リズム知覚　67
両脚遊脚期　162
両生類　86
両側交互運動　86
両側同時運動　86

レーザー・レーサー　50
レース情報　52

老化　80, 140
ローカル筋システム　109, 110
ロートレーニング　166
ロジャー・フェデラー　26

ロングスパッツ　50

[欧　文]

ACL　196

Borgスケール　22

Central Pattern Generator　70
coupled反応　20
CPG　70, 72
CRPS　186

Dominant eye　14
DOMS　192

EMG　80
external focus　28

FCバルセロナ　18
FS-PRO　51

global muscle　138
Go/Nogo課題　2, 12

internal focus　28

Kikuyu族　83

local muscle　138
Luo族　83
LZR RACER　50

MBT靴　160

RFD　122, 124

Saccadic eye movement　4
Scapulo-humeral rhythm　128
Superior colliculus　4

uncoupled反応　20

Vergence　16
Version　16
visuomotor delay　27
VMD　27

207

ヒトの動き百話
～スポーツの視点からリハビリテーションの視点まで～
定価（本体3,000円＋税）

2011年　2月　25日　初版1刷発行
2013年　9月　20日　　　2刷発行

編　者
小田　伸午・市橋　則明

発行者
市村　近

発行所
有限会社　市村出版
〒114-0003　東京都北区豊島2-13-10
TEL 03-5902-4151・FAX 03-3919-4197
http://www.ichimura-pub.com・info@ichimura-pub.com

印刷所　　　　　製本所
株式会社　杏林舎　　有限会社　小林製本

ISBN978-4-902109-26-9　C3047
Printed in Japan

乱丁・落丁本はお取り替えいたします．